"博学而笃志，切问而近思。"

《论语》

博晓古今，可立一家之说；
学贯中西，或成经国之才。

复旦博学 · 复旦博学 · 复旦博学 · 复旦博学 · 复旦博学 · 复旦博学

基础医学本科核心课程系列教材

总主编：汤其群

医学遗传学

Medical Genetics

主　审　李采娟

主　编　左　伋　蓝　斐

编　者（按姓氏笔画排序）

刁建波　左　伋　刘　雯　李锦燕

吴飞珍　杨　玲　陈　莉　郭　锋

郭　睿　蓝　斐　熊莉君　谭　理

复旦大学出版社

基础医学本科核心课程系列教材
编写委员会名单

总主编　汤其群

顾　问　郭慕依　查锡良　鲁映青　左　伋　钱睿哲

编　委（按姓氏笔画排序）

王　锦　左　伋　孙凤艳　朱虹光　汤其群　张红旗

张志刚　李文生　沈忆文　陆利民　陈　红　陈思锋

周国民　袁正宏　钱睿哲　黄志力　储以微　程训佳

秘　书　曾文姣

序　言

　　医学是人类繁衍与社会发展的曙光，在社会发展的各个阶段具有重要的意义，尤其是在科学鼎新、重视公民生活质量和生存价值的今天，更能体现她的尊严与崇高。

　　医学的世界博大而精深，学科广泛，学理严谨；技术精致，关系密切。　大凡医学院校必有基础医学的传承而显现特色。　复旦大学基础医学院的前身分别为上海第一医学院基础医学部和上海医科大学基础医学院，诞生至今已整60年。　沐浴历史沧桑，无论校名更迭，复旦大学基础医学素以"师资雄厚，基础扎实"的风范在国内外医学界树有声望，尤其是基础医学各二级学科自编重视基础理论和实验操作、密切联系临床医学的本科生教材，一直是基础医学院的特色传统。　每当校友返校或相聚之时，回忆起在基础医学院所使用的教材及教师严谨、认真授课的情景，都印象深刻。　这一传统为培养一批又一批视野开阔、基础理论扎实和实验技能过硬的医学本科生起到关键作用。

　　21世纪是一个知识爆炸、高度信息化的时代，互联网技术日益丰富，如何改革和精简课程，以适应新时代知识传授的特点和当代大学生学习模式的转变，日益成为当代医学教育关注的核心问题之一。　复旦大学基础医学院自2014年起在全院范围内，通过聘请具有丰富教学经验和教材编写经验的全国知名教授为顾问、以各学科带头人和骨干教师为主编和编写人员，在全面审视和分析当代医学本科学生基础阶段必备的知识点、知识面的基础上，实施基础医学"主干课程建设"项目，其目的是传承和发扬基础医学院的特色传统，进一步提高基础医学教学的质量。

　　在保持传统特色、协调好基础医学各二级学科和部分临床学科的基础上，在全院范围内组织编写涵盖临床医学、基础医学、公共卫生、药学、护理学等专业学习的医学基础知识的教材，这在基础医学院历史上还是首次。　我们对教材编写提出统一要求，即做到内容新颖、语言简练、结合临床；编写格式规范化，图表力求创新；去除陈旧的知识和概念，凡涉及临床学科的教材，如《系统解剖学》《病理学》《生理学》《病理生理学》《药理学》《法医学》等，须聘请相关临床专家进行审阅等。

由于编写时间匆促，这套系列教材一定会存在一些不足和遗憾，希望同道们不吝指教和批评，在使用过程中多提宝贵意见，以便再版时完善提高。

2015 年 8 月

前　言

　　医学遗传学是一门探讨疾病发生的遗传学机制的学科。随着生命科学的发展，基于人类基因组的医学研究不断深入。就疾病的发生而言，越来越多的疾病基因或易感基因被发现；遗传因素和环境因素交互作用成为绝大多数疾病的发病机制；表观遗传学领域的不断进展推动遗传调控机制上升到一个更高的层次，因而扩大了包括肿瘤在内的许多疾病研究的视野；一系列新技术的产生（如测序技术），使对疾病的诊断更精准、更快速、更经济；CRISPR/Cas9 系统基因编辑技术已在多种模式生物中广泛应用，为构建更高效的基因定点修饰技术提供了全新的平台，也为定点治疗基因缺陷引起的疾病指出了新方向，基于基因组医学的个体化医学、预测医学等正在临床上迅速崛起。正因如此，医学遗传学的课程教学也在现代医学教育体系中占有越来越重要的地位。

　　本教材作为博学·基础医学本科核心课程系列教材之一，尽可能体现系列教材的总体要求，密切结合临床，求新、求简，把实用性、适用性作为编写教材的主要考量。

　　然而，医学专业课程体系的建设尚在深入之中，医学遗传学也是一个不断发展的学科，其教学内容、实现形式都需不断探讨；同时，由于编者的水平有限，诚恳希望本教材的使用者提出批评和改进意见。

左　伋

2015 年 7 月

目　录

第一章　绪　　论

　　随着生物医学的快速发展，人们逐渐认识到医学实践中所遇到的一些问题（许多疾病的病因、发病机制、病变过程、预后、诊治和预防等）需要用遗传学的理论和方法才能得以解决。　例如，为什么有高血压家族史的人更易罹患高血压病？　为什么同一药物对同一疾病不同患者的疗效不同（有人显效、有人无效、有人表现出严重的不良反应）？　第 1 胎生了某种先天缺陷的婴儿，第 2 胎也是该先天缺陷患儿的风险（再发）有多大，是否可能出生健康的第 2 胎？　唐氏综合征（即 Down 综合征或先天愚型，一种由于染色体异常引起的常见痴呆症）是如何发生的，它在新生儿中出现的概率为什么随母亲年龄的增大而增加？　遗传病能不能得到有效根治？　怎样才能预防遗传性疾病的发生而达到健康生殖（healthy birth）的目的？　……随着人口的不断增加，许多国家采取了控制人口的一些措施，使人们在少生育的同时更渴望得到健康生殖；另一方面，由于人们对疾病发生、发展本质的认识有了进一步提高，故认为绝大多数疾病的发生、发展和转归都是内在（遗传）和外在（环境）因素综合作用的结果。　在疾病的发展过程中，遗传与致病因素交互作用，或致病因素对机体细胞产生损害作用，或机体细胞对致病因素产生适应性反应（在多数情况下，这一反应是保护机体细胞并去除有害的致病因素）。　这些交互作用的结果决定着机体细胞未来的发展方向，或恢复细胞的正常生理功能，或细胞产生异常损害，继而发生组织、器官的损害，导致疾病的形成，并在临床上表现为一定的特征。　与环境因素一样，遗传因素已成为现代医学中的另一个重要研究方面，医务工作者在医疗工作中正遇到越来越多的遗传学问题，因而，医学与遗传学的结合即形成了医学遗传学（medical genetics）这一介于基础与临床之间的桥梁学科。

第一节　医学遗传学的任务和范畴

　　一般把遗传因素作为唯一或主要病因的疾病称为遗传病（genetic disorder）；相应地，医学遗传学就是用人类遗传学（human genetics）的原理和方法来研究上述 “遗传病”从亲代传递至子代的发生、特点、规律、机制、过程及其与临床关系（包括诊断、治疗和预防）的一门综合性学科。　有的学者将侧重于遗传病的预防、诊断和治疗等内容划归为临床遗传学（clinical genetics）或遗传医学（genetic medicine）的范畴，而医学遗传学则侧重于遗传病的病因学、病理生理学的研究。　然而，现代医学遗传学的概念比传统医学中的概念有很大的扩充。它首先认为疾病是一个涉及内在（遗传）因素与外在（环境）因素的复杂事件。现代医学遗传学更侧重于从综合的角度比较全面地探讨和分析遗传因素在疾病发生、发展和转归过程中的作用。

医学遗传学是以人类遗传学为基础的，它们都是以"人"为研究对象，这是它们的共同点。不同的是，人类遗传学主要从人种和人类发展史的角度来研究人的遗传性状（例如，人种的特征），同时广泛地研究形态结构、生理功能上的变异（例如，毛发的颜色、耳的形状等）。在临床上，这些变异并不干扰或破坏正常的生命活动，其临床意义不大。而医学遗传学往往是从医学角度来研究人类疾病与遗传的关系。因此，医学遗传学也可以说是一门由"遗传病"这一纽带把遗传学和医学结合起来的边缘学科。

第二节　医学遗传学发展简史

Mendel 于 1865 年发表的《植物杂交实验》一文揭示了生物遗传性状的分离和自由组合规律，这是科学意义上的"遗传学"学科诞生的标志，但 Mendel 这项工作的重要价值直到 1900 年才被认识。随即，Mendel 定律就被用来解释一些人类疾病的遗传现象。杰出的内科医生 Garrod（1901）描述了 4 个黑尿症家系，首次提出了先天性代谢病的概念，认为这些疾病的性状属于隐性遗传性状；Farabee（1903）指出短指（趾）为显性遗传性状；Hardy 和 Weinberg（1908）研究了人群中基因频率的变化，提出遗传平衡定律，奠定了群体遗传学的基础；Nilsson（1909）研究数量性状的遗传，用多基因累积效应和环境因素的共同作用阐述数量性状的遗传规律。在那个时期，遗传学的理论研究得到充分的发展，但限于当时的技术水平，这些理论的实验验证及遗传物质的微观研究还无法深入开展。

20 世纪 20～40 年代，Griffith 和 Avery 用肺炎链球菌转化实验证明 DNA 是遗传物质；1953 年，Watson 和 Crick 提出了 DNA 双螺旋模型，使人们认识了遗传物质的化学本质。随着生物化学分析技术的发展，一些先天性代谢缺陷的发病机制逐步被阐明，先后发现了糖原贮积症 I 型是由于缺乏葡萄糖-6-磷酸酶，苯丙酮尿症（PKU）是由于缺乏苯丙氨酸羟化酶引起的，并提出了"一种基因一种酶"的假说。

1952 年，由于低渗制片技术的建立（徐道觉等）和使用秋水仙碱获得了更多中期细胞分裂象（蒋有兴等）后，才证实人体细胞染色体数目为 46（而非 48），标志着细胞遗传学的诞生。以后相继发现 Down 综合征为 21 三体（Lejeune 等），Klinefelter 综合征为 47，XXY（Jacob 和 Strong）等。在染色体显带技术出现后，更多由染色体畸变引起的疾病不断被发现和报道。

20 世纪 70 年代，限制性内切酶的使用使得科学家首次能够对 DNA 进行可控的操作。1978 年，简悦威（Yuet-Wai Kan）运用这两种技术实现了对镰状细胞贫血的产前基因诊断。Mullis 在 80 年代发明的聚合酶链反应（polymerase chain reaction，PCR）技术能在体外实现 DNA 分子的快速扩增，从而使某些疾病的 DNA 检测成为临床的常规工作。如今，PCR 已成为生命科学领域应用最为广泛的基本技术。

真正促使医学遗传学发生革命性变化的是 20 世纪 90 年代开始的人类基因组计划。该计划的研究目标是从整体上阐明人类遗传信息的组成和表达，包括遗传图绘制、物理图构建、测序（sequencing）、转录图绘制和基因鉴定等方面的工作，为人类遗传多样性的研究提供基本数据，揭示上万种人类单基因异常（有临床意义的约计 7 000 种）和上百种严重危害人类健康的多基因病（例如，心血管疾病、糖尿病、恶性肿瘤、自身免疫性疾病等）的致病基因或疾病易感基因，建立对各种基因病新的诊治方法，实现个性化医疗（personalized medicine），从而推动整个生命科学和医学领域的发展（表 1-1）。

现今，医学遗传学已成为 21 世纪分子医学（molecular medicine）的主体，但分子医学的"收获季节"仍然没有到来。

表 1-1　医学遗传学大事记

年 代	里 程 碑	主要贡献者
1839	细胞学说	Schleiden 和 Schwann
1859	进化论	Darwin
1865	颗粒遗传假说	Mendel
1882	发现染色体	Flemming
1902	发现先天性代谢缺陷病	Garrod
1903	染色体是遗传物质的载体	Sutton 和 Boveri
1910	美国首个遗传咨询门诊成立	Davenport
1911	首次定位人类基因	Wilson
1944	遗传物质的本质，即 DNA	Avery
1953	DNA 的双螺旋结构	Watson，Crick，Franklin 和 Wilkins
1956	镰状细胞贫血为点突变所致	Ingram
1956	人类染色体数目应为 $2n = 46$	蒋有兴和 Levan
1959	首例染色体病（Down 综合征）报道	Lejeune
1960	首次产前筛查性别	Riis 和 Fuchs
1960	外周血的染色体分析	Moorhead
1961	苯丙酮尿症的新生儿筛查	Guthrie
1961	X 染色体失活现象	Lyon
1961	遗传密码	Nirenberg
1964	产前超声筛查	Donald
1966	首次产前染色体分析	Breg 和 Steel
1966	《人类孟德尔遗传》（MIM）问世	McKusick
1967	体细胞杂交技术用于人类基因定位	Weiss 和 Green
1970	Rh 血型不相容的预防	Clarke
1970	染色体显带技术	Caspersson 和 Zech
1975	DNA 测序技术	Sanger，Maxam 和 Gilbert
1976	首次 DNA 诊断	简悦威（Yuet-Wai Kan）
1977	首次克隆人类基因	Shine

续表

年 代	里 程 碑	主要贡献者
1977	用基因工程技术制成生长抑素	Itakura
1979	体外受精技术（试管婴儿）	Edwards 和 Steptoe
1979	用基因工程技术生产胰岛素	Goeddel
1982	基因工程生产的胰岛素上市	众多学者
1985	DNA 指纹	Jeffreys
1986	发明 PCR 技术	Mullis
1987	人类染色体连锁图	众多学者
1987	在线《人类孟德尔遗传》（OMIM）诞生	McKusick
1990	首次基因治疗	Rosenberg，Anderson 和 Blaese
1990	首个畸形数据库在英国伦敦建成	Baraitser 和 Winter
1990	首次成功的着床前胚胎遗传学诊断	Handyside，Winston 等
1991	首个神经遗传学数据库在英国伦敦建成	Baraitser 和 Winter
1993	人类基因组物理图谱绘成	众多学者
2000	人类基因序列的框架图完成	众多学者
2003	人类基因组测序完成	人类基因组测序协作组和 Celera 公司
2006	植入前遗传学单体型分析	Renwick，Abbs 等
2007	人类基因组 SNP 图谱公布	国际 HapMap 协作组
2007	首例个人基因组测序	Watson 和 Venter
2008	拟对 20 个种族或民族的 1 000 多例个体进行基因组测序的千人计划开始实施	国际千人基因组计划
2010	《人类可遗传的变异大全》出版（可能涉及 95％）	国际千人基因组计划

第三节　遗传病概述

按经典的概念，遗传病或遗传性疾病是指发生需要有一定的遗传基础，并通过这种遗传基础按一定的方式传于后代发育形成的疾病。因此，遗传病的传递并非是现成的疾病，而是遗传病的发病基础。在现代医学中，遗传病的概念有所扩大，遗传因素不仅仅是一些疾病的病因，也与环境因素一起在疾病的发生、发展及转归中起关键性作用。因此，在了解医学遗传学时，既要把握经典的遗传病概念，也要对遗传病的新进展有所认识。

一、遗传病的特点

以遗传因素为主要发病因素的遗传病在临床上有许多特点。

（一）遗传病的传播方式

一般而言，遗传病与传染性疾病、营养性疾病不同，它不延伸至无亲缘关系的个体。也就是说，如果某些疾病是由于环境因素致病，在群体中应该按"水平方式"出现；如果是遗传性的，一般则以"垂直方式"出现，不延伸至无亲缘关系的个体，这在显性遗传方式的病例中尤其突出。

（二）遗传病的数量分布

遗传病患者在亲祖代和子孙辈中是以一定数量比例出现的，即患者与正常成员间有一定的数量关系，通过特定的数量关系，可以了解疾病的遗传特点和发病规律，并预期再发风险等。

（三）遗传病的先天性

遗传病往往有先天性特点。　所谓先天性是指生来就有的特性，如白化病是一种常染色体隐性遗传病，婴儿刚出生时就表现有"白化"症状。　但并非所有的遗传病都是先天的，如 Huntington 舞蹈症是一种典型的常染色体显性遗传病，它往往在 35 岁以后才发病。　反过来，先天性疾病也有两种可能性：有些先天性疾病是遗传性的，如白化病；有些则是获得性的，如妇女妊娠时因感染风疹病毒，致胎儿患有先天性心脏病。　虽然患儿出生时有心脏病，但按传统概念来说它是不遗传的。

（四）遗传病的家族性

遗传病往往有家族性特点。　所谓家族性是指疾病的发生所具有的家族聚集性。　如上述的 Huntington 舞蹈症常表现为亲代与子代间代代相传；但并非所有的遗传病都表现为家族性，如白化病在家系中很可能仅仅是偶发的，患儿父母亲均为正常。　反过来，家族性疾病可能是遗传的，如 Huntington 舞蹈症；但不是所有的家族性疾病都是遗传的。　如有一种夜盲症（即当光线比较弱时，视力极度低下的一种疾病）是由于饮食中长期缺乏维生素 A 引起的。　如果同一家庭的饮食中长期缺乏维生素 A，则这个家庭中的若干成员就有可能出现夜盲症。　这一类家族性疾病是受共同环境条件的影响，而不是出自遗传原因。　如果在饮食中补充足够的维生素 A 后，全家患者的病情都可以得到改善。　所以说，由于维生素 A 缺乏所引起的夜盲症，尽管表现有家族性，但它不是遗传病。

（五）遗传病的"传染性"

一般的观点认为，遗传病是没有传染性的，故在传播方式上，它是垂直传递，而不是水平传递。　但在目前已知的疾病中，人类朊粒蛋白病（human prion disease）则是一种既可遗传又具传染性的疾病。　朊粒蛋白（prion protein，PrP）是一种功能尚不完全明确的蛋白质。　目前认为 PrP 基因突变会导致 PrP 的错误折叠或通过使其他蛋白的错误折叠进而引起脑组织的海绵状病变，最终导致脑功能紊乱，称为蛋白折叠病；而错误折叠的 PrP 可以通过某些传播方式使正常人细胞中的正常蛋白质也发生错误折叠并致病。

总之，正确地、辩证地认识人类遗传病，将有助于在医学实践中采取相应的诊断、治疗和预防措施。

二、人类遗传病的分类

人类遗传病的种类繁多。　据统计，目前每年新发现的遗传性综合征有 100 种左右。

面对种类如此繁多的遗传病，过去一是按人体系统分类，如神经系统遗传病、血液系统遗传病、生殖系统遗传病、心血管系统遗传病、泌尿系统遗传病、内分泌系统遗传病等；二是按照遗传方式进行分类。现代医学遗传学将人类遗传病划分为以下4类。

（一）单基因病

单基因病是指由单基因突变所致。这种突变可发生于2条染色体中的1条，由此所引起的疾病呈常染色体（或性染色体）显性遗传；这种突变也可同时存在于2条染色体上，由此所引起的疾病呈常染色体（或性染色体）隐性遗传。单基因病相对较少见，在各个种族或民族中的发生率不同，发生率较高时也仅为1/500，但由于其具有遗传性，因而危害极大。

（二）多基因病

多基因病是指有一定家族史但没有单基因性状遗传中所见到的系谱特征的一类疾病，如先天性畸形及若干人类常见病（高血压、动脉粥样硬化、糖尿病、哮喘、自身免疫性疾病、老年痴呆、癫痫、精神分裂症、类风湿关节炎、智能发育障碍等）。环境因素在这类疾病的发生中起不同程度的作用。多基因病是最常见、最多发的遗传病。

（三）染色体病

染色体病是指因染色体结构或数目异常引起的一类疾病（综合征）。从本质上说，这类疾病涉及1个或多个基因结构或数量的变化，故其对个体的危害往往大于单基因病和多基因病，其中最常见的染色体病为Down综合征。染色体病在新生儿中的发病率约为0.5%。

（四）线粒体遗传病

线粒体是细胞内的一种重要细胞器，是除细胞核之外唯一含有DNA的细胞器，具有自己的蛋白质翻译系统和遗传密码。线粒体遗传病是指由线粒体DNA缺陷引起的疾病，如Leber视神经萎缩等。

表1-2列举了一些常见遗传病的遗传方式及发生率。

表1-2 常见遗传病的遗传方式及发生率

疾病(OMIM)	遗传方式	发生率
单基因病		
腺苷脱氨酶缺乏症（102700）	AR	少见
α_1-抗胰蛋白酶缺乏症（107400）	AR	1/20 000～1/3 000
囊性纤维变性（219700）	AR	1/2 000；亚洲人极罕见
Dunchenne肌营养不良（310200）	XR	男性：1/3 500
家族性高胆固醇血症（143890）	AD	1/500
脆性X综合征（309550）	XL	男性：1/4 000；女性：1/8 000
葡萄糖-6-磷酸酶缺乏症（305900）	XR	男性：1/20～1/4
血友病A（306700）	XR	男性：1/10 000
Huntington舞蹈症（143100）	AD	4/100 000～8/100 000
强直性肌营养不良症（160900）	AD	1/10 000
神经纤维瘤I型（162200）	AD	1/5 000～1/3 000

疾病（OMIM）	遗传方式	发生率
成骨不全（166200）	AD	1/15 000
苯丙酮尿症（261600）	AR	1/5 000
视网膜母细胞瘤（180200）	AD	1/20 000
镰状细胞贫血（603903）	AR	部分种族：1/400
地中海贫血（140100）	AR	常见
Tay-Sachs 病（272800）	AR	1/3 000
马方综合征	AD	1/10 000～1/2 000
染色体病		
Down 综合征（190685）	47，+21	1/1 000～1/700
18 三体综合征（601161）	47，+18	1/8 000
13 三体综合征	47，+13	1/10 000
Klinefelter 综合征	47，XXY	男性：1/1 000
Turner 综合征	45，X	女性：1/10 000～1/2 500
XXX 综合征	47，XXX	女性：1/1 000
XYY 综合征	47，XYY	男性：1/1 000
Prader-Willi 综合征（176270）		1/25 000～1/10 000
多基因遗传病（出生缺陷）		
唇裂（119530）		1/1 000～1/500
先天性心脏病		1/500～1/200
神经管缺陷（601634）		1/1 000～1/200
多基因遗传病（成年病）		
糖尿病（222100；125853）		成人：1/20～1/10
冠状动脉粥样硬化病（209010）		特定人群：1/15
精神分裂症		1/100
阿尔茨海默病（Alzheimer 病）		1/10
酒精中毒		1/20～1/10
肿瘤		总：1/3
线粒体遗传病		
Leber 视神经萎缩（535000）	细胞质遗传	少见

注：AR 为常染色体隐性遗传；AD 为常染色体显性遗传；XL 为 X 连锁遗传；XR 为 X 连锁隐性遗传。 （下面各表英缩词注释同）

三、 在线《人类孟德尔遗传》

在线《人类孟德尔遗传》［Online *Mendelian Inheritance in Man*（OMIM）］源自由美国 Johns Hopkins 大学医学院 Victor A. McKusick 教授主编的《人类孟德尔遗传》（*Mendelian Inheritance in Man*：*Catalogs of Human Genes and Genetic Disorders*，简称 *MIM*）一书。 该书一直是医学遗传学最权威的百科全书和数据库，被誉为医学遗传学界的"圣经"。 *MIM* 包括所有已知的遗传病、遗传决定的性状及其基因，除了简略描述各种疾病的临床特征、诊断、鉴别诊断、治疗与预防外，还提供已知有关致病基因的连锁关系、染色体定位、组成结构和功能、动物模型等资料，并附有经缜密筛选的相关参考文献。 MIM 制定的各种遗传病、性状、基因的编号，简称 MIM 号，为全世界所公认。 有关疾病的报道必须冠以 MIM 号，以明确所讨论的是哪一种遗传病。 自 1966 年初版以来，随着医学遗传学的迅猛发展，MIM 内容急剧扩增，至 1998 年已出版至第 12 版。印刷版本的 MIM 尽管不断增厚，但在科学研究已进入数字化年代的当今，显然已很难跟上医学遗传学学科发展的步伐，有"力不从心"感。 鉴此，联机形式的 OMIM 于 1987 年应运而生，并且免费供全世界科学家浏览和下载。 OMIM 的网址是：http://www.omim.org。

四、疾病的发生与遗传因素和环境因素的关系

遗传（heredity）是生物体的基本生命现象，表现为性状在亲代与子代之间的相似性和连续性。 人类的一切正常或异常的性状综合起来看都是遗传与环境共同作用的结果，但它们在每一具体性状的表现上可能不尽相同（图 1-1）。

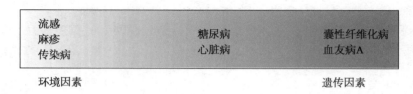

流感　　　　　　　　　　糖尿病　　　　　　　　囊性纤维化病
麻疹　　　　　　　　　　心脏病　　　　　　　　血友病A
传染病

环境因素　　　　　　　　　　　　　　　　　　　遗传因素

图 1-1　疾病病因简图

（一）完全由遗传因素决定发病

这类疾病的发生并非与环境因素无关，只是看不出什么特定的环境因素是发病所必需的。 例如，单基因遗传病中的先天性成骨不全症、白化病、血友病 A 及某些染色体病。

（二）基本上由遗传决定，但需要环境中有一定诱因

例如，单基因遗传病中的苯丙酮尿症，早期人们只知道它与遗传有关，现在知道吃了苯丙氨酸含量多的食物才诱发本病；葡萄糖-6-磷酸脱氢酶缺乏症（俗称蚕豆病）除有遗传基础外，只有在吃了蚕豆或服用了氧化性药物（如伯氨喹等）后才会诱发溶血性贫血。

（三）遗传因素和环境因素对发病都有作用

也就是说，遗传因素对发病作用的大小是不同的。 例如，在唇裂、腭裂、先天性幽门狭窄等畸形中，遗传度都在 70% 以上，说明遗传因素对这些疾病的发生较为重要。 但环境因素也是不可缺少的，精神发育障碍、精神分裂症等疾病也是如此。 另一些疾病，例如在先天性心脏病、十二指肠溃疡、某些糖尿病等的发生中，环境因素的作用比较重要，而遗传因素的作用较小，遗传度不足 40%，但就其发病来说，也必须有遗传基础。 还有一些疾病如脊柱裂、无脑儿、高血压、冠心病等的发病，遗传因素和环境因素等都相当重要，遗传度为 50% ~ 60%。

上述这类疾病过去在临床上常常说有一定的遗传因素（体质或素质），近年来的研究

表明，它们所具有的就是多基因（易感基因）决定的遗传基础，这一类疾病（多基因病）具有常见性、多发性的特点，是目前医学研究的重点。

（四）发病完全取决于环境因素，与遗传基本无关

例如，烧伤、烫伤等外伤的发生与遗传因素无关，但这类疾病损伤的修复与个体的遗传类型可能有关。

五、遗传病在医学实践中的一些问题

（一）医生如何确定患者所患疾病是否有遗传性

遗传病患者（与非遗传病患者一样）在向医生诉说自己的病症时，只能说明其某些感觉上的异常，而不能告诉医生自己的基因有什么异常。因此，需要医生正确地区分患者所患疾病是不是一种遗传病。但这并不是一件轻而易举的事情，它不仅需要医生具有丰富的临床经验、全面的遗传学知识，还需要有足够的实验室技术（包括分子诊断）来辅助诊断。近年来，计算机软件已被开发用于遗传病的诊断，为医生确定患者所患疾病是否具有遗传性提供了有力的手段，从而使遗传病患者及亲属能得到有效的医学处理。

（二）再现风险

再现风险（recurrence risk）是遗传病在临床上常遇到的问题之一。所谓再现风险，是指患者罹患的遗传病在家系亲属中再发生的风险率。影响再现风险的因素较多，故很难对遗传病的再现风险制定出一个标准。例如，一方面，Huntington 舞蹈症是一种常染色体显性遗传病，按理论推测，患者子女的再现风险为 50%。但它的发病年龄多在 35 岁以后，随着子女年龄的增长，再现风险也逐渐下降，通过建立年龄与再现风险的发病曲线，可以得到不同年龄个体的再现风险。另一方面，任何一种遗传病都有一个群体再现风险的基线（baseline），即任何一次妊娠所生子女的群体风险率有些是根据疾病的遗传方式决定的，有些是基于经验概率得出的（表 1-3）。

表 1-3 群体中某些"疾病"发生的风险率

疾　　病	风　险　率
出生时即表现出先天性异常	1 : 30
严重的身体或智能残疾	1 : 50
自发流产	1 : 8
死胎	1 : 125
围生期死亡	1 : 150
出生后 1 周至 1 岁以内死亡	1 : 200
夫妇不育	1 : (6～10)

（三）遗传病的群体负荷

这里所说的负荷是指遗传病在群体中的严重程度，通常用发生率来表示。发生率越高，群体中的遗传有害性越高，人类需要采取的对应措施越多，也可以说是负荷越大。表 1-4 所列是几类遗传病的群体发生率。

表 1-4　遗传性疾病的群体发生率

疾　病	发生率(%)	疾　病	发生率(%)
单基因缺陷		多基因遗传病	
常染色体显性遗传病	0.3 ~ 0.95	先天性疾病	2.3
常染色体隐性遗传病	0.2 ~ 0.25	其他疾病	2.4
X 连锁遗传病	0.05 ~ 0.2	尚未归类的遗传病	0.12
染色体缺陷	0.6 ~ 0.9	总计	3.15 ~ 7.3

（四）遗传病与医学伦理

医学伦理学的基本原理同样适用于医学遗传学，但遗传病有其自身的特征，即遗传性，因此对一些问题需要特别注意。

1. 遗传病的产前诊断问题　包括：①产前诊断技术上的安全性；②产前诊断实施后对患病胎儿采取的医学措施的"合法性"、"合理性"、"可靠性"和"安全性"等。

2. 遗传病的症状前诊断问题　涉及：①是否采取有效的医学措施使症状前患者免受"未来"疾病的困扰；②个人隐私问题。

3. 基因诊断和基因治疗问题　包括：①基因诊断、基因治疗在技术上的安全性问题；②诊断及治疗措施的"合法性"、"合理性"和"有效性"等问题；③基因治疗措施对人类基因组的安全控制问题等。

宗教、伦理、道德、法律也都是遗传病临床实践中需要重视的问题。遗传病患者的基因组应属个人隐私，其中含有什么致病基因或易感基因，若用现代方法查出后结果被泄露出去，如果没有相应的法律加以保护，被检对象就可能因为检查结果泄密，致使其在就业、恋爱、婚姻、保险等方面受到歧视或不公正待遇。近年来，整体动物克隆技术的发展使得生物技术的伦理问题更趋复杂化。这些都需要生物医学界和法律界共同商讨、制定对策，并取得全社会的理解和支持。

第四节　遗传病的研究策略

医学遗传学是以遗传病为研究对象，因此对遗传病研究的策略也就要围绕遗传病的病理、诊断、治疗和预防等内容来进行。因此，对于单基因病而言，致病基因的定位与克隆、功能研究是首要的任务，即从基因组中彻底分离出致病基因，从根本上研究遗传病的病理基础，并找出相应的预防和治疗对策。随着对遗传病研究的不断深入，人们发现不同遗传病的遗传方式、发病率都有着巨大的差别，故在致病基因的分离方法与策略上也要有所区别。对临床上已经发现并明确的遗传病，首先要进行遗传规律的研究，例如是常染色体或性染色体遗传，是单基因或多基因遗传，是显性或隐性遗传？然后根据此遗传病是否有可检测到的生化指标及蛋白质异常，或这种遗传病是否总是和某一遗传标志共分离

（co-segregation）等资料，以决定对致病基因进行定位和克隆的策略。

全外显子组测序（whole exome sequencing，WES）是目前最先进的检测突变基因的方法。 外显子组（exome）即一个个体的基因组 DNA 上所有蛋白质编码序列［即外显子（exon）］的总和。 人类外显子组序列仅占人类整个基因组序列的 1%，约为 30 Mb，包括 18 万个左右的外显子，估计 85% 的人类致病突变都位于这 1% 的蛋白质编码序列上。因此，对各种疾病患者的外显子组进行测序分析，所针对的是与疾病最相关的"编码序列"即区域外显子组，捕捉的是疾病的大部分致病突变信息。 外显子组捕获和第 2 代测序技术被著名的 *Science* 杂志评为"2010 年世界十大科技进展"。

对于多基因病，随着人类基因组计划和国际人类基因组单体型图计划的完成及高通量生物芯片技术的成功研发，人们广泛利用高通量全基因组生物芯片的技术手段，采用关联分析的方法，即全基因组关联研究（genome-wide association studies，GWAS）来筛选复杂疾病易感基因，获得了前所未有的发现。 GWAS 是通过对大规模的群体（病例-对照）DNA 样本进行包括单核苷酸多态性（SNP）、拷贝数变异（copy number variation，CNV）在内的全基因组高密度遗传标记并分型，从而寻找与复杂疾病相关的遗传因素的研究方法，掀起了人类基因组研究的第 3 次浪潮。 自 2005 年以来，利用 GWAS 对多种常见疾病进行了研究，发现和重复验证了近 2 000 个 SNP 或位点，其中包括以前未检测到的但与疾病密切相关的基因及部分未知基因。 然而 GWAS 有其欠缺，如容易产生假阳性和假阴性结果，而且发现的与疾病关联的 SNP 多位于基因间或内含子上，很少位于功能区（如外显子区和 5′ UTR 区）。 同时，芯片检测位点有一定的局限性。 除新一代全基因组基因分型芯片外，多数是发现常见变异即微效等位基因频率（minor allele frequency，MAF）＞5%，而对稀有变异（MAF＜5%）和其他结构变异不敏感。 另外，GWAS 是基于常见疾病（常见变异）的假说，而越来越多的研究结果表明许多复杂疾病是由稀有变异造成的，这种基于芯片的 GWAS 在实验设计时尚未充分考虑这部分信息，故而较难搜寻稀有变异。显然，GWES 和全基因组测序技术的应用，势必成为揭示多基因病易感基因的最好研究手段。

由于多基因疾病致病因素的复杂性，易感基因的克隆只是揭示疾病发生机制的开端，其致病机制要通过基因之间及基因与环境之间相互作用的网络结构模式来进行研究。 从目前的研究水平来看，多基因疾病患儿的风险预测及产前诊断还相当困难，但随着一些高通量检测技术如基因芯片、蛋白质芯片的应用，易感基因的功能及作用方式将被逐步阐明，可望将多基因疾病的基因诊断用于临床。 另外，多基因疾病高风险人群的监测也是一个重要环节，避免使该类人群暴露于危险因素可有效减低发病率。 对于一些常见的高发性多基因遗传病，还必须大力提高治疗水平，基因水平的治疗目前还缺乏可靠的理论基础和技术手段，但随着易感基因的功能及作用方式的阐明，以及有针对性的治疗药物的开发将会达到一个前所未有的高度。 以 CRISPR/Cas9（clustered regularly interspaced short palindromic repeats/Cas9 nickase）系统为引领的基因编辑技术已在多种模式生物中广泛应用，为构建更高效的基因定点修饰技术提供了全新的平台，也为定点治疗基因缺陷引起的疾病指出了新方向。

对于染色体病，由于这类疾病往往涉及数十乃至上百个基因的增减或位置变化，故常表现多发的先天性异常或畸形，造成了染色体病治疗上的极大困难，因而防止患儿的出生被提到首要位置，这就需要准确的产前诊断技术。 就染色体病的产前诊断而言，最常用的是通过羊水、绒毛和胎儿血检查胎儿染色体有无异常。 从理论上讲，整个孕期都可以检查胎儿染色体，如胚胎着床前诊断技术对受精卵即可进行染色体检查。 但由于安全、技术、实用及经济上的原因，我国目前仍以羊水染色体检查为主。 近年来，对一些发病率较高的染色体疾病（如 Down 综合征）的研究进一步深入，开始具体探讨染色体不分离过程中所涉及的生物分子、生理途径及环境诱因，并借此找出可靠的指标对有关人群出生患儿的风险进行预测和评估。

医学遗传学是近年来发展很快的一门学科，随着人类基因组图谱绘制的完成及功能基因组计划的全面展开，所有基因都将被准确定位，基因在细胞水平的功能和整体水平的效应也有望逐步得到阐明，这就使得遗传病的病理机制研究更加方便快捷。 但是，遗传病研究的目的是要降低人群中的发病率，因而最重要的一点就是要做好预防工作，以防为主。遗传病的预防分 3 个阶段：一级预防是孕前预防，二级预防是产前预防，三级预防是新生儿筛查。 目前，世界各国大多建立了区域性的遗传医学中心或医学中心从事这方面的工作，以减少因遗传病患儿的出生给家庭、社会造成的巨大负担，并从总体上提高整个国家的人口素质。

（左 伋）

第二章　基因突变

一切生物细胞内的基因都能保持相对的稳定性，但在一定内、外因素的影响下，遗传物质可能会发生变化，这种遗传物质的变化及其所引起的表型改变，称为突变（mutation）。广义的突变包括染色体畸变（chromosome aberration）和基因突变（gene mutation）。前者将在第十一章中介绍，本章着重讨论基因突变。基因突变是指基因组DNA分子在结构上发生碱基对组成或排列顺序的改变，它通常只涉及基因的部分变化。

基因突变是生物界中存在的普遍现象，是生物进化发展的根本源泉。基因突变可以发生在生殖细胞，也可以发生在体细胞，即体细胞突变（somatic mutation）。生殖细胞中的突变基因可通过有性生殖遗传给后代，并存在于子代的每个细胞里，从而使后代的遗传性状发生相应改变。体细胞突变则不会传递给子代，但可传递给由突变细胞分裂所形成的各代子细胞，在局部形成突变细胞群，从而可能成为病变甚至癌变的基础。

第一节　诱发基因突变的因素

根据基因突变发生的原因，可将突变分为自发突变（spontaneous mutation）和诱发突变（induced mutation）。自发突变也称自然突变，即在自然条件下，未经人工处理而发生的突变。诱发突变是指经人工处理而发生的突变。能诱发基因突变的各种内、外环境因素统称为诱变剂（mutagen）。不同诱变剂可以诱发相同类型的突变，也可诱发不同类型的突变。自发突变可能归因于环境中的辐射本底及其他致突变物，或者机体代谢过程中产生的一些有致突变作用的中间代谢产物，以及各种复制误差等。尽管原因不是很明确，但其DNA变化的特点常与诱发突变相似。因此，人工诱变过程是研究突变发生机制的重要途径。很多物理、化学和生物学因素都可诱发基因突变。许多诱变剂除可以诱发基因突变之外，也可以导致染色体畸变，并具有致癌或致畸作用，由此提示肿瘤和畸胎（胎儿畸形）的发生可能与遗传物质的某种变化有关。

一、物理因素

1. 紫外线　紫外线是引起基因突变的重要诱变剂。在紫外线的照射下，细胞内DNA的结构发生损伤，通常是DNA顺序中相邻的嘧啶类碱基结合成嘧啶二聚体，最常见的为胸腺嘧啶二聚体（TT）（图2-1）。嘧啶二聚体的形成，使DNA的局部结构变形。当复制或转录进行到这一部位时，碱基配对发生错误，从而引起新合成的DNA或RNA链的碱基改变。

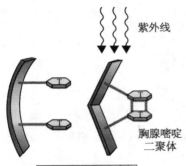

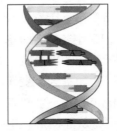

图 2-1　紫外线诱发胸腺嘧啶二聚体

2. 电离辐射　电离辐射的诱变作用是射线（X-射线、γ-射线和快中子等）直接击中 DNA 链，能量被 DNA 分子吸收，引起染色体内部的辐射化学反应，导致 DNA 链和染色体的断裂，其片段发生重排，引起染色体结构畸变。除电离辐射外，电磁波辐射也是引起基因突变的物理诱变剂。

二、化学因素

1. 羟胺　羟胺（hydroxylamine，HA）可使胞嘧啶（C）的化学成分发生改变，而不能正常地与鸟嘌呤（G）配对，而改为与腺嘌呤（A）互补。经 2 次复制后，C-G 碱基对就变换成 T-A 碱基对（图 2-2）。

2. 亚硝酸或含亚硝基化合物　这类物质可以使碱基中的氨基（-NH$_2$）脱去，而产生结构改变。例如，A 被其脱去氨基后可变成次黄嘌呤（H），H 不能再与 T 配对，而变为与 C 配对，经 DNA 复制后，可形成 A-T→G-C 的转换（图 2-3）。

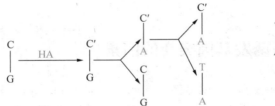

图 2-2　羟胺引起的 DNA 碱基对的改变　　　**图 2-3　亚硝酸引起 DNA 碱基对的改变**

3. 烷化剂　甲醛、氯乙烯、氮芥等这一类具有高度诱变活性的烷化剂，可将烷基（CH$_3$-、C$_2$H$_5$-等）引入多核苷酸链上的任何位置，被其烷基化的核苷酸将产生错误配对而引起突变。例如，烷化鸟嘌呤可与 T 配对，形成 G-C→T-A 的转换（图 2-4）。

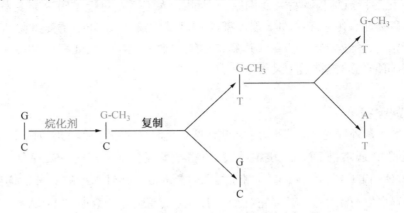

图 2-4　烷化剂引起的 DNA 碱基对的改变

4. 碱基类似物 5-溴尿嘧啶（5-BU）、2-氨基嘌呤（2-AP）等碱基类似物可以取代某些碱基而插入 DNA 分子引起突变。 5-BU 的化学结构与 T 相类似，它既可以与 A 配对，也可以与 G 配对。 如果 5-BU 取代 T 以后，一直保持与 A 配对，所产生的影响并不大；如果它以后又转成与 G

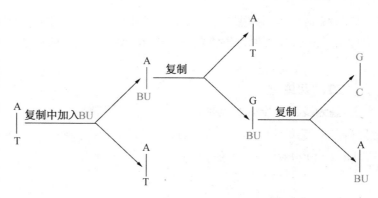

图 2-5　5-BU 引起的 DNA 碱基对的改变

配对，经 1 次复制后，就可以使原来的 A-T 对变换成 G-C 对（图 2-5）。

5. 芳香族化合物 吖啶类和焦宁类等扁平分子构型的芳香族化合物可以嵌入 DNA 的核苷酸序列中，导致碱基插入或丢失的移码突变。

三、 生物学因素

1. 病毒 在生物学因素中，病毒如麻疹病毒、风疹病毒、流感病毒和疱疹病毒等是诱发突变的重要因素。 但关于病毒引起突变的机制，目前还不很清楚。 RNA 病毒有可能是通过反转录酶合成病毒 DNA，再插入到宿主细胞的 DNA 序列中，而引起突变的发生。

2. 真菌和细菌 真菌和细菌所产生的毒素或代谢产物也能诱发基因突变，例如存在于花生、玉米等中的黄曲真菌所产生的黄曲霉素具有致突变作用，并被认为可能是引起肝癌的一种致癌物质。

第二节　基因突变的一般特性

基因突变具有多向性、可逆性、有害性、稀有性、随机性及可重复性等特性。

一、 多向性

多向性是指在同一基因座（locus）上的基因可独立发生多次突变而形成复等位基因（multiple alleles）。 复等位基因是指在群体中，同一基因座上存在的 3 个或 3 个以上的等位基因。 例如，在染色体的某一基因座上存在有基因 A，在一定条件下，它既可以突变为 a_1，也可以突变为 a_2，a_3，$\cdots$，a_n，从而形成一组复等位基因。 复等位基因的成员在数目上变化大。 例如，人们所熟悉的人类 ABO 血型是由 I^A、I^B、i 3 种基因构成的一组复等位基因所决定的。 人类组织相容性抗原也称为人类白细胞抗原（human leucocyte antigen，HLA），是一个由高度复等位的基因系统所编码的。 1984 年，国际组织相容性会议就已公布了 HLA 系统的有关资料：HLA系统的复等位基因定位在6号染色体的6p21-p22区段上，共有7个连锁紧密的基因位点和7组复等位基因，而每组复等位基因所包含的基因数目多的可达数十种。

二、可逆性

基因发生突变的方向是可逆的，即基因A可以突变为其等位基因a，反过来，基因a也可以突变成等位基因A。 前者称为正突变（forward mutation），后者称为回复突变（back mutation）。 一般正突变率远远超过回复突变率。

三、有害性

基因突变会导致人类许多疾病的发生，人类绝大多数遗传病是由基因突变引起的。 生殖细胞或受精卵的基因突变是绝大多数遗传病发生的原因，目前已知的由单基因突变所引起的遗传病达6 000余种；体细胞突变则常常是肿瘤发生的基础。 但基因突变并不都是有害的，有些突变并不影响核酸和蛋白质的功能，如同义突变和非功能性DNA序列改变等。

四、稀有性

基因突变在自然界是稀有的，各种基因在一定群体中都有一定的自发突变率（或称突变率）。 自发突变率是指在自然状态下，某一基因在一定群体中发生突变的频率。 各种生物的突变率是很低的，在高等生物中，基因的突变率为每代$10^{-8} \sim 10^{-5}$/生殖细胞，即每代每10万个至1亿个生殖细胞中，有1个基因发生突变。 人类基因的突变率为每代$10^{-6} \sim 10^{-4}$/生殖细胞。 由于突变率低，故有时也可以用每100万生殖细胞中基因的突变次数来表示。 例如，人类血友病A是一种基因突变引起的遗传病，其基因突变率为每代2.0×10^{-5}，即每代100万个生殖细胞中有20次突变产生了血友病A基因。

五、随机性

突变的发生，对于不同个体、细胞或者不同基因来说，都是随机的。

六、可重复性

对于任何一个基因位点来说，突变并不是只发生一次或有限几次，而是总是以一定频率反复发生。

第三节　基因突变的分子机制

在分子水平上，基因突变的本质是在各种诱变剂的作用下，DNA分子中碱基的种类和排列顺序发生改变，使其遗传效应也随之发生变化。

依据突变率在生物各世代中是否稳定，可以将基因突变分为两大类：静态突变和动态突变。

一、静态突变

在一定条件下生物各世代中以相对稳定的频率发生的基因突变称为静态突变（static mutation）。 静态突变可分为点突变（point mutation）和片段突变（segment mutation），其突变率一般保持在 10^{-6} 左右。

（一）点突变

点突变是指 DNA 链中 1 个或 1 对碱基发生的改变。 它包括碱基替换（base substitution）和移码突变（frame-shift mutation）两种形式。

1. 碱基替换 碱基替换是指 DNA 链中碱基之间互相替换，从而使被替换部位的三联体密码意义发生改变。 碱基替换又可分为转换（transition）和颠换（transversion）。 转换是指一种嘌呤-嘧啶对被另一种嘌呤-嘧啶对所替换；颠换是一种嘌呤-嘧啶对被另一种嘧啶-嘌呤对所替换（图 2-6）。 碱基替换所产生的效应包括以下几种情况。

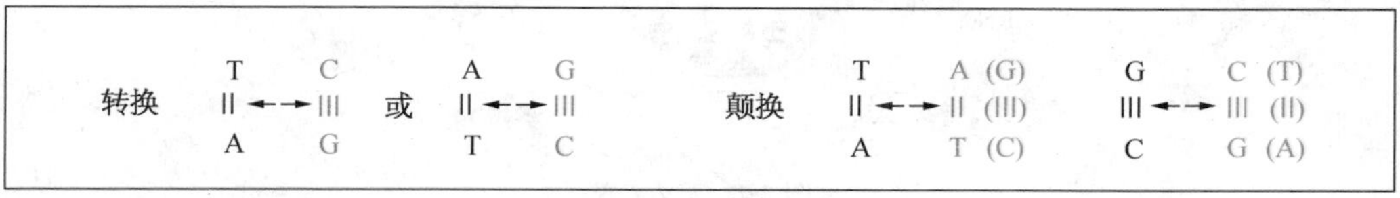

图 2-6 转换和颠换

（1）同义突变（same sense mutation）：是指碱基被替换之后，产生新的密码子，但新旧密码子是同义密码子，所编码的氨基酸种类保持不变。 因此，同义突变并不产生突变效应。 同义突变的存在一定程度上减轻了碱基替换给机体带来的不利影响。

（2）无义突变（non-sense mutation）：是指编码某一种氨基酸的三联体密码经碱基替换后，变成不编码任何氨基酸的终止密码 UAA、UAG 或 UGA。 虽然无义突变并不引起氨基酸编码的错误，但由于终止密码出现在一条 mRNA 的中间部位，就使翻译时多肽链的延伸到此终止，形成一条不完整的多肽链。 这条不完整的多肽链或由其参与组装成的蛋白质分子就会失去正常功能，使突变细胞或个体由于缺乏某种蛋白质或产生异常蛋白质，从而影响它们的某些代谢过程，严重者可引起致死效应（图 2-7）。

（3）错义突变（missense mutation）：是指编码某种氨基酸的密码子经碱基替换以后，变成编码另一种氨基酸的密码子，从而使多肽链的氨基酸种类和序列发生改变。 错义突变的结果通常能使多肽链丧失原有功能。 许多蛋白质的异常就是错义突变所引起的，如人血红蛋白分子的异常即是如此（图 2-8）。

（4）终止密码突变（terminator codon mutation）：是指 DNA 分子中的某一个终止密码突变为编码氨基酸的密码，从而使多肽链的合成至此仍能继续下去，直至下一个终止密码为止，形成超长的异常多肽链。 如人血红蛋白的 α 链可因终止密码发生突变，而形

成比正常 α 链多 31 个氨基酸的异常链。

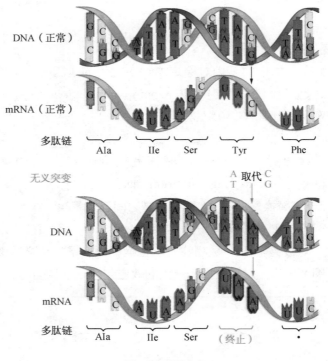

图 2-7　无义突变

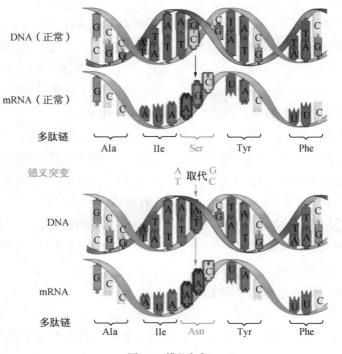

图 2-8　错义突变

（5）剪接位点突变（splice-site mutation）：突变或发生在内含子 5′ GT（供位）或发生在内含子 3′ AG（受位）处，导致剪接异常（图 2-9）。 这在肿瘤及一些遗传病中可见到。

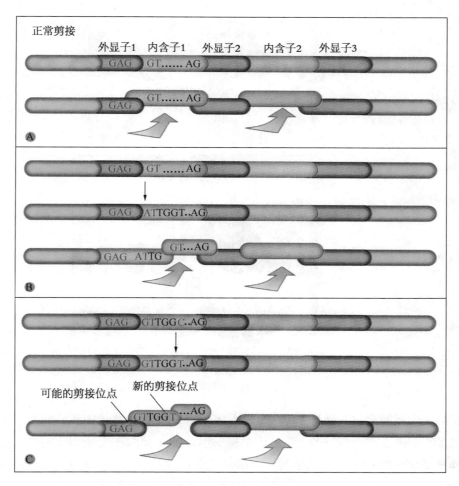

图 2-9 剪接位点突变

2．移码突变 移码突变是指由于基因组 DNA 链中插入或缺失 1 个或几个碱基对，从而使自插入或缺失的那一点以下的三联体密码的组合发生改变，进而使其编码的氨基酸种类和序列发生变化。

但是，碱基对插入和（或）缺失的数目和方式不同，对其后的密码组合改变的影响程度不同。 若在某一位点插入或缺失的是 1 个或 2 个碱基对，将引起该位点之后的整个密码组合及其排列顺序的改变；若在某一位点插入或缺失 3 个碱基对，对其后的密码组合的影响相对较小，在插入或缺失位点正好位于 2 个相邻三联体密码之间的情况下，只会使 DNA链上多 1 个或少 1 个密码，而插入或缺失位点位于 1 个三联体密码的内部时，也最多能引起该位点前后各 1 个密码的改变，再后的氨基酸序列并不发生变化。

若在某一位点插入（或缺失）1 个或 2 个碱基对，又在这一位点之后的某一位点缺失（或插入）同样数目的碱基对，那么，除引起前后两个位点之间的密码组合发生改变外，再后的密码组合却可得到回复而保持正常（图 2-10）。

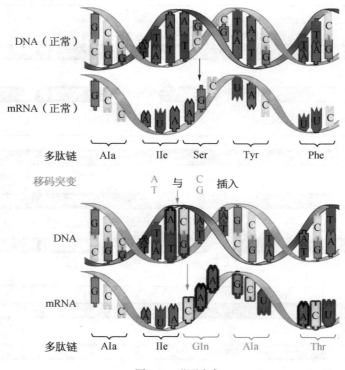

图 2-10　移码突变

移码突变引起的最小变化是在 DNA 链上增加或减少 1 个遗传密码，导致其编码合成的多肽链多 1 个或少 1 个氨基酸，更不用说密码组合的大范围改变所引起的整条多肽链的氨基酸种类及序列的变化。因而，移码突变的后果往往是严重的，通常是导致一条或几条多肽链丧失活性或根本不能合成，进而严重影响细胞或机体的正常生命活动。

（二）片段突变

片段突变是指 DNA 链中某些小片段的碱基序列发生缺失、重复或重排。

1. 缺失　这是 DNA 在复制或损伤后修复时，某一片段没有被复制或修复造成的。原因是复制或修复时，DNA 聚合酶带着已合成的片段，从模板链上脱落，再跳后一定距离，又回到模板链上继续复制。于是，被跳过的片段的碱基序列就在新链中出现缺失。

2. 重复　重复是指已复制完的某一片段，又再次复制，其结果使新链出现这一片段的重复序列。原因是 DNA 聚合酶带着新链脱落后，又返回到已复制的模板片段上再度复制。

3. 重排　重排是指 DNA 链发生多处断裂，断片的两端颠倒重接或几个断片重接的序列与原先序列不同。

二、 动态突变

串联重复的三核苷酸序列随着世代的传递而拷贝数逐代累加的突变方式称为动态突变（dynamic mutation）。 长期以来，人们认为单基因遗传病是由点突变引起的，且在一定条件下，点突变在各世代中保持相对稳定的突变率。 但某些单基因遗传病是由于脱氧三核苷酸串联重复扩增（trinucleotide repeat amplification）所引起的，而且这种串联重复的拷贝数可随世代的递增而呈现累加效应，故有人称这种突变方式为动态突变。 由这类突变所引起的疾病也统称为三核苷酸重复扩增疾病（trinucleotide repeat expansion disease，TRED）。

在脆性 X 综合征（FRAX）中，患者的 X 染色体 q27.3 有脆性部位（不稳定部位），利用限制性内切酶 Pst I 切割 X 染色体，可得到包括脆性部位在内的限制性片段。 经序列分析表明，在这一限制性片段中存在的（CGG）n 拷贝数可达 60～200 个，而正常人仅为 6～60个。 进一步研究证明，这一重复序列正好位于细胞遗传学分析时所发现的 X 染色体的脆性部位，而在（CGG）n 的两边侧翼序列却与正常人并无差异。 目前已发现了一些疾病在相关基因编码区的 TRED（TRED1 型），如 Huntington 舞蹈病、齿状核-苍白球-丘脑下体萎缩（DRPLA）、脊髓肌萎缩（SBMA）、脊髓小脑共济失调（SCA）、Machado-Joseph 病（MJD）、假软骨发育不全/多发性骨骺发育不良（PMED）、并指（趾）多指（趾）（synpolydactyly）和非编码区的 TRED（TRED2 型），如脆性 X 综合征、强直性肌营养不良（DM）等。

第四节　DNA 损伤的修复

尽管环境中的各种物理、化学及生物学因素对生物体的遗传组成产生影响，但生物体内也存在着多种 DNA 修复系统。 当 DNA 受到损伤时，在一定条件下，这些修复系统可以部分地修正 DNA 分子的损伤，从而大大降低突变所引起的有害效应，保持遗传物质的稳定性。

不同因素引起的 DNA 损伤的类型不同，因而修复的机制也不尽一样。

一、 紫外线引起的 DNA 损伤的修复

当 DNA 分子被紫外线照射后，最明显的变化是同一条单链上的两个相邻嘧啶核苷酸之间出现共价连接，形成嘧啶二聚体，如最常见的是胸腺嘧啶二聚体（TT），从而严重影响 DNA 的复制和转录。

（一）光复活修复

生物细胞内普遍存在着一种特殊蛋白酶，称为光复活酶，如在细菌、酵母、原生动

物、藻类、真菌、蛙类、鸟类、哺乳类和人类细胞中，都发现了光复活酶的存在。 在可见光的照射下，光复活酶被激活，从而能识别嘧啶二聚体（如 TT 等），并与之结合，形成酶-DNA 复合物，然后利用可见光提供的能量，解开二聚体，此后光复活酶从复合物中释放出来，完成修复过程，这一过程称为光复活修复（photoreactivation repair）。 在图 2-11 中为完整的 DNA 分子的区段经紫外线（UV）照射后，形成 TT，使 DNA 空间构型发生改变；光复合酶识别变形的部位，与之结合而形成酶-DNA 复合体；DNA 链吸收可见光，提供能量，使酶能把二聚体分开；最后 DNA 恢复正常构型，酶释放。

（二）切除修复

切除修复（excision repair）也称为暗修复（dark repair）。 相对光修复来说这种修复过程中光不起任何作用。 切除修复发生在复制之前，需要核酸内切酶、DNA 聚合酶和连接酶的参与。 首先核酸内切酶在 TT 等嘧啶二聚体附近切开该 DNA 单链，然后以另一条正常链为模板，由 DNA 聚合酶按照碱基互补原则，补齐需切除部分（含 TT 等）的碱基序列，最后又由核酸内切酶切去含嘧啶二聚体的片段，并由连接酶将断口与新合成的 DNA 片段连接起来。 在图 2-12 中显示 DNA 链在 UV 照射后，形成 TT；然后一种特定的核酸

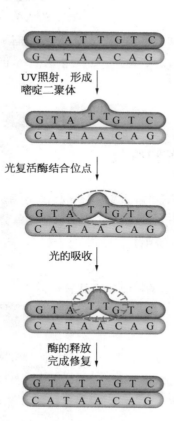

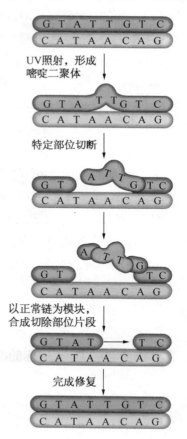

图 2-11　光复活修复过程的示意图　　　　图 2-12　嘧啶二聚体的切除修复示意图

内切酶识别 TT 的位置，在二聚体附近将一条链切断，造成缺口；DNA 聚合酶以未损伤的互补 DNA 链为模板，合成新的 DNA 片段，弥补 DNA 的缺口。 DNA 的合成方向是 $5' \to 3'$；专一的核酸外切酶切除含有二聚体的一段核苷酸链；最后连接酶将缺口封闭，DNA 恢复原状。 这种修复方式除了能切除嘧啶二聚体外，还可切除 DNA 上的其他损伤。

（三）重组修复

重组修复（recombination repair）发生在复制之后。 含有嘧啶二聚体或其他结构损伤的 DNA 仍可进行复制，当复制到损伤部位时，DNA 子链中与损伤部位相对应的部位出现缺口。 复制结束后，完整的母链与有缺口的子链重组，使缺口转移到母链上。 母链上的缺口由 DNA 聚合酶合成互补片段，再由连接酶连接完整，从而使复制出来的 DNA 分子的结构恢复正常。 在图 2-13 中 a 说明 DNA 的一条链上有 TT，半箭头表明 DNA 的极性；b 显示 DNA 分子复制，越过 TT，在二聚体对面的互补链上留下缺口；c 为核酸内切酶在完整的 DNA 分子上形成一个缺口，使有缺口的 DNA 链与极性相同但有缺口的同源 DNA 链的游离端互补；d 为二聚体对面的缺口现在由新核苷酸链片段（粗线）弥补起来，此新片段是以完整的 DNA 分子为模板合成的；e 最后连接酶使新片段与旧链衔接，重组修复完成。 重组修复虽然不能从根本上消除

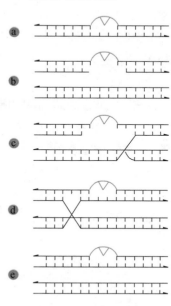

图 2-13　重组修复示意图

DNA 的结构损伤，但它能使复制出来的 DNA 分子结构保持正常，经多次复制之后，受损伤的 DNA（或基因）在生物体或生物群体中的比例会大大降低，最终起到"稀释"突变基因的作用。

二、电离辐射引起的 DNA 损伤的修复

X-射线等对 DNA 的损伤没有选择性，除直接作用于 DNA 外，还通过水的电离所形成的自由基起间接作用，通常可导致 DNA 单链或双链断裂，造成缺失、重复、倒位或易位。高剂量照射时，甚至可引起碱基的破坏。 由于电离辐射对 DNA 的作用比较复杂，修复机制还不甚清楚。 目前认为，电离辐射引起的 DNA 损伤通过 3 种方式得以修复。

（一）超快修复

修复速度极快，在适宜条件下，大约 2 分钟内即可完成修复。 它可能是在连接酶的作用下，将被打断的单链迅速连接起来的过程。

（二）快修复

修复速度稍慢于超快修复，一般在 X-射线照射后数分钟内，即可使超快修复所剩下的断裂单链的 90 % 被修复。 在这一过程中，可能需要 DNA 聚合酶 I。 因为没有这种酶的大肠埃希菌（*E. coli*）变异株经 X-射线照射后，单链断裂的修复效率较低。

（三）慢修复

这是由重组修复系统对快修复所不能修复的单链断裂加以修复的过程。一般修复时间较长。例如，在一定条件下，细菌完成慢修复的时间在 40～60 分钟。

尽管目前对各种生物体内修复机制了解不多，但有机体对 DNA 损伤的修复过程是普遍存在的，它是细胞的正常生理功能。修复作用在一定程度上保持着遗传物质的稳定性（即遗传的保守性），但往往达不到尽善尽美的程度。实际上，DNA 变异（突变）总以较低频率不断发生。

三、修复缺陷引起的疾病

尽管修复系统能够使得遗传物质的损伤得到修复，但是修复系统本身也是受遗传控制的。如果修复系统发生缺陷，修复就不能正常进行。因此，由于遗传物质损伤引起的基因突变，仍然会以各种形式存在并传递下去；如果修复系统因某种原因而进行了错误的修复，也可能给生物有机体带来其他危害。表 2-1 所列举的是因 DNA 损伤修复缺陷所导致的部分疾病。这类疾病患者易罹患各种肿瘤。

表 2-1　DNA 损伤修复缺陷所导致的部分疾病

疾病	临床特征	修复缺陷的类型
着色性干皮病	皮肤肿瘤、光过敏、白内障、神经异常	切除修复缺陷，解旋酶、核酸内切酶基因突变
Cockayne 综合征	体型矮小、骨骼异常、视神经萎缩、耳聋、光过敏、智力低下	参与修复的 DNA 转录缺陷
Fancino 贫血	贫血、白血病易感、心脏畸形、染色体不稳定	已发现有 8 个基因的突变与该病有关
Bloom 综合征	身材矮小、慢性感染、免疫缺陷、光敏感性	ReqQ 解旋酶家族基因突变
Werner 综合征	显示衰老的特征，也称为早老症	ReqQ 解旋酶家族基因突变
共济失调性毛细血管扩张症	小脑共济失调、眼和面部皮肤的毛细血管扩张、染色体不稳定，易患肿瘤、免疫缺陷	正常产物使 DNA 损伤的细胞周期终止
遗传性非多发息肉性直肠癌	近端肠肿瘤，易患多种癌症	5 种 DNA 损伤修复基因的突变

（刘　雯）

第三章　突变基因的分子细胞生物学效应

人体疾病是细胞病变的综合反映，而细胞病变则是细胞在致病因素的作用下，组成细胞的若干分子相互作用的结果。生物因素、理化因素和遗传因素都可能通过各种途径影响细胞内的成分，从而导致细胞病变。在以遗传因素作为病因的疾病中，基因突变改变了该基因所编码的多肽链的数量和质量，使蛋白质的功能发生改变，细胞功能改变，导致疾病的发生。

第一节　基因突变导致蛋白质功能改变

无论是基因突变，还是染色体畸变，它们对蛋白质所产生的影响主要包括：①突变影响活性蛋白质的生物合成；②突变改变了蛋白质的功能效应；③突变蛋白（mutant protein）的细胞定位与病变位置的关系；④蛋白质的分子异常与临床表现的关系等。通过这些机制可以进一步理解基因突变导致遗传病发生的分子途径。

一、突变蛋白

遗传信息通过转录、翻译从基因传到多肽链，后者再形成具有生物学活性的蛋白质。基因突变后，大多从两个途径改变了这些正常蛋白的合成，形成突变蛋白：①突变改变了多肽链的氨基酸序列（即蛋白质的一级结构），使蛋白质失去正常功能，此称为原发性损害（primary abnormalities）；②突变并不直接影响某一蛋白质，而是通过干扰多肽链的合成过程（如参与蛋白质翻译的各种因子的突变）、翻译后修饰（如各种参与蛋白质成熟过程的修饰因子的突变），以及蛋白质与辅助因子结合的改变而间接地使某一功能蛋白质失去正常的生物学活性而引起疾病，称为继发性损害（secondary abnormalities）（表 3-1）。

表 3-1　突变与疾病的关系

突变涉及的步骤	原发损害	病例	继发性损害	病例
核苷酸序列	转录、RNA 剪切	珠蛋白生成障碍性贫血、遗传性胎儿血红蛋白持续症（HPFH）	转录的调节	急性间隙性卟啉症
mRNA	翻译	珠蛋白生成障碍性贫血	翻译的调节	急性间隙性卟啉症
多肽	多肽链折叠	LDL 受体突变 2 型	翻译后修饰	Ehlers-Danlos 综合征
三维空间构象	亚单位聚合、亚细胞定位	胶原形成缺陷	亚单位聚合和亚细胞定位的调节	Zellweger 综合征、I 细胞病
生物学功能	蛋白质降解	Tay-Sachs 病	蛋白质降解的调节	未知

（一）影响 mRNA 和蛋白质合成的因素

1. 影响 mRNA 和蛋白质合成的原发因素 例如 β 珠蛋白生成障碍性贫血，其部分病因可能就是由于突变减少了正常 β 珠蛋白的合成；在少数情况下，突变也可能增加了某一蛋白的合成速度，这可能与这些基因转录形成的 mRNA 相对稳定性下降，通过反馈调节基因的表达；也可能使在发育进程中不应表达的基因不正常地表达，而使某一蛋白质合成增加，如 HPFH（OMIM♯142470，6q22.3-q23.1）。

2. 影响 mRNA 和蛋白质合成的继发因素 通常情况下，蛋白质合成的速度或效率不是由编码该蛋白质的基因本身决定的，而是由调节该基因表达的调节"因子"决定的。 如果这些因子发生改变，同样影响着这些蛋白质的功能，甚至引起疾病。 急性间隙性卟啉症（acute intermittent porphyria， AIP；OMIM♯176000）就是其中一种。 这是一种常染色体显性遗传病或性状，致病基因定位于 11q23.3，90% 左右的患者可为无临床表现，仅 10% 的患者表现为间隙性发作。 正常情况下，δ-氨基 γ-酮戊酸（δ-aminolevulinic acid，ALA）合成酶催化甘氨酸与琥珀酰 CoA 生成 ALA，再转化为胆色素原（porphobilinogen，PBG），后者在 PBG 脱氨酶作用下逐级合成血红素（heme）（图 3-1）。

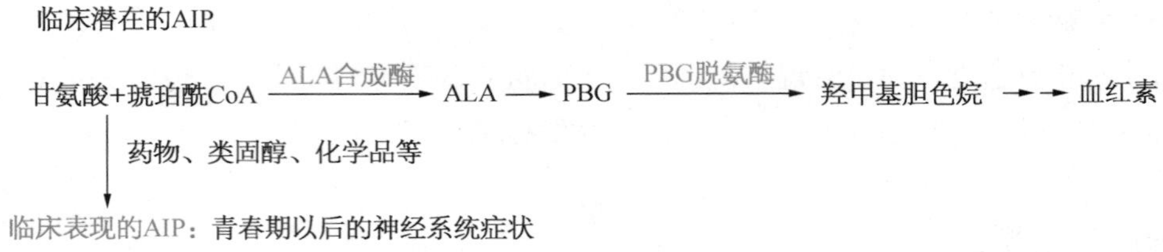

临床潜在的AIP

甘氨酸+琥珀酰CoA ——ALA合成酶→ ALA —→ PBG ——PBG脱氨酶→ 羟甲基胆色烷 —▶▶ 血红素

↓ 药物、类固醇、化学品等

临床表现的AIP：青春期以后的神经系统症状

图 3-1　血红素的合成与 AIP 的发生

该病患者由于缺乏 PBG 脱氨酶使细胞内 ALA、PBG 不能转化为血红素，使血红素含量下降；而血红素的下降则调节着 ALA 合成酶表达的增加，增加的结果使 ALA 和 PBG 更严重的积聚，导致疾病。 当人体服用一些药物以后，肝脏中以血红素为辅基的氧化参与了药物的代谢，对血红素的需求也增加，血红素含量减少明显，致 ALA 合成增加，ALA 因而增多，故而表现为服用药物后出现症状或症状加重的间隙性发作。 这种疾病虽然是由于 ALA 合成酶的合成增加直接造成的，但却是 PBG 脱氨酶缺陷间接作用的结果。

（二）影响蛋白质结构的因素

1. 影响蛋白质结构的原发性因素 一般情况下，维持蛋白质正常生理功能取决于以下两个特征：①正常的构象；②担负特定功能的氨基酸序列的存在。 基因的突变可通过两者之一或两个特征的变化而改变蛋白质的正常功能。 最常见的这种突变是球蛋白（如血红蛋白）分子的疏水区（内部非极性的内衬）被 1 个或几个亲水或极性氨基酸取代（或插入）而留下间隙（gap），导致相应蛋白质的稳定性下降，功能发生变化。 据估计血红蛋白的各种突变中，这一类型占 20% 以上。

2. 影响蛋白质结构的继发性因素（翻译后修饰缺陷） 绝大多数蛋白质都需要进行翻

译过程或翻译后的加工、修饰，以满足其功能的需要。 但在许多疾病，这一加工、修饰过程缺陷继发性地改变了相应蛋白质的结构而引起疾病。 例如 Ehlers-Danlos 综合征 Ⅱ 型（OMIM♯130010, 9q34.2-q34.3），它是由于赖氨酸羟化酶缺陷所致。 在这种情况下，胶原分子上的赖氨酸不能被羟化，使胶原分子间的连接发生障碍，而不能适应于组织细胞内胶原网络结构的形成，最终导致结缔组织的结构改变和功能紊乱。

（三） 影响蛋白质亚细胞定位的因素

多肽链在合成后须折叠成特定的空间形状，随后运送到特定的细胞内、细胞外位置或与其他多肽、辅助因子组装成结合蛋白以适应其功能的需要。

1. 影响蛋白质细胞内转运的原发缺陷 蛋白质分子在细胞内定位是由组成多肽链的氨基酸组成和序列所决定的。 例如，一些线粒体蛋白是由核基因所编码并在细胞质合成的，在这些蛋白质氨基端的一段序列可识别位于线粒体膜上的受体，并转运入线粒体内。 如果编码这些氨基酸残基的 DNA 发生突变，就可能导致线粒体蛋白质不能被正确地导入线粒体内，即导致疾病。 甲基丙二酸尿症（methylmalonic aciduria，OMIM♯251000）是一种常染色体隐性遗传病，致病基因定位于 6p21，由于机体内缺乏甲基丙二酰辅酶 A（MMA-CoA）羧基变位酶（methylmalonyl CoA mutase），致使甲基丙酸单酰 CoA 不能转变为琥珀酰 CoA，而使甲基丙二酸（methylmalonic acid，MMA）在线位体内堆积而致病。 然而，MMA-CoA 变位酶基因的突变仅发生于其氨基端 32 个氨基酸残基组成的引导序列（转移肽）区，致引导序列信号错误而不能进入线粒体，造成 MMA-CoA 变位酶缺失（图 3-2）。

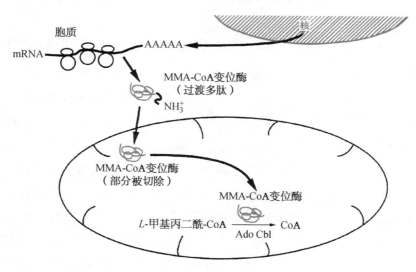

图 3-2 MMA-CoA 变位酶与琥珀酰 CoA 的合成

2. 影响蛋白质细胞内转运的继发因素 与许多膜蛋白或线粒体蛋白的定位机制不一样，另一种类型的蛋白定位是由翻译后的修饰所决定的。 溶酶体内的酸性水解酶就是通过这一机制实现细胞内的转运的。 正常的酸性水解酶在内质网内合成后，经过糖化后形成带有甘露糖（mannose，Man）的糖蛋白，Man 经磷酸化后形成 6-磷酸-甘露糖（M-6-P），而

M-6-P 残基与内质网膜上的 M-6-P 受体相结合并以发芽的形式形成胞内囊泡，再与溶酶体融合后将酸性水解酶释放入溶酶体。 因此，M-6-P 是酸性水解酶转运到溶酶体的关键。在某些病理情况下，由于使甘露糖转变为 M-6-P 的酶缺陷，致酸性水解酶不能进入溶酶体而堆积于细胞质中并释放到体液中或体外培养的细胞培养基中。 由于酸性水解酶涉及多种物质的分解代谢，因此这类患者有多种临床表现，包括骨骼异常、严重的生长迟缓和智力低下等。 此外，这类患者的细胞在体外培养时可见到不正常的溶酶体或包涵体（inclusion body），故称为包涵体细胞（inclusion-cell，I-cell）。 包涵体细胞病也称为 I-细胞病。

（四）影响蛋白质与其他因子结合的突变

新合成的多肽链往往需要同其他分子结合才能形成有活性的蛋白质。 如果该分子也是一条相同或不同的多肽链，则形成同聚体或异聚体。 迄今，已知有许多突变影响到多肽链与其他分子的结合而使该蛋白质不能正常地行使功能。

1. 影响亚单位组装成多聚体相互集积的原发突变 如果 1 个蛋白质分子是由 2 个以上亚单位组成，则其表面的改变往往会影响到亚单位之间的亲和力，不能形成正常的蛋白质复合体。 骨发育不良时组成 I 型胶原的 pro α_1（I）和 pro α_2（I）突变致它们的组装发生困难，从而导致各种临床表现，甚至在围生期死亡。

2. 不能形成多聚体蛋白而引起的继发性功能缺陷 一些蛋白质的多肽链分子在与有遗传缺陷的其他多肽链（或亚单位）结合后，不能形成有功能的多聚体，因此引发疾病。Zellweger 综合征（OMIM♯214100，已定位的易感基因位点包括 2p15、1 号染色体、1q22、7q21-q22 和 6q23-q24）就是这方面的典型例子。

（五）影响辅基或辅助因子与蛋白质结合或去除的突变

某些蛋白质须结合了非蛋白质的辅基（prosthetic group）或辅助因子（cofactor）后才获得其生物学活性。 例如，珠蛋白仅在与血红素结合后才能形成具有携带氧（O_2）或二氧化碳（CO_2）能力的血红蛋白。 凡影响到多肽链与辅助因子结合或去除的多肽链突变，或使辅助因子形成、转运发生缺陷的突变都构成了遗传病发生的分子机制。

1. 影响辅助因子与蛋白质结合的原发突变 同型脱氨酸尿症（homo cystinuria，OMIM♯220100）是一种由脱硫醚合成酶（cystathionine synthase）缺陷引起的氨基酸代谢疾病，呈常染色体隐性遗传，致病基因定位于 2p16.3，临床上表现为多器官损害。 事实上，本病的分子缺陷是由于基因缺陷而致该酶与辅助因子磷酸吡哆醛（pyridoxal phosphate）的结合障碍而失去活性。 大剂量的吡哆醛（维生素 B_6）具有一定的治疗作用。这是此种发病机制的典型例子之一（图 3-3）。

2. 影响辅助因子与蛋白质结合或去除的继发因素 在另一些情况下，催化蛋白质分子的辅助因子合成、转运的酶或催化辅助因子与蛋白质结合或从结合蛋白质上去除辅助因子的酶发生了缺陷，间接地影响到蛋白质与辅助因子的结合，继而影响该蛋白质的生物学活性。

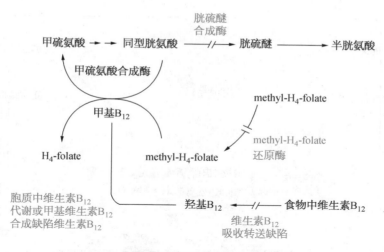

图 3-3 脱硫醚合成酶缺陷与同型胱氨酸尿症

（六）结构基因的突变降低了突变蛋白质的稳定性

许多结构基因的突变导致由它所编码的蛋白质的稳定性降低，严重时，甚至检测不到在正常情况下可被检测的蛋白质分子。 这些不稳定性可能直接成为某些遗传病发生的原因或分子机制。

二、 突变对蛋白质功能产生多种不同效应

突变对蛋白质功能可产生多种不同的影响（图 3-4）。 主要包括：①功能缺失型突变；②功能获得型突变；③形成新特征突变；④显性负突变；⑤异时或异位基因表达。

（一）功能缺失型突变

功能缺失型突变（loss-of-function mutation）是一种最常见的突变形式。 不论是编码区域的突变，还是调节区域的突变，多数发生突变的蛋白质都失去了正常功能，多见于隐性遗传性疾病。 此外，由于突变蛋白往往稳定性差，所以，其在细胞内的含量也相应下降。

（二）功能获得型突变

在少数情况下，突变也可能因增强了突变蛋白的活性而改变了机体的生化表型，称为功能获得型突变（gain-of-function mutation），多见于显性遗传性疾病。 导致突变蛋白活性增加的原因有二：一是蛋白质结构的改变使该蛋白质活性增强；二是调节区域突变，使该蛋白质合成的数量增加，活性也相应增强。 但活性增强同样可导致疾病的发生。 von Willebrand 病（von Willebrand disease，OMIM♯193400）是这方面的典型病例。 von Willebrand 病是一种常染色体显性遗传病，致病基因定位于 12p13.3。 编码 von Willebrand 因子（von Willebrand factor，vWF）的基因存在许多突变，临床上分为两类，即表型正常的个体和损伤后出血不止的患者，总频率为 1/125。 当 vWF 的活性增强时，它与血小板的结合能力相应增强，也就不易于从血小板上分离。 当该个体因损伤而出血

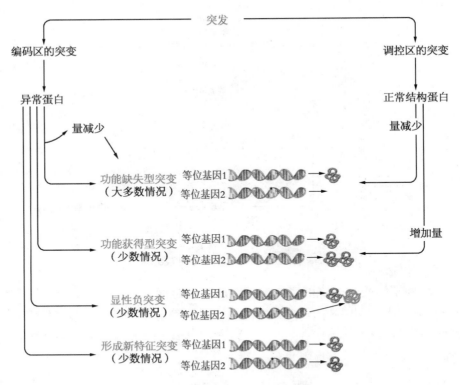

图 3-4　突变对蛋白质功能的影响

时，带有 vWF 的血小板不便于与血管内皮接触、依附而发挥止血作用。

（三）形成新特征的突变

与上述功能加强的突变一样，这是一种不常见的突变类型。 这种类型的突变使突变蛋白具有了新的特性，并因此导致疾病的发生，称为新特征的突变（novel property mutation）。 例如，镰状细胞贫血，它因 β 链基因突变形成血红蛋白 S（HbS），这种血红蛋白具有相对正常的运氧能力，但也具有了在缺氧情况下可相互集聚的新特性。 这一新特性使红细胞受到损伤变形，导致溶血性贫血的发生。

（四）显性负突变

在一对等位基因中，如果其中一个基因突变，另一个基因正常，即使突变基因的功能完全丧失，理论上仍应保留一半的功能，类似于显性遗传病的杂合子。 但在某种情况下，突变蛋白不仅自身没有生理功能，还会影响另一个正常蛋白质发挥其生理学功能，这种蛋白质相互作用中的干涉现象称为显性负效应（dominant negative effect）。 显性负效应通常是通过蛋白质亚单位形成多聚体的形式实现的。 如原胶原蛋白基因突变导致成骨不全（osteogenesis imperfecta，OI；OMIM♯166200）就是因为 I 型胶原蛋白的显性负效应所致。 已知 I 型胶原蛋白由 2 个 COL1A1 亚单位和 1 个 COL1A2 构成的三螺旋体，螺旋区主要由 G-X-Y 3 个氨基酸重复构成，其中甘氨酸（G）为最小的氨基酸，且位于螺旋轴的位置。 如果突变导致甘氨酸被其他大的氨基酸替代，就可能影响整个胶原蛋白的结构，进而改变胶原纤维的三螺旋结构并致病。

（五）异时或异位基因表达

有的基因突变影响基因调节区的序列，导致该基因在不适当的时间或不适当的细胞中表达，即所谓异时基因表达（heterochronic gene expression）或异位基因表达（ectopic gene expression）。如非 β 珠蛋白基因簇中 γ 链在胎儿期高表达，而在出生后迅速下降；而 β 链在胎儿期低表达，而在出生后迅速上升。非 β 珠蛋白基因簇调节区的基因突变则可使 γ 链在出生后持续高表达，导致遗传性胎儿血红蛋白持续症的发生。

三、突变蛋白的细胞定位与病理生理发生部位

总体来说，蛋白质可分为两类：一类是持家蛋白（housekeeping protein），另一类是奢侈蛋白（luxury protein）。前者存在于几乎所有的细胞中，在维持细胞的结构或功能中起基本作用。例如，细胞骨架蛋白质（肌动蛋白、微管蛋白等）、RNA 聚合酶、核糖体蛋白质等。后者仅存在于有限的细胞类型中，并表现出特定的功能。例如，红细胞前体中的 α 和 β 珠蛋白、B 细胞中的免疫球蛋白（Ig）等。但这种分类并不是绝对的，一些持家蛋白在某些细胞类型中高水平表达，成为该细胞的特异蛋白。

（一）组织特异性蛋白突变

一般情况下，组织特异性蛋白（tissue-specific protein）突变所引起的病理生理改变常局限于原发的特定的组织内部。然而，一些组织特异性蛋白也可能在其他组织产生原发性病理生理损害，而突变蛋白的原发组织则表现正常。例如，在苯丙酮尿症（phenylketonuria，PKU；OMIM♯261600）中，智力低下是肝脏（肾脏）苯丙氨酸羟化酶缺陷唯一显著的病理学特征。

（二）持家蛋白的突变

因持家蛋白突变所引起的临床效应通常局限在 1 个或几个持家蛋白起特殊作用的组织中。例如，尿素循环中的精氨酸琥珀酸合成酶和精氨酸琥珀酸裂解酶普遍表达于几乎所有细胞中，参与精氨酸的合成代谢，而这些酶在肝脏中呈高水平表达，主要参与把具有神经性的氨转变为尿素。这类持家蛋白的缺陷主要影响的不是精氨酸的合成代谢，而是尿素的循环代谢。

四、突变蛋白与相应疾病临床表型之间的关系

（一）同一基因的不同突变产生不同的临床表型

同一单基因（基因座）的不同突变产生极其不同的临床表型意味着遗传异质性（等位基因异质性）与临床异质性之间存在着因果联系。例如，β 珠蛋白基因存在着各种不同的突变，由此所引起的临床表型也可表现为正常到疾病，直至镰形细胞贫血患者的死亡。不同突变之所以引起不同类型的临床表型主要是由基因突变的类型、基因突变所涉及蛋白质的功能位置等决定的。

（二）突变所引起的结果有时无法预测

迄今，人们尚不能理解血红蛋白 A（HbA）突变为 HbS 后，即发生脱氧状态下的聚合；也不能理解苯丙酮尿症时，苯丙氨酸羟化酶缺陷导致的智力低下。在很多情况下，尚不能估计或推测某一突变应该或不应该引起这样或那样的生化或临床表型。但随着现代医学的飞速发展，这些问题将逐步得到解答。

第二节　基因突变引起性状改变的细胞生物学机制

根据中心法则，DNA 双链上的脱氧核苷酸序列（或碱基序列），可遵循碱基互补配对原则，准确地转录为 mRNA 单链上的核苷酸序列，进而以 mRNA 为模板，按照 1 个三联体密码决定 1 种氨基酸的原则，翻译合成 1 条氨基酸种类和序列唯一确定的多肽链。因此，基因突变无论其起因如何，它们所引起的核苷酸序列的改变，都有可能导致多肽链或蛋白质的氨基酸序列变化，最终引起生物个体的表型发生改变，甚至疾病的发生。生物体内的蛋白质包括酶蛋白分子和非酶蛋白分子，基因突变就是通过改变这些蛋白质的结构来影响机体的代谢或构成的。

一、基因突变可引起酶分子的缺陷

酶是生物体内物质代谢的特殊催化剂。人体内的每一步代谢反应，绝大多数都需要某种特异性的酶催化才能完成。基因突变所引起的酶的结构改变或合成障碍，都有可能引起某种代谢过程的中断或紊乱。如果这种基因突变恰好发生在生殖细胞或受精卵中，就有可能传递给后代，从而使后代产生相应的先天性代谢缺陷（inborn errors of metabolism）或遗传性酶病（hereditary enzymopathy）。但不同的基因突变所引起的酶缺陷类型不同。

（一）结构基因突变引起的酶结构改变

酶一般可以分为两种类型：单体酶和复合酶。前者仅由酶蛋白分子构成，后者除酶蛋白分子外，还含有某种辅助因子。但无论是哪一种类型，要维持其催化活性，都必须具备与其催化反应相适应的特定三维空间构象。

在结构基因突变中，除同义突变不致引起酶蛋白的结构变化外，其他突变形式都可引起酶分子三维空间构象的不同程度的改变。错义突变引起多肽链中 1 个氨基酸的种类发生变化，通常使酶分子空间结构发生轻度改变，若发生改变的氨基酸正好是决定酶分子空间构象的关键氨基酸，也可使构象发生重大变化。无义突变由于使多肽链的合成过早结束，形成不完整的多肽链，往往可使某种酶蛋白因不能形成正常的空间构象而失去活性。终止密码突变为编码某种氨基酸的密码之后，可使多肽链的合成结束过晚，形成超长的多肽链，也可在很大程度上影响蛋白质分子的构象。移码突变通常引起多肽链上若干氨基酸种类和序列发生改变，往往导致酶分子失去活性。空间构象变化引起的酶活性改变，主要表现在以下几个方面：①酶完全失去活性；②酶具有一定程度的活性，但稳定性降低，容易被迅速裂解而失去活性；③酶与底物的亲和力降低，不能迅速而有效地与底物结合，从而使代谢反应速度变慢；④复合酶的酶蛋白分子与辅助因子的亲和力下降。

（二）调节基因突变引起酶合成速度减慢

每个酶蛋白分子的结构基因都有启动子和增强子等调控序列。如果调控序列发生突变，一方面可使基因转录的启动出现障碍，不能合成 mRNA；另一方面可使即使能转录的基因，也处于比较低的转录水平，降低 mRNA 的合成量。突变所引起的这两方面效应，最终将导致相应的酶蛋白分子不能合成，或者合成量达不到某种代谢反应所需要的正常浓度，从而出现酶缺陷。

二、酶缺陷通过引起代谢缺陷而使机体发病

在人体内的代谢反应过程中，几乎每一步都需要在相应的酶催化下，才能正常进行。因此，酶是代谢反应正常进行的极为重要的限制因素。

（一）酶与代谢反应的关系

一般来说，人体内的代谢反应（分解代谢和合成代谢）都是分步骤逐级完成的，从而构成一系列连锁的反应过程。如图 3-5 所示，底物 A 通过细胞膜上的转运系统 T_A（通常也是一种酶）的作用而进入细胞内，然后经酶 E_{AB} 的催化转变成中间代谢产物 B，B 再经酶 E_{BC}、E_{CD} 的作用依次转化为中间代谢产物 C 和最终代谢产物 D。A 物质的代谢除了 A→B→C→D 这一主要代谢途径（正常代谢途径）之外，在其他相应酶类的作用下，还可沿着 A→F→G 的次要代谢途径（正常情况下很少发生的代谢途径）进行。由这一例子可知，中间代谢产物具有双重性。例如，中间代谢产物 C 既是酶 E_{BC} 作用下的产物，也是酶 E_{CD} 的底物。无论是代谢的终产物还是中间产物都有可能是机体正常生理活动所必需的，但对于终产物来说，它也可能是某种代谢废物，需经排泄器官排出体外。同时随着终产物浓度的提高，它还可成为一种抑制剂，反馈性地抑制该代谢反应系列的初始步骤，从而调节这一代谢过程的速度。

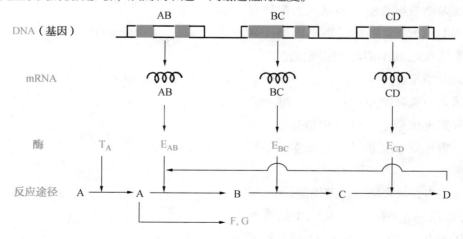

图 3-5　酶的生成和体内酶促反应

（二）酶缺陷对代谢反应的影响

在上述过程中，任何一种酶（T_A、E_{AB}、E_{BC} 或 E_{CD}）的缺陷都可能导致底物的堆积，或者产物的缺乏，或者促使代谢反应沿着次要途径进行，后者则有可能形成对机体不利的中间产物或终产物。

1. 膜转运酶的缺陷　很多非脂溶性物质（如葡萄糖、氨基酸等）必须在有关的膜转运酶（也称载体或导体）的帮助下，才能进入细胞内，如前述的 T_A 就是底物 A 进入细胞所必需的。 如果细胞膜上缺乏某种物质的转运酶，就可能引起相关疾病的发生。 例如，在色氨酸加氧酶缺乏症（OMIM♯191070，4q31-q32）病例中，由于遗传因素的影响，患者肠黏膜细胞上缺乏色氨酸的转运酶（色氨酸加氧酶），因而色氨酸不能被吸收。 色氨酸是细胞内合成烟酰胺、5-羟色胺等

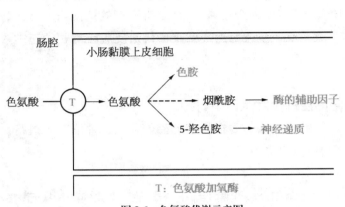

图3-6　色氨酸代谢示意图

的原材料，而烟酰胺则是许多重要的复合酶的辅助因子，5-羟色胺则是一种重要的神经递质（图3-6）。 色氨酸的缺乏导致烟酰胺和5-羟色胺不能生成，从而使整个机体的代谢过程发生紊乱，临床上主要表现为反复发作的小脑运动失调、皮肤粗糙和色素沉着或表皮破溃等。 该病呈常染色体隐性遗传。

2. 酶缺陷导致中间产物或底物的堆积　由于某种酶的缺陷而导致的底物堆积，对机体的可能危害有以下两种情况。

（1）底物的堆积本身对机体是有害的，进而引起相应疾病。 例如半乳糖血症（galactosemia，OMIM♯230400）就是因为患者体内缺乏半乳糖-1-磷酸尿苷酰转移酶（GPUT），导致有害底物半乳糖-1-磷酸和半乳糖在血液中的堆积所致的疾病。新生儿的发病率为 $1/400\,000 \sim 1/60\,000$，临床症状为：哺乳后呕吐、腹泻，继而表现拒乳等胃肠道症状，随着病情加重，出现肝脏损害和脑损害的症状，如黄疸、肝硬化、腹水、智力低下等。

在人体内，半乳糖的正常代谢如图 3-7 所示。 在正常情况下，半乳糖-1-磷酸经 GPUT 的催化，转化为葡萄糖-1-磷酸而被

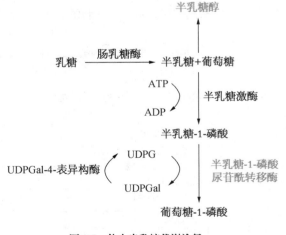

图3-7　体内半乳糖代谢途径

进一步分解。　由于编码 GPUT 的基因发生突变，使 GPUT 不能正常生成，导致半乳糖-1-磷酸不能转化为葡萄糖-1-磷酸而在血液中堆积，最后引起上述各种临床症状的出现。

（2）底物的堆积本身可能无害，但可激发次要代谢途径的开放。　由于催化主要代谢途径某种酶类的缺失，导致主要代谢途径受阻，而造成底物或中间代谢产物的堆积，如此就可能使代谢反应沿着次要途径进行。　次要代谢途径的开放，有可能引起某些副产物的堆积，从而对机体造成损害而致病。

如图 3-8 所示，苯丙酮尿症就是由于在苯丙氨酸的主要代谢途径中，缺乏苯丙氨酸羟化酶，使苯丙氨酸不能转化为酪氨酸而被正常分解利用，导致苯丙氨酸→苯丙酮酸的次要代谢途径开放，苯丙酮酸的堆积对神经产生毒性作用，主要临床表现为智力低下。　该病也为常染色体隐性遗传，致病基因定位于 12q24.1，发病率为 1/16 000。

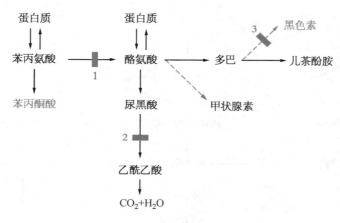

图 3-8　苯丙氨酸与酪氨酸代谢图解

3. 酶缺陷使代谢终产物减少或缺乏　在人体内物质代谢的一系列连锁反应过程中，由于催化某一反应步骤的酶的缺乏，可使其后续的反应步骤中断，从而使人体必需的某种代谢终产物缺失而致病。　白化病就是一个典型例子。　由于患者表皮的黑色素细胞中缺乏酪氨酸酶，而不能使酪氨酸氧化生成黑色素（酪氨酸转化为黑色素的代谢过程见图 3-8）。因黑色素缺乏而使患者的主要临床症状表现为：皮肤浅红色或白色，毛发银白或淡黄，虹膜和脉络膜浅红色，畏光等。　本病为常染色体隐性遗传，有多种亚型，致病基因不同。一般来说，编码酪氨酸酶的为显性基因（A），A 经突变后成为隐性等位基因（a），隐性纯合体（aa）则不能合成酪氨酸酶而致白化病。　该病在群体中的发病率为 1/10 000，迄今无有效的治疗方法。

4. 酶缺陷导致反馈抑制减弱　在代谢过程的一系列反应步骤中，某些代谢产生物（终产物）对初始步骤的反应速度具有反馈调节作用。　由于某种酶的缺陷，使该代谢终产物减少，就可能减弱其对初始步骤的反馈抑制作用，从而干扰机体代谢的协调和恒定而引起疾病的发生。

例如，先天性肾上腺皮质增生症（congenital adrenal hyperplasia，OMIM ♯

201910），其主要发病原因是由于 21-羟化酶的缺陷，使孕酮和 17-羟孕酮不能转化为醛固酮和可的松等盐皮质激素与糖皮质激素，却形成大量的雄烯二酮和睾酮。由于血中皮质激素的缺乏，可负反馈性地促使垂体分泌过量的促肾上腺皮质激素（ACTH），使肾上腺皮质增生。结果并不能增加皮质激素的合成，反而继续使睾酮等性激素大量合成（图 3-9）。该病为常染色体隐性遗传，致病基因定位于 6p21.3。男婴患儿刚出生时，外生殖器正常或稍大，但不久之后，即体重迅速增长，出现阴毛、腋毛（但睾丸不发育）等一系列假性早熟现象。女婴患儿刚出生时就表现出外生殖器异常，阴蒂肥大，大阴唇发育，随着年龄的增长逐渐男性化，3 岁以后就可出现阴毛等假性畸形表现。

以上阐述了因酶缺陷而引起代谢缺陷的方式，现归纳如图 3-10 所示。

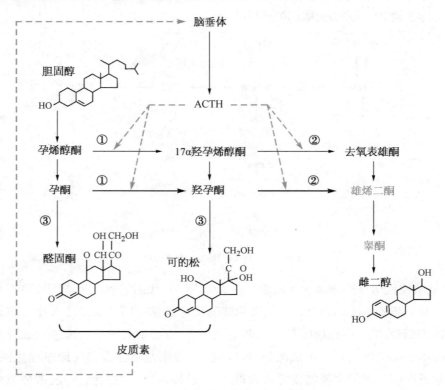

图 3-9　肾上腺皮质激素的合成图解

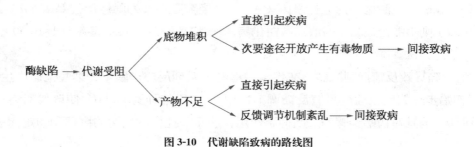

图 3-10　代谢缺陷致病的路线图

需要特别指出的是，由于人体内的代谢十分复杂，所以上述方式并不是截然可分的，往往是几种方式兼而有之。如前述的苯丙酮尿症患者有时也可因酪氨酸的不足，而出现白化症状。

总之，基因突变→基因缺陷→酶缺陷→代谢缺陷→先天性代谢病，这是遗传性代谢病产生的基本机制。

三、基因突变引起非酶蛋白分子的缺陷致分子病的发生

基因突变除了引起酶蛋白的缺陷以外，还可以通过影响非酶蛋白分子的结构和数量而导致性状的改变，甚至疾病的发生。非酶蛋白分子结构和数量的异常所引起的疾病，统称为分子病（molecular disease）。人类机体是由各种各样的蛋白质构成的，编码这些蛋白质的基因均有可能发生突变，从而使相应蛋白质的性质或数量发生异常变化，引起很多分子病，如运输蛋白、免疫蛋白、膜载体蛋白、受体蛋白等异常所引起的相应分子病。

（杨　玲）

第四章 单基因疾病的遗传

存在于生殖细胞或受精卵中的突变基因与正常基因一样，所携带的遗传信息经过表达，可以形成具有一定异常性状的遗传病，并按一定方式在上下代之间进行传递。尽管人类的遗传性状或遗传病多种多样，遗传方式也不尽相同，但从基因水平来看，根据参与控制遗传病的基因数量，可以概括地将人类的遗传病分为两大类：单基因遗传病（single-gene disorder，monogenic disorder)和多基因遗传病（polygenic disorder）。单基因遗传病是指某种疾病的发生主要受 1 对等位基因控制，它们的传递方式遵循孟德尔分离律。多基因遗传病是指某种疾病的发生受 2 对以上等位基因控制，它们的基本遗传规律也遵循孟德尔遗传定律，但多基因遗传病除了决定于遗传因素（基因型）之外，还受环境等多种复杂因素的影响，故也称为多因子病（multifactorial disorder）或复杂疾病（complex disease）。

在单基因遗传病中，根据决定该疾病的基因所在染色体不同（常染色体或性染色体），以及该基因性质的不同（显性或隐性），可将人类单基因遗传病分为 3 种主要遗传方式：①常染色体遗传（autosomal inheritance），其中又包括常染色体显性遗传（autosomal dominant inheritance，AD）和常染色体隐性遗传（autosomal recessive inheritance，AR）；② X 连锁遗传（X-linked inheritance），包括 X 连锁显性遗传（X-linked dominant inheritance，XD）和 X 连锁隐性遗传（X-linked recessive inheritance，XR）；③Y 连锁遗传（Y-linked inheritance）。线粒体基因组缺陷所引起的疾病虽然多为单基因的，但由于它属于细胞核外遗传，所以将在另一章介绍。

第一节 系谱与系谱分析法

研究人类性状的遗传规律不能采用动、植物遗传研究所普遍采用的杂交试验方法，因而必须要有一些研究人类遗传方式的特殊方法，系谱分析法（pedigree analysis）就是其中最常见的方法。所谓系谱（或称系谱图）是指从先证者（proband）入手，追溯调查其所有家族成员（直系亲属和旁系亲属）的数目、亲属关系及某种遗传病（或性状）的分布等资料，并按一定格式将这些资料绘制而成图解。先证者是某个家族中第一个被医生或遗传研究者发现的罹患某种遗传病的患者或具有某种性状的成员。系谱中不仅要包括具有某种性状或患有某种疾病的个体，也应包括家族的正常成员。根据调查资料绘制成系谱图，可以对这个家系进行回顾性分析，以便确定所发现的某一特定性状或疾病在这个家族中是否有遗传因素的作用及其可能的遗传方式，从而为其他具有相同遗传病的家系或患者的诊治提供依据。

常用的系谱绘制符号见图 4-1。

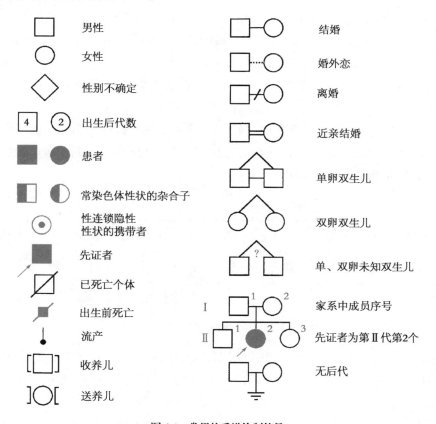

图 4-1　常用的系谱绘制符号

在对某一种遗传性状或遗传病做系谱分析时，仅依据一个家族的系谱资料往往不能反映该病的遗传方式的特点。通常需要将多个具有相同遗传性状或遗传病的家族的系谱做综合分析（统计学分析），才能比较准确而可靠地做出判断。

第二节　常染色体显性遗传病的遗传

人类的许多性状呈常染色体显性遗传。例如，在决定人耳形态的 3 个主要性状中，长耳壳对短耳壳为显性，宽耳壳对狭耳壳为显性，有耳垂对无耳垂为显性。也就是说，长耳壳、宽耳壳、有耳垂等性状都为显性基因所控制，短耳壳、狭耳壳、无耳垂等性状均为隐性基因所控制。而在人类疾病中也有不少疾病呈常染色体显性遗传。

一、Huntington 舞蹈病

Huntington 舞蹈病（Huntington chorea；OMIM♯143100）又称遗传性舞蹈病（hereditary chorea），是一种典型的常染色体显性遗传病（图4-2）。该病常于30~45岁时缓慢起病。患者有大脑基底神经节的变性，可引起广泛的脑萎缩，主要损害位于尾状核、豆状核（主要是壳核）和额叶。临床表现为进行性加重的舞蹈样不自主运动（不能控制的痉挛和书写动作）和智能障碍。患者的舞蹈样运动的动作快，而且累及全身肌肉，但以面部和上肢最明显。每一阵舞蹈运动间有一较长间歇期。不自主运动在睡眠时消失。随着病情加重，可出现语言不清，甚至发音困难。精神症状常在不自主运动发生1~2年或数年后出现，也有发生在不自主运动之前。主要表现为进行性加重的智能障碍，最终出现痴呆。患者大都有阳性家族史，且当父亲为患者时，其所生子女的发病年龄提前，临床症状加重，即遗传早现（anticipation）。

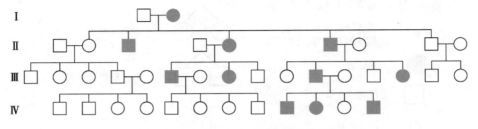

图4-2　一个 Huntington 舞蹈病家族的系谱

该病基因由4p16.3的 *HTT* 基因编码，其产物为 Huntingtin，在抑制凋亡通路中起重要作用。HTT 基因外显子1的起始密码子下游17密码子处有一段重复的密码子（CAG，编码谷氨酰胺）。正常人的重复拷贝数在11~34之间，患者 CAG 重复拷贝数扩增≥37，可达100以上。Huntingtin 多肽链中谷氨酰胺的重复次数增加，不能形成有天然构象的、有功能的蛋白质，常异常聚集致细胞凋亡；（CAG）n 重复的多少与疾病发生的早晚、严重程度呈正比。

其他常见且主要的常染色体显性遗传病见表4-1。

表4-1　常染色体显性遗传病举例

疾病中文名称	疾病英文名称	OMIM	染色体定位
家族性高胆固醇血症	familial hypercholesterolemia	143890	19p13.2
遗传性出血性毛细血管扩张	hereditary hemorrhagic telangiectasia	18730	9q34.1
遗传性球形红细胞症	elliptocytosis	130500	1p36.2-p34
急性间歇性卟淋症	porphyria, acute intermittent	176000	11q23.3
迟发性成骨发育不全症	osteogenesis imperfecta, type I	166200	17q21.31-q22
成年多囊肾病	polycystic kidney disease, adult	173900	16p13.3-p13.12
α-珠蛋白生成障碍性贫血	alpha-thalassemia	141800	16pter-p13.3
短指（趾）症A1型	brachydactyly, type A1	112500	2q35-q36

续表

疾病中文名称	疾病英文名称	OMIM	染色体定位
特发性肥大性主动脉瓣下狭窄	supravalvular aortic stenosis	185500	7q11.2
遗传性巨血小板病、肾炎和耳聋	Fechtner syndrome	153640	22q11.2
Noonan 综合征	Noonan syndrome 1	163950	12q24.1
神经纤维瘤	neurofibromatosis, type I	162200	17q11.2
结节性脑硬化	tuberous sclerosis	191100	16p13.3, 9q34
多发性家族性结肠息肉症	adenomatous polyposis of the colon	175100	5q21-q22
Peutz-Jeghers 综合征	Peutz-Jeghers syndrome	175200	19p13.3
Von Willebrand 病	Von Willebrand disease	193400	12p13.3
肌强直性营养不良	dystrophia myotonica 1	160900	19q13.2-q13.3

二、婚配类型与子代发病风险

如果用 D 代表决定某种显性性状的基因，用 d 代表其相应的隐性等位基因，那么在完全显性（complete dominance）的情况下，杂合体 Dd 与显性纯合体 DD 的表型完全相同，即在杂合体 Dd 中，显性基因 D 的作用完全表现出来，而隐性基因 d 的作用被完全掩盖，从而使杂合体表现出与显性纯合体完全相同的性状。

短指（趾）症（brachydactyly A1；OMIM♯112500）是一种常染色体完全显性遗传的典型例子。 它的主要症状是患者指骨（或趾骨）短小或缺如，致使手指（或足趾）变短；致病基因定位于 2q35-q36。 假设决定短指（趾）的基因为显性基因 A，正常指（趾）为隐性基因 a，则短指（趾）症患者基因型应为 AA 或 Aa。 显性基因 A 在杂合状态下是完全显性的，因而在临床上，基因型为 AA 与 Aa 的患者在表型上完全不能区分。 但实际上绝大多数短指（趾）症的基因型为 Aa，而不是 AA。 因为根据分离律，基因型 AA 中的 2 个 A，必然 1 个来自父方，1 个来自母方。 这样，只有当父母都是短指（趾）症患者时，才可能生出 AA 型子女，而这种婚配机会在实际生活中毕竟是很少的，并且显性致病基因在群体中的频率（p）很低，为 1/1 000 ～ 1/100。 根据遗传平衡定律，显性纯合体短指（趾）症患者 AA 的频率（p^2）则更低，为 1/1 000 000 ～ 1/10 000，而杂合子短指（趾）症患者 Aa 的频率（2pq）可达 1/500 ～ 1/50，故绝大多数短指（趾）症患者为 Aa。 如果患者 Aa 与正常人 aa 婚配，其所生子女中，大约有 1/2 是患者（图 4-3）。 也就是说，这对夫妇每生一个孩子，都有 1/2 的可能性生出短指（趾）症的患儿。

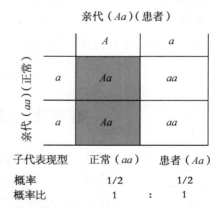

图 4-3 染色体显性遗传病杂合子患者与正常人婚配图解

图 4-4 是 1903 年 Farabee 报道的一个美国家族的短指（趾）症系谱，它也是人类常染

色体完全显性遗传的第一个例证。 2001 年，我国学者贺林等在 3 个无血缘关系的中国人短指（趾）症大家系中发现了 3 个 IHH 基因的杂合子错义突变，从而认为导致印度刺猬病（Indian hedgehog；OMIM ♯ 600726）的 IHH 基因（位于 2q33-q35）的突变就是短指（趾）症的致病基因。

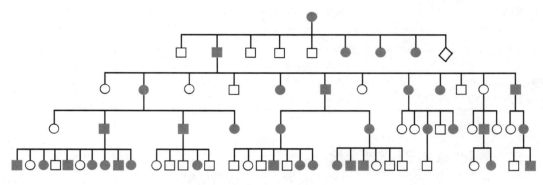

图 4-4　一个短指（趾）症家族的系谱

三、 常染色体完全显性遗传的特征

从以上典型的病例可见，常染色体完全显性遗传的典型遗传方式有以下特点：①由于致病基因位于常染色体上，因而致病基因的遗传与性别无关，即男女患病的机会均等；②患者的双亲中必有一个为患者，但绝大多数为杂合子，患者的同胞中约有 1/2 的可能性也为患者；③系谱中，可见本病的连续传递，即通常连续几代都可以有患者；④双亲无病时，子女一般不会患病（除非发生新的基因突变）。

根据上述特点，临床上可对常染色体完全显性的遗传病进行发病风险的估计。 例如，夫妇双方中有一人患病（杂合子），那么子女患病的可能性为 1/2；两个患者（均为杂合子）婚配，则子女患病的可能性为 3/4。

第三节　常染色体隐性遗传病的遗传

由于常染色体隐性遗传病的致病基因为隐性基因，所以只有隐性纯合子才会发病。 在杂合子时，隐性致病基因的作用被其显性基因所掩盖，而不表现相应的疾病，表型与正常人相同，但是却可将致病基因遗传给后代。 这种表型正常而带有致病基因的杂合子，称为携带者（carrier）。 白化病、先天性聋哑、先天性肌弛缓等都属于此种遗传方式。

一、 Tay-Sachs 病

Tay-Sachs 病（OMIM ♯ 272800）也称为黑蒙性痴呆。 在北美的德系犹太人

（Ashkenazi）（遗传上隔离群体）中很常见。 这是一种常染色体隐性遗传病，患者在出生后 6 个月左右即开始发病，表现为神经系统的退行性变性，随即致盲，智力和体能不断退化，最后在儿童期死亡。

Tay-Sachs 病是 M2 神经节苷脂（GM₂）贮积病中的一种类型，患者由于基因编码氨基己糖苷酶 A（hexosaminidase A，hex A）α 亚单位的基因突变，酶活性缺失而不能使神经节苷脂降解而堆积所致。

其他一些常见且主要的常染色体隐性遗传病见表 4-2。

表 4-2　常染色体隐性遗传病举例

疾病中文名称	疾病英文名称	OMIM	染色体定位
镰状红细胞贫血病	sickle cell anemia	603903	11p15.5
婴儿黑蒙性白痴	Tay-Sachs disease	272800	15q23-q24
β-珠蛋白生成障碍性贫血	beta-thalassemia	141900	11p15.5
同型胱氨酸尿症	homocystinuria	236200	21q22.3
苯丙酮尿症	phenylketonuria	261600	12q24.1
丙酮酸激酶缺乏症	pyruvate kinase deficiency of erythrocyte	266200	1q21
尿黑酸尿症	alkaptonuria	203500	3q21-q23
Friedreich 家族性共济失调	Friedreich ataxia	208900	11q22.3
Bardet-Biedl 综合征	Bardet-Biedl syndrome	209900	20p12
半乳糖血症	galactosemia	230400	9p13
肝豆状核变性	Wilson disease	277900	13q14.3-q21.1
黏多糖累积症Ⅰ型	mucopolysaccharidosis type I	252800	4p16.3
先天性肾上腺皮质增生	adrenal hyperplasia, congenital	201910	6p21.3
血浆活酶前体缺乏症	PTA deficiency	264900	4q35
囊性纤维变性	cystic fibrosis	219700	7q31.2
血色素沉着症	hemochromatosis	235200	6p21.3

二、婚配类型及子代发病风险

在常染色体隐性遗传病家系中最常见的是 2 个杂合子（$Aa \times Aa$）的婚配，每胎孩子得病的概率是 0.25，在患者的表现型正常同胞中杂合子占 2/3。 因此，该类婚配家庭的子女中将有 1/4 患病（图 4-5）。

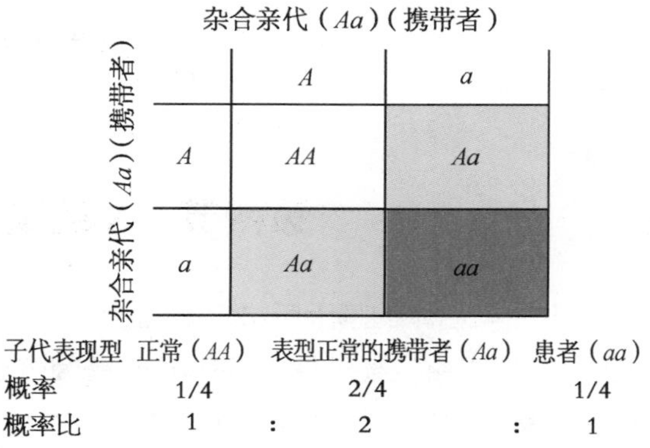

实际上，人群中最多的婚配类型应该是杂合子与正常人婚配（$Aa \times AA$），子代表现型全部正常，但其中将有 1/2 是携带者（图 4-6）。

杂合子与患者婚配（$Aa \times aa$）可能发生于近亲婚配时，子代中将有一半为患者，另

图 4-5　常染色体隐性遗传病杂合子相互婚配图解

一半为携带者（图 4-7）。 这种家系由于连续两代出现患者，子代比例模拟显性遗传格局，称为类显性遗传（quasidominant inheritance），不易与常染色体显性遗传区分。 在近亲婚配家庭中出现这种遗传格局时，应考虑常染色体隐性遗传的可能性。

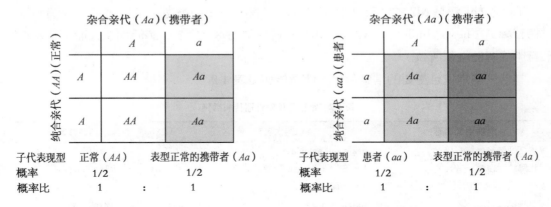

图 4-6 常染色体隐性遗传病杂合子与正常人婚配图解 图 4-7 常染色体隐性遗传病患者与杂合子婚配图解

患者相互婚配（$dd \times dd$）时，子女无疑将全部受累。 由于隐性致病基因少见，这种婚配的可能性极少，只有在发病率高的隐性遗传病中才能见到。

三、 常染色体隐性遗传的遗传特征

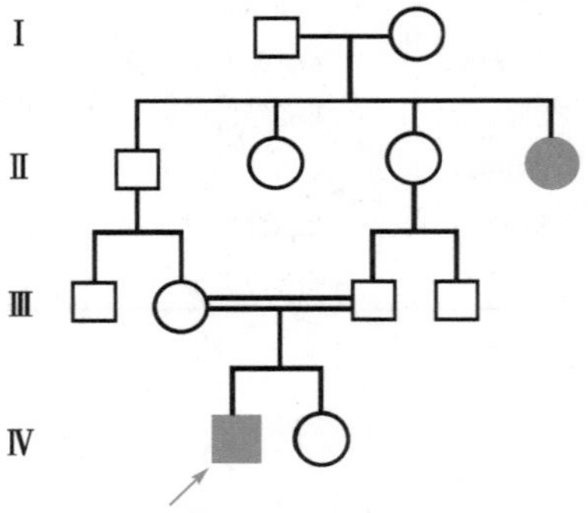

图 4-8 常染色体隐性遗传的典型系谱

一般认为，常染色体隐性遗传的典型系谱（图 4-8）有如下特点：①由于基因位于常染色体上，所以它的发生与性别无关，男女发病机会相等；②系谱中患者的分布往往是散发的，通常看不到连续传递现象，有时在整个系谱中甚至只有先证者一个患者；③患者的双亲表型往往正常，但都是致病基因的携带者，此时出生患儿的可能性约占 1/4，患儿的正常同胞中有 2/3 的可能性为携带者；④近亲婚配时，子女中隐性遗传病的发病率要比非近亲婚配者高得多。 这是由于他们来自共同的祖先，往往具有某种共同的基因。

第四节 X 连锁显性遗传病的遗传

由性染色体的基因所决定的性状在群体分布上存在着明显的特别差异是性连锁遗传的特征。 如果决定某种性状或疾病的基因位于 X 染色体上，并且此基因对其相应的等位基因来说是显性的，这种遗传病的遗传方式称为 X 连锁显性遗传。

男性只有 1 条 X 染色体，其 X 染色体上的基因在 Y 染色体上缺少与之对应的等位基

因，因此男性只有成对基因中的一个成员，故称半合子（hemizygote），其 X 染色体上有此基因才表现出相应性状或疾病。而女性有 2 条 X 染色体，其中任何一条 X 染色体上有此基因，都可以表现出相应的性状。因此，X 连锁显性遗传病的发病率女性要比男性约高 1 倍，但病情男重于女。

一、抗维生素 D 佝偻病

抗维生素 D 佝偻病（vitamin D-resistant rickets；OMIM♯307800）又称低磷酸盐血症（hypophosphatemia），是一种以低磷酸盐血症导致骨发育障碍为特征的遗传性骨病（图 4-9）。患者由于肾小管对磷酸盐再吸收障碍，从而血磷下降，尿磷增多，肠道对磷、钙的吸收不良而影响骨质钙化，形成佝偻病。患儿多于 1 周岁左右发病，最先出现的症状为 O 型腿，严重者有进行性骨骼发育畸形、多发性骨折、骨疼、不能行走、生长发育缓慢等症状。从临床观察，女性患者的病情较男性患者轻，少数只有低磷酸盐血症，而无佝偻病的骨骼变化，这可能是因为女性患者多为杂合子，其中正常 X 染色体的基因还发挥一定的作用。

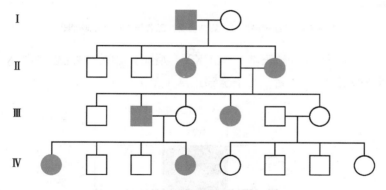

图 4-9　一个抗维生素 D 佝偻病家族的系谱

该病基因已定位于 Xp22.2-22.1，基因也已被克隆，称为 *PHEX*（phosphate regulated gene with homologies to endopeptidases, on the X chromosome），该基因编码 749 个氨基酸残基。缺失和单个碱基置换是导致疾病发生的主要原因。

其他一些常见和主要的 X 连锁显性遗传病见表 4-3。

表 4-3　X 连锁显性遗传病举例

疾病中文名称	疾病英文名称	OMIM	染色体定位
口面指综合征 I 型	orofaciodigital syndrome I	311200	Xp22.3-p22.2
高氨血症 I 型（鸟氨酸氨甲酰基转移酶缺乏）	ornithine transcarbamylase deficiency	311250	Xp21.1
Alport 综合征	Alport syndrome	301050	Xq22.3
色素失调症	incontinentia pigmenti	308300	Xq28

二、婚配类型和子代发病风险

X 连锁显性遗传病的致病显性突变基因在 X 染色体上，只要 1 条 X 染色体上有此突变基因（即女性杂合子或男性半合子）即可致病。 如果调查的只是女性患者的子代，这时的系谱格局不能与常染色体显性遗传相区别，关键在于没有父到子传递；X 连锁显性遗传病患者女性多于男性，约呈 2∶1（图 4-10）。

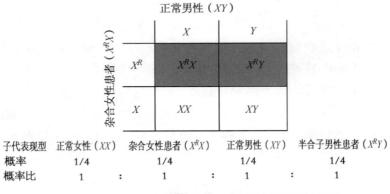

图 4-10　X 连锁显性遗传病杂合女性患者与正常男性婚配图解

半合子男性患者（X^RY）与正常女性（XX）婚配。 由于男性患者的 X 染色体一定传递给女儿，因此女儿都将是患者，儿子全部正常（图 4-11）。

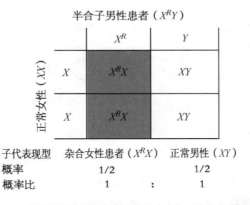

图 4-11　X 连锁显性遗传病半合子男性患者与正常女性婚配图解

三、X 连锁显性遗传的遗传特征

X 连锁显性遗传的遗传方式有如下特点：①人群中女性患者比男性患者约多 1 倍，前者病情常较轻；②患者的双亲中必有 1 名是该病患者；③男性患者的女儿全部都为患者，儿子全部正常；④女性患者（杂合子）的子女中各有 50% 的可能性是该病的患者；⑤系谱中常可看到连续传递现象，这点与常染色体显性遗传一致。

第五节 X连锁隐性遗传病的遗传

如果决定某种性状或疾病的基因位于X染色体上，且为隐性基因，这种基因的遗传方式称为X连锁隐性遗传，以此方式遗传的疾病称为X连锁隐性遗传病。

一、血友病A

血友病A（hemophilia A；OMIM♯306700）又称经典型血友病或Ⅷ因子缺乏症。该病患者自幼在轻微外伤后出血不止，但大量出血罕见。皮肤出血可形成皮下血肿，关节、肌肉出血常累及膝关节时，可导致跛行，未经治疗者往往造成关节永久性畸形。严重者可因颅内出血而致死。

这是一种X连锁隐性遗传病，基因定位于Xq28，基因全长186kb，编码凝血因子（Ⅷ因子），参与凝血过程。突变形式包括点突变、缺失和插入等。

关于该病，历史上有一个著名的例子，第1代血友病基因携带者为英国的维多利亚女王，患者涉及欧洲多个国家的王室成员（图4-12）。

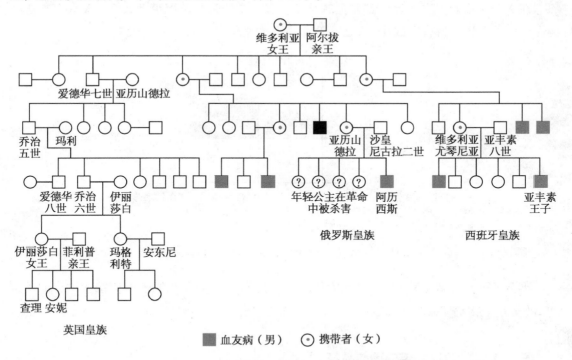

图4-12 英国的维多利亚女王血友病A家族的系谱

其他一些常见且主要的X连锁隐性遗传病见表4-4。

表 4-4　X 连锁隐性遗传病举例

疾病中文名称	疾病英文名称	OMIM	染色体定位
色盲	colorblindness	303800	Xq28
睾丸女性化	androgen insensitivity syndrome	300068	Xq11-q12
鱼鳞癣	ichthyosis	308100	Xp22.32
Lesch-Nyhan 综合征	Lesch-Nyhan syndrome	300322	Xq26-q27.2
眼白化病	albinism, ocular, type I	300500	Xp22.3
Hunter 综合征	mucopolysaccharidosis type II	309900	Xq28
无丙种球蛋白血症	immunodeficiency with hyper-IgM, type 1	308230	Xq26
Fabry 病（糖鞘脂累积症）	Fabry disease	301500	Xq22
Wiskott-Aldrich 综合征	Wiskott-Aldrich syndrome	301000	Xp11.23-p11.22
G-6-PD 缺乏症	glucose-6-phosphate dehydrogenase deficiencies	305900	Xq28
肾性尿崩症	diabetes insipidus, nephrogenic, X-linked	304800	Xq28
慢性肉芽肿病	granulomatous disease	306400	Xp21.1
血友病 B	hemophilia B	306900	Xq27.1-q27.2
无汗性外胚层发育不良症	ectodermal dysplasia 1	305100	Xq12-q13.1

二、婚配类型和子代发病风险

在 X 连锁隐性遗传家系中最常见的是表现型正常的杂合子携带者女性（$X^d X$）与正常男性婚配，子代中将有半数儿子受累，半数女儿为携带者（图 4-13）。

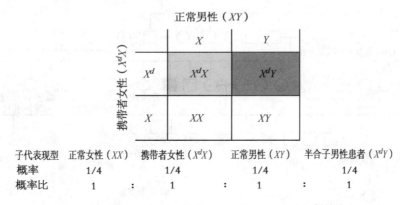

图 4-13　X 连锁隐性遗传病杂合子女性与正常男性婚配图解

半合子男性患者（$X^d Y$）与正常女性婚配，所有儿子和女儿的表现型都正常，但父亲的 X^d 一定遗传给了女儿。因此，所有女儿均为杂合子携带者（图 4-14）。

三、X 连锁隐性遗传的遗传特征

X 连锁隐性遗传的典型遗传方式有以下特点：①人群中男性患者远较女性患者多，系谱中往往只有男性患者。②双亲无病时，儿子可能发病，女儿则不会发病；儿子如果发病，母亲肯定是一个携带者，女儿也有 1/2 的可能性为携带者。③男性患者的兄弟、外祖

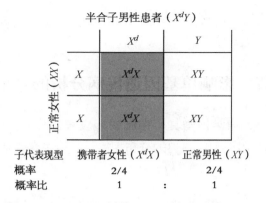

图4-14 X连锁隐性遗传病半合子男性与正常女性婚配图解

父、舅父、姨表兄弟、外甥、外孙等也有可能是患者。 ④如果女性是患者，其父亲一定也是患者，母亲一定是携带者。

第六节 Y连锁遗传病的遗传

如果决定某种性状或疾病的基因位于 Y 染色体，那么这种性状（基因）的传递方式称为 Y 连锁遗传。

Y 连锁遗传的传递规律比较简单，具有 Y 连锁基因者均为男性，这些基因将随 Y 染色体进行传递，父转子、子传孙，因此称为全男性遗传。

目前已经知道的 Y 连锁遗传的性状或遗传病比较少，肯定的有 H-Y 抗原基因、外耳道多毛基因和睾丸决定因子基因等。 图 4-15 为一个外耳道多毛症家族的系谱。 该系谱中全部男性均有此性状，即到了青春期，外耳道中可长出 2 ~ 3 cm 的成丛黑色硬毛，常可伸出于耳孔之外。 系谱中所有女性均无此症状。

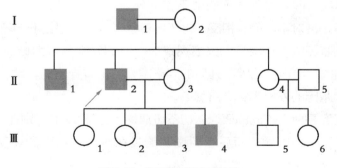

图4-15 外耳道多毛症的系谱

以上介绍了单基因遗传的几种主要遗传方式及特点。 对于某一遗传性状或某种疾病来说，通过多个家系的调查和系谱分析，有助于对该性状或疾病的遗传方式做出初步的估计和预测子女的发病风险。

第七节 影响单基因遗传病分析的几个因素

根据基因突变的性质，通常把与其所控制的相应表型分为显性遗传和隐性遗传两大类。 理论上，两者在群体中呈现出各自的分布规律，但某些突变基因性状的遗传存在许多例外情况。

一、表现度

表现度（expressivity）是指基因在个体中的表现程度，或者说具有同一基因型的不同个体或同一个体的不同部位，由于各自遗传背景的不同，所表现的程度可有显著的差异。例如，常染色体显性遗传的成骨发育不全症，它以耳聋、蓝色巩膜、骨质脆弱以致易于骨折为主要表现。 由于表现度的不同，有的只表现蓝色巩膜；有的除表现蓝色巩膜外，还表现耳聋；严重者除三大症状全部表现外还有牙齿半透明、指甲发育不全等症状。

多指（趾）症致病基因可以表现为指（趾）数多少的不一；桡侧多指与尺侧多指不一；手多指与脚多趾不一；软组织的增加和掌骨的增加程度不一等。 而这些差异既可出现在不同个体，也可出现在同一体的不同部位。

二、外显率

外显率（penetrance）是指某一显性基因（在杂合状态下）或纯合隐性基因在一个群体中得以表现的百分比。 仍以多指（趾）症为例，在调查某一群体后，推测具有该致病基因的个体数为 25 人，而实际具有多指（趾）表型的人数为 20 人。 因此，所调查群体中该致病基因的外显率为 $20/25 \times 100\% = 80\%$。 外显率等于 100% 时为完全外显（complete penetrance）；<100% 时则为外显不全或不完全外显（incomplete penetrance）。 当然某一基因的外显率不是绝对不变的；相反，它随着观察者所定观察标准的不同而变化。 上述的多指（趾）症致病基因的外显率是以肉眼观察指（趾）的异常与否为标准的。 若辅以 X 线摄片，就可发现因肉眼看出被认为不外显的"正常人"也有骨骼的异常。 若以此为标准，则多指（趾）症致病基因的外显率将有所提高。

外显率与表现度是两个不同的概念，切不可混淆。 其根本的区别在于前者阐明了基因表达与否，是个"质"的问题；而后者要说明的是在表达前提下的表现程度如何，是个"量"的问题。

三、拟表型

由于环境因素的作用使个体的表型恰好与某一特定基因所产生的表型相同或相似，这种由环境因素引起的表型称为拟表型（phenocopy），或称表现型模拟。 例如，常染色体隐性遗传的先天性聋哑，与由于使用药物（链霉素）引起的聋哑，都有一个相同的表型，即聋哑。 这种由于药物引起的聋哑即为拟表型。 显然，拟表型是由于环境因素的影响，并非生殖细胞中基因本身的改变所致。 因此，这种聋哑并不会遗传给后代。

四、基因的多效性

基因的多效性（pleiotropy）是指一个基因可以决定或影响多个性状。 在生物个体的发育过程中，很多生理生化过程都是互相联系、互相依赖的。 基因的作用是通过控制新陈代谢的一系列生化反应而影响到个体发育的方式，从而决定性状的形成。 这些生化反应按照特定的步骤进行，每一基因控制一个生化反应。 因此，一个基因的改变直接影响其他生化过程的正常进行，从而引起其他性状的相应改变。 这方面的例子有很多。 如半乳糖血症是一种糖代谢异常症，患者既有智能发育不全等神经系统异常，还具有黄疸、腹水、肝硬化等消化系统症状，甚至还可出现白内障。 造成这种基因多效性的原因，并不是基因真正地具有多重效应，而是基因产物在机体内复杂代谢的结果。 可从两个方面进行分析：一是基因产物（蛋白质或酶）直接或间接控制和影响不同组织和器官的代谢功能，即所谓的初级效应，上述的半乳糖血症即属此例；二是在基因初级效应的基础上通过连锁反应引起的一系列次级效应。 例如，镰状红细胞贫血症，由于存在异常血红蛋白（HbS）引起红细胞镰变，进而使血液黏滞度增加、局部血流停滞、各组织器官的血管梗死、组织坏死等，导致各种临床表现。 这些临床表现都是初级效应（镰变）后的次级效应，这是基因多效性的另一个原因。

五、遗传异质性

与基因多效性相反，遗传异质性（genetic heterogeneity）是一种性状可以由多个不同的基因控制。 例如，智能发育不全这种异常性状，可由半乳糖血症的基因控制，也可由苯丙酮尿症的基因、黑蒙性痴呆基因所决定。 随着人类知识水平的不断提高，实验技术、分析手段愈加精细，就会在越来越多的病例中观察到遗传异质性。 例如，临床上表现相似的糖原累积症，现在已发现多种类型，每种类型都有其自己的基因缺陷。

六、遗传早现

遗传早现（anticipation）是指一些遗传病（通常为显性遗传病）在连续几代的遗传中，发病年龄提前而且病情严重程度增加的现象。 例如，遗传性小脑性运动共济失调（Marie型）综合征是一种常染色体显性遗传病，其发病年龄一般为 35～40 岁，临床表现早期为行走困难、站立时摇摆不定、语言不清，晚期下肢瘫痪。 由图 4-16 可见 I_1 39 岁开始发病，II_2 38 岁开始发病，III_3 30 岁发病，而 IV_1 23 岁就已瘫痪。 在许多家系分析中，都可以发现这种遗传早现。

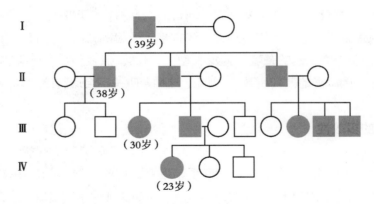

图 4-16 遗传性小脑性运动共济失调(Marie 型)的系谱

七、 从性遗传

从性遗传（sex-conditioned inheritance）是位于常染色体上的基因，由于性别的差异而显示出男女性分布比例上的差异或基因表达程度上的差异。 例如，秃顶是常染色体显性遗传，是一种从头顶中心向周围扩展的进行性对称性脱发。 一般 35 岁左右开始出现秃顶，而且男性秃顶明显多于女性。 这是因为杂合子男性表现秃顶；杂合子女性则不会表现。研究表明，秃顶基因是否表达还受到雄性激素的影响。 如果带有秃顶基因的女性，体内雄性激素水平升高也可出现秃顶。 这点可作为诊断女性是否患此种疾病的辅助指标。 因为肾上腺肿瘤可产生少量雄性激素，导致秃顶基因的表达。

再如原发性血色素病是指一种由于铁质在体内器官的广泛沉积而引起损害的常染色体显性遗传病。 男性的发病率远高于女性。 究其原因，认为可能是由于女性月经、流产或妊娠等生理或病理性失血导致铁质丢失，减轻了铁质的沉积，故不易表现出症状。

八、 限性遗传

限性遗传（sex-limited inheritance）是指常染色体上的基因，由于基因表达的性别限制，只在一种性别表现，而在另一种性别则完全不能表现。 这主要是由于解剖学结构上的性别差异造成的，也可能受性激素分泌方面的差异限制。 如女性的子宫积液，男性的前列腺癌等。

九、 遗传印记

越来越多的研究显示，一个个体的同源染色体（或相应的一对等位基因）因分别来自其父方或母方，而表现出功能上的差异。 因此，当它们中其一发生改变时，所形成的表型也有不同，这种现象称为遗传印记（genetic imprinting）或基因组印记（genomic imprinting）、亲代印记（parental imprinting）。

在人类，由于遗传印记效应，一些单基因遗传病的表现度和外显率也受到突变基因亲代来源的影响。 例如，Huntington 舞蹈病的基因如果经母亲传递，则其子女的发病年龄与母亲的发病年龄一样；如果经父亲传递，则其子女的发病年龄比父亲的发病年龄有所提前，在一些家系中，子女的发病年龄可能提前到 20 岁左右。 但是这种发病年龄提前的父源效应经过一代传递即消失，早发型男性的后代仍然为早发型，而早发型女性后代的发病年龄并不提前。 其他疾病如脊髓小脑性共济失调、强直性肌萎缩和多发性神经纤维瘤等也存在有相似的遗传印记效应。

十、 延迟显性

杂合子在生命的早期，因致病基因并不表达或虽表达但尚不足以引起明显的临床表现，只在达到一定的年龄后才表现出疾病，这一显性形式称为延迟显性（delayed dominance）。 例如，Huntington 舞蹈病常于 30～40 岁间发病，属于延迟显性的一个例子。

十一、 X染色体失活

在 Lyon 假说中已述及女性的 2 条 X 染色体在胚胎发育早期就随机失活了其中的 1 条，即为 X 染色体失活（X-chromosome inactivation，lyonization），因此女性的 2 条 X 染色体存在嵌合现象。 平均说来，女性一半细胞表现父源染色体，另一半细胞表现母源染色体。 如有一妇女为 X 连锁杂合子，预期半数细胞中带有突变基因的那条 X 染色体失活，细胞是正常的，另外半数细胞中带有正常基因的那条 X 染色体失活，细胞将为突变型。 但曾有报道，偶见 X 连锁隐性遗传的血友病或 Duchenne 肌营养不良男性患者的杂合子母亲也可受累，这种 X 连锁隐性遗传的女性杂合子表现出临床症状是一种所谓"显示杂合子（manifesting heterozygote）"。 这是因为女性 X 染色体有随机失活现象，机遇使其大部分细胞中带有正常基因的 X 染色体失活，而带有隐性致病基因的那条 X 染色恰好有活性，从而表现出或轻或重的临床症状。

十二、 不完全显性遗传

不完全显性（incomplete dominance）也称为半显性（semidominance）遗传。 它是杂合子 Dd 的表现介于显性纯合子 DD 和隐性纯合子 dd 的表现型之间，即在杂合子 Dd 中显性基因 D 和隐性基因 d 的作用均得到一定程度的表现。 例如，人类对苯硫脲（PTC）的尝味能力就是不完全显性遗传的典型性状。 PTC 是一种白色结晶状物质，因含有 N-C=S 基因而有苦涩味。 有人能尝出其苦味，称 PTC 尝味者；有些人不能尝出其苦味，称 PTC 味盲者。 在我国汉族居民中，味盲者约占1/10。

PTC 尝味能力是一种遗传性状，尝味性状决定于显性基因 T 的存在，味盲性状则受其隐性等位基因 t 所控制。 显性纯合体 TT 能尝出浓度在 1/3 000 000～1/750 000 之间的 PTC 溶液的苦味；隐性纯合体 tt 则只能尝出浓度＞1/24 000 的 PTC 溶液的苦味，有的甚至对 PTC 结晶也不能尝出其苦味。 杂合体 Tt 的尝味能力，则介于 TT 和 tt 之间，能尝 1/50 000左右浓度的 PTC 溶液的苦味。 已知纯合子味盲者 tt 易患结节性甲状腺肿，因此可以把 PTC 的尝味能力作为一种辅助性诊断指标。

十三、 不规则显性遗传

不规则显性（irregular dominance）遗传是指杂合子的显性基因由于某种原因而不表现出相应的性状，因此在系谱中可以出现隔代遗传的现象。 换言之，在具有某一显性基因的个体中，并不是每个个体都能表现出该显性基因所控制的性状。 但是带有显性基因的某些个体，本身虽然不表现出显性性状，但他们却可以生出具有该性状的后代。 显性基因不能表达的原因还不清楚，生物体的内、外环境对基因表达所产生的影响和不同个体所具有的不同遗传背景可能是引起不规则显性的重要因素。 多指（趾）症就是不规则显性的典型例子。

十四、 共显性遗传

共显性（codominance）是指一对等位基因之间，没有显性和隐性的区别，在杂合体时两种基因的作用都完全表现出来。 例如，人类的 ABO 血型、MN 血型和组织相容性抗原等的遗传属于这种遗传方式。

ABO 血型（OMIM♯110300）是一组复等位基因（I^A、I^B 和 i）所控制的。 这一组复等位基因均位于 9 号染色体上的 q34 位点。 复等位基因来源于一个基因位点所发生的多次独立的突变，是基因突变多向性的表现。

MN 血型（OMIM♯111300，4q28.2-q31.1）是由 M 和 N 这对等位基因所决定的，两者之间无显隐性关系而呈共显性，其中 M 决定 M 型血，N 决定 N 型血。 所以，基因型为 MM 的个体表现为 M 型血，NN 个体表现为 N 型血，杂合体 MN 则表现为 MN 型血。

人类组织相容性抗原（HLA）是一个高度复杂的等位基因系统，共有 7 个连锁紧密的基因位点和 7 组复等位基因，其中 HLA-A、HLA-B 和 HLA-C 位点的复等位基因之间具有共显性关系。

了解上述经典遗传规律的例外情况，有助于我们辩证地认识问题、解决问题，最终揭示人类遗传病的奥秘。

十五、 同一基因可产生显性或隐性突变

现已发现同一基因的不同突变可引起显性或隐性遗传病。 如位于 11 号染色体短臂的 β 珠蛋白基因 127 位密码子的突变使 β 链的 127 位氨基酸从正常的谷氨酰胺变成了脯氨酸，从而形成 Hb Houston，导致 $β^+$-Houston-地中海贫血，其遗传方式为常染色体显性。 而 β 珠蛋白基因 26 位密码子的突变，则使 β 链的 26 位氨基酸从正常的谷氨酸变成了赖氨酸，形成血红蛋白 E（Hb E），导致 $β^+$-E-地中海贫血，其遗传方式为常染色体隐

性。 类似的例子还有许多，见表 4-5。

表 4-5　同一基因可产生显性或隐性突变的例子

遗传病名称	基因名称 （符号及染色体定位）	显性病例	隐性病例
全身性甲状腺素抗性	甲状腺素受体-1（THR1；3p24.3）	全身性甲状腺素抗性（THRB，甘 340 精）	全身性甲状腺素抗性（THRB，外显子 4-10 缺失）
营养不良型大疱性表皮松解	胶原蛋 VII 型（COL7A1；3p21.3）	显性营养不良型大疱性表皮松解（COL7A1，甘 2040 丝）	隐性营养不良型大疱性表皮松解（COL7A1，甲硫-赖）
联合垂体激素缺乏症	垂体特异性转录因子（PIT1；3p11）	联合垂体激素缺乏症（PIT1，精 271 色）	联合垂体激素缺乏症（PIT1，精 172 终止）
视网膜色素变性	视紫质（RHO；3q21-q24）	视网膜色素变性-4（视紫质相关视网膜色素变性，RHO，脯 23 组）	视网膜色素变性，常染色体隐性（RHO，内含子 4 给位，+1，G-T）
先天性肌强直	骨骼肌氯离子通道-1（CLCN1；7q35）	先天性肌强直，显性 Thomsen 型（CLCN1，甘 230 谷）	先天性肌强直，隐性 Becker 型（CLCN1，苯丙 413 半胱）
β 地中海贫血	β 珠蛋白（HBB；11p15.5）	β-Houston-地中海贫血（HBB，谷氨酰胺 127 脯）	β-E-地中海贫血（HBB，谷 26 赖）
Von Willebrand 病	Von Willebrand 因子（VWF；12p13.3）	Von Willebrand 病 I 型（VWF，精 854 谷氨酰胺）	Von Willebrand 病因子 Normardy-1（常染色体隐性血友病 A；VWF，苏 28 甲硫）
Bernard-Soulier 综合征	α 血小板糖蛋白 Ib（GP1BA；17p）	常染色体显性 Bernard-Soulier 病（GP1BA，亮 57 苯丙）	Bernard-Soulier 综合征（GP1BA，色 343 终止）
孤立型生长激素缺乏症	生长激素-1（GH-1；17q22-q24）	生长激素缺乏症（IGHDII；GH1，内含子 4 给位，+6，T-C）	生长激素缺乏症（GH1,2bp 的缺失）
先天性慢通道肌无力综合征	尼古丁乙酰胆碱受体 ε 多肽（CHRNE；17 号染色体）	先天性慢通道肌无力综合征；SCCMS（CHRNE，苏 245 脯）	先天性慢通道肌无力综合征；SCCMS（CHRNE，精 64 终止）
胰岛素抗性糖尿病伴黑棘皮病	胰岛素受体（INSR；19p13.2）	胰岛素抗性糖尿病伴黑棘皮病，常染色体显性（INSR，甘 996 缬）	胰岛素抗性黑棘皮病（INSR，精 735 丝）

（陈　莉）

第五章　单基因遗传病

突变的基因通过改变多肽链的质和量，使得蛋白质发生缺陷，由此引起遗传病。如果疾病的发生由1对等位基因控制，即为单基因遗传病。根据缺陷蛋白对机体所产生的影响不同，通常把这类疾病分为分子病和先天性代谢病两类。

第一节　分　子　病

分子病（molecular disease）是指由于基因突变使蛋白质的分子结构或合成的量异常，直接引起机体功能障碍的一类疾病。包括血红蛋白病、血浆蛋白病、受体病、膜转运蛋白病、结构蛋白缺陷病和免疫球蛋白缺陷病等。

Neel（1949）在研究一种呈常染色体隐性遗传的镰状细胞贫血病时，发现无症状的父母（杂合子）具有与患者相似的红细胞形态异常，只是其程度较轻。同年，后来曾两度获得诺贝尔奖医学奖或生理学奖的著名学者 L. Pauling 认为这可能是由于血红蛋白分子的缺陷所致，并提出了分子病这一概念。事实上，随着现代医学进入分子医学时代，许多非遗传性疾病也列入分子病之中。

一、血红蛋白病

血红蛋白（hemoglobin, Hb）是存在于红细胞中具有重要生理功能的蛋白质。血红蛋白分子合成异常引起的疾病称血红蛋白疾病（hemoglobinopathy），习惯上分为血红蛋白病和地中海贫血（thalassemia）两类。血红蛋白病表现为血红蛋白分子的珠蛋白肽链结构异常，如发生在重要功能部位的氨基酸被替代，将影响到血红蛋白的溶解度、稳定性等生物学功能；地中海贫血的特征是珠蛋白肽链合成速度降低，导致 α 链和非 α 链合成的不平衡，在临床上表现为溶血性贫血。分子遗传学研究表明，不管是血红蛋白病还是地中海贫血，其分子基础是共同的，都是珠蛋白基因的突变或缺陷所致。

全世界至少有 1.5 亿人携带血红蛋白病或地中海贫血的基因，他们主要分布于非洲、地中海地区和东南亚人群中。血红蛋白病在我国的总发生率为 0.24%～0.33%，以云南、贵州、广东、广西壮族自治区和新疆维吾尔自治区等地最高，而 α 地中海贫血和 β 地中海贫血的发生率分别为 2.64% 和 0.66%，它们多见于华南、西南和华东地区。

（一）血红蛋白分子的结构及在发育阶段时的变化

1. 血红蛋白分子的结构　血红蛋白是红细胞的主要成分，是血液中红细胞携带、运输氧气和二氧化碳的载体。 血红蛋白是一种结合蛋白，蛋白质部分称为珠蛋白（globin），辅基为血红素，结构为 2 对单体（亚基）组成的球形四聚体（图 5-1），其中 1 对由 2 条类 α 珠蛋白链（α 链或 ζ 链）各结合 1 个血红素组成；另 1 对由 2 条类 β 珠蛋白链（ε、β 或 δ 链）各结合 1 个血红素组成。 α 链由 141 个氨基酸组成，β 链则由 146 个氨基酸组成。 在人个体发育的不同阶段，类 α 链和类 β 链的不同组合，构成了人类常见的几种血红蛋白（表 5-1）。

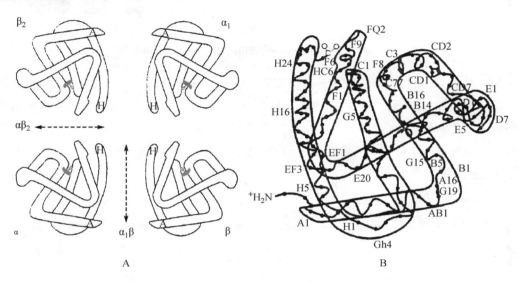

图 5-1　血红蛋白的结构示意图

表 5-1　正常人体血红蛋白

发育阶段	血红蛋白	分子组成
胚胎	Gower Ⅰ	$\zeta_2 \varepsilon_2$
	Gower Ⅱ	$\alpha_2 \varepsilon_2$
	Portland	$\zeta_2{}^A\gamma_2 \zeta_2{}^G\gamma_2$
胎儿（8 周至出生）	F	$\alpha_2{}^A\gamma_2$、$\alpha_2{}^G\gamma_2$
成人	A（95%）	$\alpha_2 \beta_2$
	A2（3%）	$\alpha_2 \delta_2$

2. 珠蛋白基因及其表达特点　人的 6 种珠蛋白链各由相应的珠蛋白基因编码，包括类 α 珠蛋白基因和类 β 珠蛋白基因两类，它们各含数个相同或相似的基因，紧密排列在 DNA 的特定区段，构成了基因簇。 人的类珠蛋白基因簇中存在着一些拟基因（pseudogene），如 ψα、ψζ、ψβ。

类 α 珠蛋白基因簇定位于 16pter-pl3.3（OMIM♯141800），按 5'→3' 方向排列顺序为：5'-ζ2-ψζ1-ψα1-α2-α1-3'（图 5-2），总长度为 30 kb。 每条 16 号染色体有 2 个 α 基因（正常人的 α 基因用 α^A 表示），正常的二倍体细胞有 4 个 α 基因，每个 α 基因表达的 α 珠蛋白数量相同。 类 α 珠蛋白基因的排列顺序与发育过程中表达顺序相一致。

即发育早期是 5′ 端 ζ 表达，正常成人主要是 3′ 端的 α 基因表达。

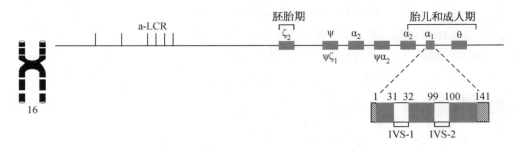

图5-2　类α珠蛋白基因簇和α珠蛋白基因的结构

人的类 β 珠蛋白基因簇定位于 11p15.5（OMIM♯141900），按 5′ →3′ 方向排列顺序为：5′-ε-Gγ-Aγ-ψβ1-δ-β-3′（图5-3），总长度为 60kb。 每条 11 号染色体只有 1 个 β 基因（正常人的 β 基因用 β^A 表示），正常的二倍细胞有 2 个 β 基因。 类 β 珠蛋白基因的排列先后与发育过程的表达顺序相关，发育早期是 5′ 端 ε、γ 基因表达，成人期主要为 3′ 端 β 基因表达。

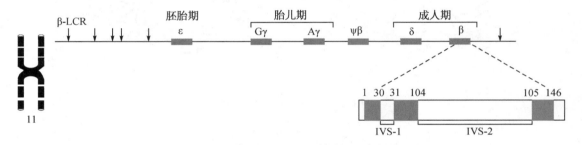

图5-3　类β珠蛋白基因簇和β珠蛋白基因的结构

各种珠蛋白基因均含有 3 个外显子（E）和 2 个内含子（I）。 α 珠蛋白基因的 I1 位于 31 位和 32 位密码子之间，由 117 bp 组成。 I2 位于 90 位和 100 位密码子之间，含 140 bp（见图5-2）。 β 珠蛋白基因中的 I1 位于 30 位和 31 位密码子之间，为 130 bp；而 I2 位于 104 位和 105 位密码子之间，约 850 bp（见图5-3）。

珠蛋白基因的表达受到精确的调控，表现出典型的组织特异性和时间特异性。 胚胎早期（妊娠 3～8 周），卵黄囊的原始红细胞发生系统中，类 α 珠蛋白基因簇中的 ζ、α 基因和类 β 珠蛋白基因簇中的 ε、γ 基因表达，进而形成胚胎期血红蛋白（Hb Gower I、Hb Gower II、Hb Portland）。 胎儿期（妊娠 8 周至出生），血红蛋白合成的场所由卵黄囊移到胎儿肝脾中，类 α 珠蛋白基因簇的表达基因由 ζ 全部变成 α 基因，而类 β 珠蛋白基因簇基因的表达由 ε 全部转移到 γ 基因，形成胎儿期血红蛋白（HbF/$\alpha_2\gamma_2$）。 成人期（出生后），血红蛋白主要在骨髓红细胞的发育过程中合成，主要是 α 基因和 β 基因表达，其产物组成血红蛋白 A（HbA）（$\alpha_2\beta_2$）（图5-4）。

从类 α 珠蛋白基因簇和类 β 珠蛋白基因簇的组成可知，每个二倍体个体带有 4 个 α

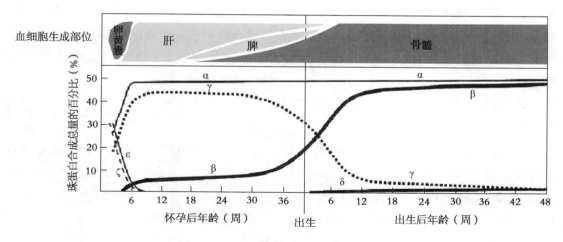

图5-4 人体不同发育时期珠蛋白基因的表达

基因和2个β基因，但通过特殊的调控机制，正常人体中α珠蛋白和β珠蛋白的分子数量相等，正好构成血红蛋白A（HbA）（$\alpha_2\beta_2$）。说明β基因的表达效率是α基因的2倍。类α珠蛋白和类β珠蛋白的平衡是人体正常生理功能的需要。

（二）珠蛋白基因突变的类型

无论是血红蛋白病还是地中海贫血，都是以珠蛋白结构异常为特征，由珠蛋白基因突变所致，包括碱基置换、移码突变、融合基因等多种类型。

1. 单个碱基替代 这是血红蛋白疾病最常见的一种突变类型，见于绝大多数血红蛋白病和β地中海贫血。

2. 移码突变 由于珠蛋白基因中发生1、2个碱基的丢失或嵌入，致使后面的碱基排列依次位移，导致重新编码，使珠蛋白肽链的结构或合成速率改变。例如，Hb Wagne是由于α珠蛋白基因第138位的丝氨酸密码子TCC（mRNA为UCC）丢失1个C，导致其后的3′端碱基向5′端依次位移，重新组合及编码，结果使原来142位的终止密码子UAA变成可读密码子AAG（赖氨酸），使翻译至下一终止密码（147位）才终止，α链延长为146个氨基酸。

3. 密码子的缺失和嵌入 业已发现有一些异常血红蛋白缺失或嵌入部分氨基酸。这是由于在细胞减数分裂时，同源染色体发生错配和不等交换，导致编码密码子的DNA三联碱基缺失或嵌入。

4. 无义突变 无义突变是指突变使正常密码子变为终止密码子，因此蛋白质链的合成提前终止，导致地中海贫血。例如，Hb Mckees-Rock，其α链正常，β链缩短为144个氨基酸。原因是β珠蛋白基因第145位酪氨酸密码子TAT突变成终止密码子TAA（T→A），对应的mRNA变化为UAU→UAA，使肽链合成提前终止。

5. 终止密码子突变 由于编码终止密码子（UAA、UAG或UGA）的DNA序列发生突变，珠蛋白链的合成不在正常的位置上终止，而继续合成至新的终止密码子，因此生成了延长的异常珠蛋白链。例如，Hb Constant Spring是由于α珠蛋白基因第142位终止密码子 TAA 变为谷氨酰胺密码子 CAA（T→C），对应的 mRNA 变化为 UAA→CAA，结果 α 链合成完 141 个氨基酸时并不停止，而是继续合成到下一个终止密码子（173 位）才终止，使 α 链延长为 172 个氨基酸。该突变基因转录的 mRNA 不稳定，易降解，导致 α 链合成减少，从而引发一种典型的非缺失型 α 地中海贫血。

6. 基因缺失　由于缺失的基因及部位不同，导致不同的珠蛋白肽链合成异常和不同类型的地中海贫血。

7. 融合基因融合　突变的实质是两种不同基因局部片段的拼接。这种由两种不同基因局部片段拼接而成的 DNA 片段称为融合基因，它们可编码融合蛋白。例如，Hb Lepore，其 α 链结构正常，但非 α 链是由 δ 和 β 链连接而成，其 N 端像 δ 链，C 端像 β 链，称为 δ-β 链。与此相反，另一种融合链的异常血红蛋白 Hb anti-Lepore，其 N 端像 β 链，C 端像 δ 链，称为 β-δ 链。这是由于染色体的错误联合和不等交换，形成了融合基因 δ-β 和 β-δ，合成了融合链的异常血红蛋白。β 和 δ 基因的融合意味着 β 基因的减缺，合成 β 链减少，表现为 β 地中海贫血的临床症状。

（三）常见的血红蛋白疾病

1. 镰状细胞贫血症（镰状细胞血红蛋白）　镰状细胞贫血症（sickle cell anemia，OMIM♯603903）是因 β 珠蛋白基因缺陷所引起的一种疾病，呈常染色体隐性遗传。患者 β 珠蛋白基因的第 6 位密码子由正常的 GAG 突变为 GTG（A→T），使其编码的 β 珠蛋白 N 端第 6 位氨基酸由正常的谷氨酸变成了缬氨酸，形成血红蛋白 S（HbS）。这种血红蛋白分子表面电荷改变，出现一个疏水区域，导致溶解度下降。在氧分压低的毛细血管中，溶解度低的 HbS 聚合形成凝胶化的棒状结构，使红细胞变成镰刀状。镰变细胞引起血黏性增加，易使微细血管栓塞，造成散发性的组织局部缺氧，甚至坏死，产生肌肉骨骼痛、腹痛等痛性危象。同时镰状细胞的变形能力降低，通过狭窄的毛细血管时，不易变形通过，挤压时易破裂，导致溶血性贫血（图 5-5）。杂合子（HbA/HbS）不表现临床症状，但在氧分压低时可引起部分细胞镰变。

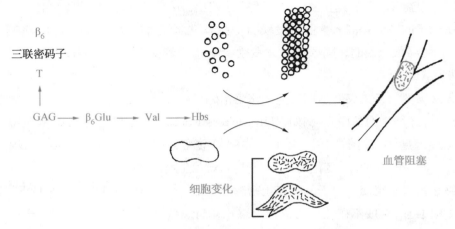

图 5-5　镰状细胞贫血症的发病机制

本病主要分布在非洲，也散发于地中海地区，在东非某些地区 *HbS* 基因频率高达40％。因此镰状细胞贫血症成为世界范围内最严重的血红蛋白病。Saiki 等于 1986 年将 PCR 技术首先应用于镰状细胞贫血症的基因诊断并获得成功（图 5-6），标志着对于镰状细胞血红蛋白和其他血红蛋白疾病的基因诊断进入了一个新的时期。

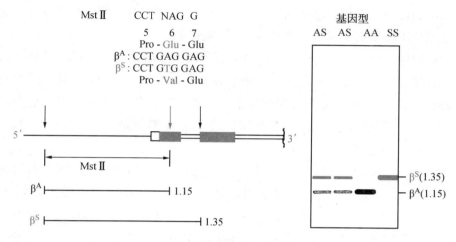

图 5-6　镰状细胞贫血症的基因诊断

2. 血红蛋白 M 病　本病又称为高铁血红蛋白症。正常血红蛋白（HbA）血红素中的铁原子与珠蛋白链上特定的组氨酸连接（α87His，β92His）和作用（α58His，β63His），保证二价铁离子（Fe^{2+}）的稳定，以便结合氧。血红蛋白 M（HbM）患者的珠蛋白基因中，由于上述某个氨基酸的密码子发生碱基置换，使珠蛋白链与铁原子连接或作用的有关氨基酸发生替代，导致部分血红素的 Fe^{2+} 还原成高价铁离子（Fe^{3+}），形成高铁血红蛋白（methemoglobin），影响携氧能力，使组织细胞供氧不足，产生发绀症状。血红蛋白 M 病呈常染色体显性遗传，杂合子 HbM 的含量通常在 30％ 以内，可出现发绀症状。

3. 地中海贫血　患者由于某种或某些珠蛋白链合成速率降低，造成一些肽链缺乏，另一些肽链相对过多，出现肽链数量的不平衡，导致溶血性贫血，称为地中海贫血。按照合成速率降低的珠蛋白链类型，可以把地中海贫血区分为多种不同的类型：α 珠蛋白链合成减缺的称为 α 地中海贫血，β 链合成减缺的称为 β 地中海贫血，γ 链合成减缺的称为 γ 地中海贫血，δ 和 β 链合成减缺的称为 δβ 地中海贫血，以此类推。

按照珠蛋白链合成速率降低的程度，地中海贫血可以区分为不同的类型。例如，α 地中海贫血，如果同一条 16 号染色体上的 2 个 α 珠蛋白基因均不能表达，使 α 链的合成完全缺乏，称为 $α^0$ 地中海贫血（过去称为 α 地中海贫血 1）；如果只有 1 个 α 珠蛋白基因表达，使 α 链部分合成，称为 $α^+$ 地中海贫血（过去称为 α 地中海贫血 2）。由这两种地中海贫血基因可以组合成各种不同的综合征：$α^0$ 地中海贫血基因纯合子（$α^0/α^0$）完全不能合成 α 链，而合成 Hb Bart's（$γ_4$），可导致死胎、死产或新生儿死亡，称为血红蛋白 Bart's 胎儿水肿综合征；α^0 和 α^+ 双重杂合子（α^0/α^+）只有少量 α 链合成，多余的 β 链聚合成 Hb H（β_4），导致一种溶血性贫血病，称为血红蛋白 H 病。 同样，完全不能合成 β 链的称为 β^0 地中海贫血，能部分合成 β 链的称为 β^+ 地中海贫血。 β^0 地中海贫血基因纯合子（β^0/β^0）及 β^0 和 β^+ 地中海贫血基因双重杂合子（β^0/β^+）都表现严重的溶血性贫血症状。 对地中海贫血的分子生物学研究表明，患者珠蛋白链合成的缺乏是由于相应的珠蛋白基因缺失或者发生点突变所致。

（1）α 地中海贫血：α 地中海贫血主要分布在热带和亚热带地区。 该病在我国也相当常见，尤其是在南方，发病率很高。 因此，α 地中海贫血已成为一个较严重的公共健康问题。 根据临床表现，本病可分成不同的类型。 不同类型的 α 地中海贫血患者，体内缺失（或缺陷）的 α 珠蛋白基因数目各不相同，缺失的 α 基因越多，病情越严重。 常见的 α 地中海贫血有以下几种：

1）Hb Bart's 胎儿水肿综合征：患儿发病于胎儿期，基因型为 α^0 地中海贫血基因纯合子（--/--），4 个 α 珠蛋白基因全部缺失。 由于不能合成 α 链，γ 链便聚合为 γ 四聚体（γ_4）。 γ_4 首先发现于 St. Bartholomew 医院，故命名为 Hb Bart's。 这种胎儿全身水肿，肝脾大，四肢短小，腹部因有腹水而隆起，故名 Hb Bart's 胎儿水肿综合征。 Hb Bart's（γ_4）具有很高的氧亲和力，在氧分压低的组织中，不易释放出氧，造成组织缺氧，故 Hb Bart's 水肿胎儿多于妊娠 30～40 周时死亡或早产，且早产儿于产后半小时内即死亡。 如果胎儿父母为 α^0 地中海贫血基因杂合子（--/$\alpha\alpha$）或已生育过一胎 Hb Bart's 水肿胎儿者，在妊娠中期孕妇有妊娠高血压和严重水肿，B 超检查见胎儿异常，常提示为该病胎儿。

2）Hb H 病：患者为 α^0 地中海贫血基因和 α^+ 地中海贫血基因的双重杂合子，基因型为（--/-α）。 由于 4 个 α 珠蛋白基因中有 3 个缺失或缺陷，使 α 链的合成受到严重影响，大量的 β 珠蛋白链过剩而聚合为 β 四聚体 Hb H（β_4）。 Hb H 的氧亲和力为 Hb A 的 10 倍，在正常的生理条件下不易释放出氧。 更为重要的是 Hb H 是一种不稳定的四聚体，其 β 链上的巯基（-SH）易被氧化，导致 β_4 的解体，生成游离的 β_4 链。 游离 β 链不能稳定地存在于红细胞内，结果沉淀聚积，形成 H 包涵体，附着于红细胞膜上，使红细胞膜受损，红细胞失去柔韧性，易被脾脏破坏，导致慢性溶血性贫血。 Hb H 病患儿在出生时几乎无明显的症状，只有轻度贫血，但 Hb Bart's 的相对含量可高达 25%。 在发育过程中 Hb Bart's 逐渐被 Hb H 替代，至 1 周岁左右便出现 Hb H 病的临床症状。 这时患儿有贫血，贫血的程度可以是 Hb 含量在 70～100 g/L 的轻度或中度，多数患者伴有肝脾大及轻度黄疸。 少数患者病情较重，Hb 含量可低至 30～40 g/L，并有骨骼变化及特殊贫血面容。 感染和服用氧化性药物及妊娠均可使贫血加重。

3）标准型 α 地中海贫血：患者可能为 α^0 地中海贫血基因的杂合子，基因型为（--/$\alpha\alpha$）；或是 α^+ 地中海贫血基因的杂合子，基因型为（-α/-α），均缺失 2 个 α 基因。 前一种类型在我国较多见，基因分析可呈现出东南亚型 α 珠蛋白基因缺失，后一种类型多见于黑种人。 由于能合成相当量的 α 珠蛋白链,所以仅表现出轻度溶血性贫血或无症状。

4) 静止型 α 地中海贫血:该类型为 α^+ 地中海贫血基因的杂合子,基因型为 $(-\alpha / \alpha\alpha)$,缺失 1 个 α 基因。 由于只有一个基因缺失或突变,故临床上无症状,仅在出生时血液中含有 1%~2% 的 Hb Bart's,可以通过血红蛋白电泳检出。

(2) β 地中海贫血:β 地中海贫血是一组以血红蛋白 β 珠蛋白肽链(β 链)合成减少(β^+)或缺失(β^0)为特征的遗传性血液病。 本病在世界范围内广为流行,全世界至少有 1.5 亿人携带 β 地中海贫血基因。 β 地中海贫血好发于地中海沿岸国家和地区,如意大利、希腊、马耳他、塞浦路斯等,以及东南亚各国的广大地区。 临床上根据患者溶血性贫血的严重程度,将 β 地中海贫血分为重型、中间型和轻型 3 种类型。

1) 重型 β 地中海贫血:患者可能是 β^0 / β^0、β^+ / β^+ 或 $\delta\beta^0 / \delta\beta^0$($\delta\beta^0$ 为融合基因)等纯合子,也可能是 β^0 和 β^+ 地中海贫血基因的双重杂合子(β^0 / β^+)。 其共同特点是患者不能合成 β 链,或合成量很少,结果 α 链过剩而沉降到红细胞膜上,引起膜的性能改变,发生严重的溶血反应,同时它们可与代偿性表达的 γ 链组合成 Hb F($\alpha_2\gamma_2$)。 患儿出生后几个月便可出现溶血反应。 由于组织缺氧,促进红细胞生成素分泌,刺激骨髓增生,骨质受损变得疏松,可出现鼻塌眼肿、上颌前突、头大额隆等特殊的"地中海贫血面容"。

2) 中间型 β 地中海贫血:一般是 β^+ 地中海贫血基因的纯合子,患者的基因型通常为 β^+(高 F)/ β^+(高 F)或 $\beta^+ / \delta\beta^+$。 前者为 β 地中海贫血变异型的纯合子,伴有 Hb F($\alpha_2\gamma_2$)的明显升高。 后者为两种不同变异型地中海贫血的双重杂合子。 患者的症状介于重型和轻型之间,故称为中间型。

3) 轻型 β 地中海贫血:发生于 β^0 或 β^+ 地中海贫血基因的杂合子,无任何临床症状,需通过实验室检查才能确诊。 患者主要是 β^+ / β^A、β^0 / β^A 或 $\beta^0 / \delta\beta^A$ 等杂合子,都带有 1 个正常的 β 基因 β^A,所以可以合成相当量的 β 珠蛋白链。 患者的 HbA_2($\alpha_2\delta_2$)和 HbF($\alpha_2\gamma_2$)可代偿性增高。

大量研究资料表明,β 地中海贫血除极少数是由于基因缺失引起以外,绝大多数是由于 β 珠蛋白基因不同类型的点突变(包括单个碱基的取代,个别碱基的插入或缺失)所致。 这些点突变分别导致转录受阻,mRNA 前体剪接加工错误,翻译无效,或合成不稳定的珠蛋白链而阻碍 α-β 二聚体形成,使珠蛋白链不平衡等。

4) 遗传性胎儿血红蛋白持续症(hereditary persistence of fetal hemoglobin,HPFH):是指由于出生后 γ 珠蛋白链的合成不能转变为 β 珠蛋白链的合成,导致 γ 珠蛋白链过量持续合成。 2 分子 α 珠蛋白与 2 分子 γ 珠蛋白形成 Hb F,一直保持高 Hb F 至终身。 因 γ 珠蛋白链实质性的增加,弥补了 β 或 δ 珠蛋白链的不足,使血红蛋白四聚体 2 条 α 链和 2 条非 α 链之间保持平衡。 即 Hb F 代偿了 Hb A 的缺陷,所以 HPFH 患者一般无明显的临床症状和血液学改变。 HPFH 杂合子的 Hb F 为 17%~35%,比

δβ⁰ 地中海贫血杂合子的 Hb F 要高，后者一般为 17％～18％。 类 β 珠蛋白基因簇发生缺失或点突变导致 γ 基因高表达是某些 HPFH 发生的分子基础。

二、血浆蛋白病

在血浆蛋白病中以血友病（hemophilia）较常见。 血友病是一组遗传性凝血功能障碍的出血性疾病，包括血友病 A（即血友病甲，又称凝血因子Ⅷ缺乏症，即传统所称的血友病）、血友病 B（即血友病乙，又称凝血因子Ⅸ缺乏症、PTC 缺乏症）及血友病 C（即血友病丙，又称凝血因子Ⅺ缺乏症、PTA 缺乏症）。 本组疾病在先天性出血性疾病中最为常见，尤其是血友病 A，而血友病 C 较为少见。

（一）血友病 A

血友病 A（OMIM♯306700）是指由于血浆中凝血因子Ⅷ（FⅧ）缺乏所致 X 连锁遗传的凝血缺陷疾病。 男性发病率较高（1／6 000），约占血友病总数的 85％。

血友病 A 在临床上主要表现为反复自发性或轻微损伤后出血不止和出血引起的压迫症状和并发症；一般多为缓慢持续性出血，大出血罕见；出血部位广泛，体表和体内任何部分均可出血，可累积皮肤、黏膜、肌肉或器官等；关节多次出血可导致关节变形，颅内出血可导致死亡。

根据患者 FⅧ的促凝活性（FⅧ：C）及症状严重程度，血友病 A 可分为 3 型：①重型，表现为 FⅧ：C＜20 U／L，患者在出生后即发病，有"自发性"肌肉、关节出血，发作频繁；②中间型，表现为 20 U／L ＜FⅧ：C＜50 U／L，患者的发病年龄较早，出血倾向较明显；③轻型，表现为 50 U／L ＜FⅧ：C＜250 U／L，患者的发病年龄较晚，无自主性出血，关节、肌肉出血发作较少。

研究表明，FⅧ是一种复合分子，由 3 种成分构成：①抗血友病球蛋白（AHG）；②FⅧ相关抗原（Agn）；③促血小板黏附血管因子（VWF）。 血友病 A 是因 AHG 遗传性缺乏所致。 AHG 基因位于 Xq28，长约 186 kb，几乎占 X 染色体的0.1％，由 26 个外显子和 25 个内含子组成，编码 2 351 个氨基酸。

（二）血友病 B

血友病 B 是凝血因子Ⅸ缺乏或其凝血功能降低而导致的一种 X 连锁遗传性出血性疾病。 其临床症状与血友病 A 基本相同。 血友病 B 发病率为 1／10 万～1.5／10 万，占血友病疾病总数的 15％～20％。 该病的分子病因是位于 X 染色体上的 FIX 基因突变所致，故该病的遗传方式与血友病 A 相同，呈 X 连锁遗传。

人类 FIX 基因定位于 Xq27.1-q27.2，全长 35 kb，由 8 个外显子和 7 个内含子构成。完整的人 FIX 基因的 cDNA 长度为 2 802 bp，编码序列的长度为 1 383 bp，应用各种限制酶和 FIX 基因探针进行 DNA 分析，可以对血友病 B 进行基因诊断。 近年来，血友病 B 的基因治疗也取得了一些突破。

（三）血友病 C

血友病 C 是血浆凝血因子 XI 缺乏引起的凝血障碍疾病，遗传方式为常染色体隐性遗传，基因定位于 15q11。 该病症状较血友病 A 和血友病 B 轻。

（四）血管性假性血友病

血管性假性血友病也称 von Willebrand 病。 该病的发生主要是由于血浆中的一种大相对分子质量的糖蛋白 von Willebrand 因子（vWF）缺乏。 *vWF* 基因定位于 12pter-p12，长度为 180 kb。 vWF 由血管内皮细胞分泌，为 FⅧ 的载体，并可增强 FⅧ 的稳定性。 vWF 缺乏会降低 FⅧ 的活性；同时由于血小板中也含有 vWF，vWF 缺乏也影响血小板的凝血功能。 因此该病患者有明显的出血倾向，但症状较轻。

三、结构蛋白缺陷病

构成细胞的基本结构和骨架的蛋白的遗传性缺陷可导致一类结构蛋白缺陷病。 这类分子病包括胶原蛋白病（inherited disorders of collagen）、肌营养不良症等。

（一）胶原蛋白病

胶原（collagen）约占人体蛋白质总量的 20% 以上，在不同的组织中分别由成纤维细胞、平滑肌细胞、成骨细胞、软骨细胞和某些上皮细胞合成分泌。 胶原蛋白分子由 3 条相同或不同的 α 多肽链（α_1、α_2、α_3）组成。 α 链的氨基酸残基约有 1 000 个，特点是甘氨酸、脯氨酸及羟脯氨酸丰富，不含或很少含有色氨酸、酪氨酸及甲硫氨酸。

目前已发现组织中的胶原类型有 19 种，分别具有不同的化学及免疫学特性，是不同结构基因的产物。 Ⅰ、Ⅱ、Ⅲ 型胶原合称为间质胶原（interstitial collagen）。 Ⅰ 型胶原主要由 2 条 α_1 链和 1 条 α_2 链组成，Ⅱ、Ⅲ 型胶原都由 3 条 α_1 链组成。 3 条 α 链均以右手超螺旋结构盘绕在一起形成原胶原分子，由原胶原分子组合成原纤维或微原纤维，再由原纤维黏合成胶原纤维（图 5-7）。 Ⅰ 型胶原分布很广，主要存在于皮肤、肌腱和韧带中，

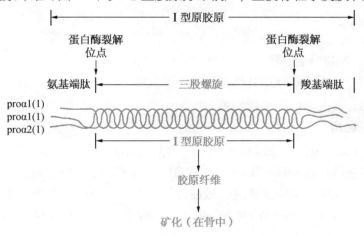

图 5-7　Ⅰ型胶原的结构及其功能

具有很强的抗压能力。 Ⅱ型胶原的分布局限于透明软骨、椎骨髓核及玻璃体中，具有较强的抗压能力。 Ⅲ型胶原广泛分布于伸展性较大的组织，如结缔组织、血管壁及胎盘等处。Ⅳ型胶原由 2 条 α_1 链和 1 条 α_2 链组成，再聚合成交叉结构的巨分子，主要分布于各种基膜之中。

胶原蛋白病也称为结缔组织遗传病（heritable disorders of connective tissue），主要包括成骨不全和 Ehlers-Danlos 综合征。

1. 成骨不全 成骨不全（osteogenesis imperfecta，OMIM♯166200）是一组因 Ⅰ型胶原异常而引起的遗传异质性疾病，患者表现为骨质疏松、易骨折并伴有骨骼畸形等症状。该病的患病率约为 1／15 000，是最常见的一种常染色体显性遗传病。 成骨不全有多种类型，较常见的是 Ⅰ型和Ⅱ型成骨不全（表 5-2）。

表 5-2　成骨不全的遗传与临床特征

类型	临床特征	遗传方式	分子变化	遗传缺陷
Ⅰ型	轻型：蓝巩膜、易骨折但无骨畸形	AD	Ⅰ型胶原结构正常但量减少 50%	突变致 Pro α1（Ⅰ）mRNA 合成量下降
Ⅱ型	围生致死型：严重骨折畸形、黑巩膜，生后 1 周内死亡	AD	Ⅰ型胶原结构变异（特别是羟基端）	编码甘氨酸的密码子突变（包括 α_1 或 α_2 基因）
Ⅲ型	进行性畸变：进行性骨畸变、畸形蓝巩膜、听觉丧失	AD	Ⅰ型胶原结构变异（特别是氨基端）	同Ⅱ型
Ⅳ型	正常巩膜性畸变：轻度畸形、矮小、听觉丧失	AD	同Ⅲ型	①同Ⅱ型；② α_2 基因外显子跳跃突变

Ⅰ型成骨不全又称为蓝色巩膜综合征，病变累及骨骼、肌腱、韧带、筋膜、牙本质及巩膜等。 主要临床表现为：患者骨质疏松致脆性增加而易反复发生骨折，巩膜呈蓝色；关节可过度活动而易于受伤并导致肢体畸形；牙齿生长不齐、畸形；伴传导性耳聋。 多在青春期后发病。 该病重症者身材矮小，X 线显示多发生骨痂。 Ⅰ型成骨不全基因定位于17q21.3-q22 和 7q 22.1，病因为胶原基因各种点突变导致的胶原成熟缺陷。 例如，α_1 链胶原基因 *COL1 A1*，即胶原蛋白第 178 位氨基酸残基第 1 个碱基发生 G→T 的单碱基替换，导致甘氨酸被半胱氨酸替代。

Ⅱ型成骨不全又称先天性致死性成骨不全，其临床症状比 Ⅰ型成骨不全严重得多，表现为：长骨短宽，宫内即可因骨质疏松、发脆而引起四肢、肋骨多发性骨折；蓝色巩膜；耳硬化性聋；身材矮小。 患儿一般为死胎或生后早期死亡。 存活者伴有进行性脑积水和长骨囊性变。 Ⅱ型成骨不全的胶原基因突变比 Ⅰ型更复杂、多见，主要涉及 α_1 链胶原基因 *COL1 A1* 和 α_2 链胶原基因 *COL1 A2* 上的甘氨酸密码子点突变或重排。 例如，*COL1 A1* 即 α_1 链 94 位上的甘氨酸被半胱氨酸替代，导致了Ⅱ型成骨不全表型；*COL1 A1* INS NT4088 是在一个围生期致死型成骨不全患儿中发现的一个 *COL1 A1* 4088 核苷酸 5′ 端插入突变。

2. Ehlers-Danlos 综合征 Ehlers-Danlos 综合征（Ehlers-Danlos syndrome，EDS）包

括各种临床亚型（EDS Ⅰ ~ EDS Ⅸ等），有的为常染色体显性遗传，有的为常染色体隐性遗传，患病率约为 1/5 000，其中 EDS Ⅳ 型病情最为严重。 典型的 EDS 综合征表现为皮肤可过度伸展，柔软脆弱易碎；皮肤受伤后愈合差，形成特殊的"香烟纸"疤；关节亦可过度伸展，导致髋、肩、肘、膝或锁骨关节易于脱位和受伤。

Ⅰ 型 Ehlers-Danlos 综合征的分子病因可能是编码 Ⅴ型胶原纤维 α_1 链的基因 *COL5 A1*、*COL5 A2* 发生了突变；而其他类型的 EDS 的突变基因，Ⅳ型 EDS：*COL3 A1*；Ⅵ型 EDS：赖氨酰羟化酶；Ⅶa 及Ⅶb 型 EDS：*COL1 A1* 和 *COL1 A2*；Ⅶc 型 EDS：前胶原 N-肽酶。

（二）肌营养不良症

较常见的肌营养不良症有 Duchenne 型肌营养不良症（Duchenne muscular dystrophy，DMD）、Becker 型肌营养不良症（BMD）。 DMD 为 X 连锁隐性遗传，因此患者都为男性，群体研究显示平均每 3 300 个男婴中就有 1 例 DMD 患者，其中 1/3 为新突变。 该病起病年龄为 3 ~ 5 岁，初始症状表现为爬楼梯困难，特殊的爬、起、站、立姿势；12 岁左右时已无法行走；一般于 20 岁左右死于呼吸衰竭和心力衰竭。

DMD 基因定位于 Xp21.2，长约 2 300 kb，包含 70 多个外显子，编码 1 条相对分子质量为 400 000 的多肽链，称为 dystrophin。 Dystrophin 主要分布于骨骼肌和心肌细胞中，对维持肌细胞膜结构的完整性起着非常重要的作用。 DMD 的发生多为缺失突变，缺失主要发生于 *DMD* 基因的 5′ 端或中央区域，导致 dystrophin 无法合成。

BMD 症状较 DMD 轻，患者可活过生育期，从而将致病基因传给子代。 BMD 和 DMD 属于同一种基因的同一类型的突变，但因其缺失的范围比较小，肌细胞内尚能合成一定量的 dystrophin。

四、受体蛋白病

受体是指位于细胞膜、细胞质或细胞核内的一类具有特殊功能的蛋白质，由于这类蛋白质的遗传性缺陷导致的疾病称为受体病（receptor disease）。 20 世纪 70 年代，Goldstein 和 Brown 曾对家族性高胆固醇血症（familiar hypercholesterolemia）患者细胞膜上低密度脂蛋白（low density lipoprotein，LDL）受体做了深入的研究。

家族性高胆固醇血症为遗传性高脂蛋白血症中的一个类型，遗传性高脂蛋白血症患者血浆中的胆固醇和三酰甘油（甘油三酯）增高，从而导致冠心病、心肌梗死等心血管疾病。 家族性高胆固醇血症是由于细胞膜上的 LDL 受体缺陷而致病。 在正常情况下，LDL 与细胞膜上的 LDL 受体结合，通过内吞作用进入细胞，被溶酶体吞噬，为溶酶体酸性水解酶水解，释放出游离胆固醇。 游离胆固醇在细胞内可激活脂酰辅酶 A，将游离胆固醇酯化；游离胆固醇同时可抑制细胞内的 β-羟基-β-甲基戊二酰辅酶 A 还原酶，从而减少细胞内胆固醇的合成。 该病患者由于 LDL 受体缺陷，致使血浆中的 LDL 不能进入细胞，并使细胞内胆固醇的反馈抑制解除，使细胞内胆固醇合成增加并进入血浆，加重血浆中胆固醇的堆积（图 5-8）。

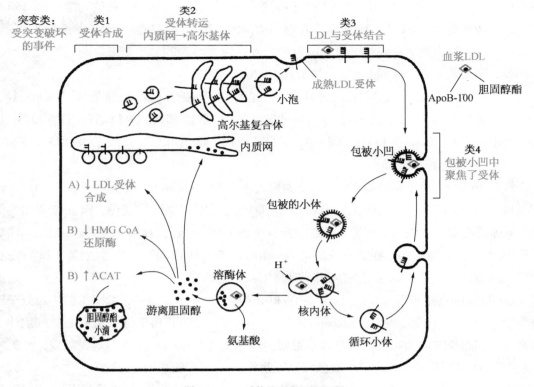

图 5-8　LDL 受体的细胞生物学功能

　　该病为常染色体显性遗传，*LDL* 受体基因定位于 19p13.1-p13.2。*LDL* 受体基因突变包括碱基替换、插入、缺失等，其中以碱基缺失较多见。

　　该病患者在青年期即患冠心病，出现心绞痛、心肌梗死等症状，并可能因此猝死。同时患者可因胆固醇堆积而出现黄瘤，较早出现角膜弓（俗称老人环）。该病患者多为杂合子，患者 LDL 受体为正常人的 40%，血浆总胆固醇为 7.8～10.3 mmol/L（300～400 mg/dl）。如患者为纯合子，其 LDL 受体只有正常人的 10%，血浆总胆固醇为 5.5～31.0 μmol/L（600～1 200 mg/dl），患者在儿童期即可出现症状。

五、膜转运蛋白病

　　由于膜转运蛋白的遗传缺陷导致的疾病称为膜转运蛋白病，如胱氨酸尿症、囊性纤维样变及先天性葡萄糖、半乳糖吸收不良症等。

（一）胱氨酸尿症

　　胱氨酸尿症（cystinuria）患者的肾小管及小肠黏膜上皮细胞的膜转运蛋白缺陷，使肾小管对胱氨酸、赖氨酸、精氨酸和鸟氨酸的重吸收障碍。患者血浆中这 4 种氨基酸的含量偏低，而尿液中的含量增高，导致尿路结石发生，引起尿路感染和绞痛等症状。

　　该病可分为 3 个亚型，Ⅰ型为常染色体隐性遗传，患者对 4 种氨基酸均不能吸收；Ⅱ

型和Ⅲ型均为常染色体不完全隐性遗传，Ⅲ型的症状较轻。

（二）先天性葡萄糖、半乳糖吸收不良症

先天性葡萄糖、半乳糖吸收不良症（congenital glucose-galactose malabsorption）为常染色体隐性遗传病。 患者小肠上皮细胞转运葡萄糖、半乳糖的膜载体蛋白异常，致使葡萄糖和半乳糖吸收障碍，肠道内渗透压改变而使肠液增加，出现水样腹泻，腹泻的发生和程度与糖的进食时间及量有关，进食 24 小时后即可出现腹泻。 婴儿喂食含葡萄糖和半乳糖的食物后随着腹泻加重继而出现脱水、营养不良等症状，但该病随着年龄增加，对葡萄糖和半乳糖的耐受性也会增加。

第二节 先天性代谢病

先天性代谢缺陷（inborn errors of metabolism）也称遗传性酶病，是指由于遗传上的原因（通常是基因突变）而造成的酶蛋白质分子结构或数量的异常所引起的疾病。

根据酶缺陷对机体代谢的影响不同，可将先天性代谢缺陷分为糖代谢缺陷、氨基酸代谢缺陷、脂类代谢缺陷、核酸代谢缺陷、溶酶体沉积病、内分泌代谢缺陷、药物代谢缺陷和维生素代谢缺陷等。

一、先天性代谢缺陷的共同规律

从分子水平上看，先天性代谢缺陷可能有两种原因：一是由于编码酶蛋白的结构基因发生突变，引起酶蛋白结构异常或缺失；二是基因的调控系统发生异常，使之合成过少或过多的酶，引起代谢紊乱。 绝大多数先天性代谢缺陷为常染色体隐性遗传，也有少数为 X 连锁隐性遗传。

先天性代谢缺陷的种类繁多，但它们有一些共同的特征。 这些特征有助于人们理解这类疾病，在临床上正确处理这些疾病。

（一）酶缺陷与酶活性

在机体内，酶的正常数量大大超过维持机体新陈代谢所必需的数量，因此杂合状态下所残存的 50% 的活性能保证杂合体的正常代谢。 事实上，5%～10% 的酶活性即可使该酶所催化的代谢反应正常进行，并维持底物和产物在适当的水平上。 当然也有一些酶需要有较高活性才能使机体代谢途径正常进行。

（二）底物堆积和产物缺乏

由于酶的生理功能是催化底物转变为产物，因此几乎所有因酶缺陷所引起的病理改变都直接或间接地与底物的堆积或产物的缺乏或兼而有之有关。 当然，在不同的疾病类型中常以某一种情况（或底物堆积或产物缺乏）为主造成病理损害。

（三）底物分子的大小与性质

先天性代谢缺陷有时是全身性的，有时是局部性的，这取决于底物分子的大小理化性质。大分子物质（如黏多糖）不易扩散，因此在酶缺陷时常堆积在某些组织、细胞或细胞器中；而小分子物质（如苯丙氨酸）则易于扩散，由酶缺陷所引起的堆积往往弥漫至全身多种组织、细胞而引起全身性病变。

（四）临床表型与酶缺陷的关系

在某些情况下，某一基因的突变可导致多种不同的酶活性改变，表现为多种复杂的临床表型；在另一些情况下，同样的病理、临床特征可由多种不同的基因所引发。这些都为先天性代谢缺陷的病理、生化及临床分析带来了一定的困难，需谨慎对待。

二、糖代谢缺陷病

由于参与糖代谢的酶的遗传性缺陷，使体内的糖代谢异常而产生糖代谢缺陷病。主要的糖代谢缺陷病包括半乳糖血症（galactosemia）、葡萄糖-6-磷酸脱氢酶缺乏症（glucose-6-phosphate dehydrogenase deficiency，G-6-PD deficiency）、黏多糖贮积症（mucopolysaccharidosis，MPS）和糖原贮积症（glycogen storage disease，GSD）等。

（一）半乳糖血症

半乳糖血症主要表现为患儿对乳糖不耐受，婴儿哺乳后呕吐、腹泻，继而出现白内障、肝硬化、黄疸、腹水、智力发育不全等。发病率约为 1/50 000。

乳类所含乳糖经消化道乳糖酶分解产生葡萄糖和半乳糖。半乳糖先后经半乳糖激酶和半乳糖-1-磷酸尿苷转移酶催化，生成 1-磷酸半乳糖和 1-磷酸葡萄糖，进一步代谢供组织利用。典型的半乳糖血症患者由于半乳糖-1-磷酸尿苷转移酶基因缺陷使该酶缺乏，导致半乳糖和 1-磷酸半乳糖在血液中累积，部分随尿排出。1-磷酸半乳糖在脑组织累积可引起智力障碍；在肝累积可引起肝损害，甚至发生肝硬化；在肾累积可致肾功能损害而出现蛋白尿和氨基酸尿。半乳糖在醛糖还原酶作用下生成半乳糖醇，可使晶状体渗透压改变，水分进入晶状体，影响晶状体代谢而致白内障。血中半乳糖升高会抑制糖原分解成葡萄糖，出现低血糖（见图 3-7）。

半乳糖血症属于常染色体隐性遗传，致病基因定位于 9p13。半乳糖-1-磷酸尿苷酰基转移酶（GPUT）是否能合成是由一组复等位基因控制的。决定 GPUT 的基因（Gt^+）位于 9 号染色体上，Gt^+ 突变后形成隐性致病基因（gt），gt 决定 GPUT 不能生成。此外，还有另一突变基因（Gt^D），其纯合体（$Gt^D Gt^D$）表型正常，但 GPUT 活性降低。这一组复等位基因可以组合成 6 种基因型，它们的群体频率与临床表型的关系见表 5-3。

表 5-3 GPUT 基因型与表型关系

基因型	群体频率(%)	相对酶活性(%)	表　型
Gt^+Gt^+	91.2	100	正常
Gt^+Gt^D	7.6	75.0	正常
Gt^DGt^D	0.16	50.0	正常
Gt^+gt	0.96	50.0	正常
Gt^Dgt	0.04	25.0	发病边缘
$gtgt$	0.25	0.0	半乳糖血症

（二）葡萄糖-6-磷酸脱氢酶缺乏症

由于葡萄糖-6-磷酸脱氢酶（G-6-PD）缺乏而引起的 G-6-PD 缺乏症是较常见的一种溶血性贫血，为 X 连锁显性（不完全）遗传病。 其基因定位于 Xq28。

红细胞内的糖代谢以无氧酵解为主，但也有少量是通过磷酸戊糖旁路。 在红细胞戊糖旁路代谢中，G-6-PD 可将 6-磷酸葡萄糖上的氢传递给谷胱甘肽（GSH），GSH 具有抗氧化损伤的作用。 G-6-PD 缺乏症患者由于 G-6-PD 的活性或稳定性显著减弱，红细胞内葡萄糖通过磷酸戊糖旁路的代谢减弱，影响 GSH 的生成，致使红细胞膜抗氧化损伤的功能降低，同时 GSH 生成减少；使 H_2O_2 等过氧化物含量增加，从而使血红蛋白 β 链第 93 位半胱氨酸的巯基氧化，使血红蛋白的 4 条肽链解开，血红蛋白变性成为 Heinz 小体，含有 Heinz 小体的红细胞变形性较低，不易通过脾或肝窦而被阻留破坏，最终引起血管内和血管外溶血。

在临床上 G-6-PD 缺乏症表现为新生儿黄疸、慢性非球型细胞性溶血性贫血、蚕豆病和（或）药物诱导性溶血。 特别是在某些情况下，如服用氧化性药物（尤其是伯氨喹）、进食新鲜蚕豆或接触蚕豆花粉、感染或在新生儿时期最易激发溶血的发作。

G-6-PD 缺乏症的分布是世界性的，几乎没有一个民族不存在这种缺陷。 估计全世界患者有 2 亿以上。 但各地区各民族中发病率和基因频率差别较大。 我国主要分布在长江以南，发病率约 3.3%，广东汉族人可达 8.6%，北方各省较少见。

（三）糖原贮积症

糖原贮积症（GSD）是一类较罕见的遗传代谢病。 由于酶的缺陷，使糖原在肝脏及肌肉中的代谢缺陷所致。 根据所缺的酶不同，可将 GSD 分为 Ⅰ～Ⅷ型（表 5-4），多数为常染色体隐性遗传，以 Ⅰ 型为最常见。

Ⅰ型糖原贮积症由于 17 号染色体上编码葡萄糖-6-磷酸酶的基因缺陷，使肝、肾及肠黏膜等组织中糖原蓄积，患者易出现低血糖，并有肝、肾肿大等症状，严重时会发生酸中毒。

Ⅱ型糖原贮积症的基因定位于 17q25.2，溶酶体内 α-葡萄糖苷酶的缺乏，使糖原处理障碍，造成溶酶体内糖原堆积，病变累及全身肌肉。 本病一般在儿童期即发病，患儿因心肌无力、心脏扩大而最终死于心力衰竭。

表 5-4　糖原贮积病的几种类型

病　名	OMIM	缺陷的酶	基因定位	症　状
GSD 0	240600		AR，12p12.2	
GSD Ⅰ	232200	葡萄糖-6-磷酸酶	AR，17q21	低血糖血症
GSD Ⅰb	232220		AR，11q23	巨舌，肌张力减退
GSD Ⅰc	232240		AR，11q23	
GSD Ⅱ	232300	α-1，4-葡萄糖苷酶	AR，17q25.2	
GSD Ⅱb	300257	α-1，4-葡萄糖苷酶	XR，Xq24	
GSD Ⅲ	232400	淀粉-1，6-葡萄糖苷酶	AR，1p21	与Ⅰ型相似，但症状较轻
GSD Ⅳ	232500	淀粉-(1,4;1,6)转葡萄糖苷酶	AR，3p12	肝脾大，肝硬化
GSD Ⅴ	232600	肌磷酸化酶	AR，11q13	肌无力，肌痉挛
GSD Ⅵ	232700	肝磷酸化酶	AR，14q21-q22	低血糖症，生长迟缓
GSD Ⅶ	232800	肌磷酸果糖激酶	AR，12q13.3	肌痉挛，肌无力，肌痛
GSD Ⅷ	306000	磷酸化酶激酶	XR，Xp22.2-p22.1	轻型低血糖症，白内障
GSD Ⅸc	604549		AR	

（四）黏多糖贮积症

黏多糖由结缔组织合成，是二糖重复单位串联而成的多糖链，黏多糖分解时需要多种酶的参与，这些酶的遗传性缺陷可导致黏多糖降解受阻，蓄积于溶酶体中，称为黏多糖贮积症（MPS）。 患儿会出现肝脾大、骨骼异常、智力障碍等症状，蓄积的黏多糖可随患儿的尿液排出。

MPS可分许多类型，其中Ⅱ型为 X 连锁隐性遗传，其他各型均为常染色体隐性遗传（表 5-5）。

表 5-5　黏多糖贮积病的几种类型

综合征(病)名	OMIM	缺　陷　的　酶	基因定位	遗传方式	主要症状
MPS Ⅰ	252800	α-艾杜糖醛酸酶	4p16.3	AR	
MPS Ⅱ	309900	磺艾杜糖醛酸硫酸酯酶	Xq28	XR	智力低下，肝脾大，骨骼异常
MSP ⅢA	252900	硫酸乙酰肝素硫酸酯酶	17q25.3	AR	神经紊乱，肝脾大，骨骼异常
MSP ⅢB	252920	N-乙酰 α-氨基葡萄糖苷酸	17q21	AR	
MSP ⅢC	252930	N-乙酰 α-氨基葡萄糖苷酸	14	AR	
MSP ⅢD	252940	N-乙酰 α-氨基葡萄糖苷酸	12q14	AR	
MPS ⅣA	253000	硫酸软骨素硫酸酯酶	16q24.3	AR	发育迟缓，骨骼异常
MPS ⅣB	253010	硫酸软骨素硫酸酯酶		AR	
MPS Ⅴ		β-半乳糖苷酶	3p21.33	AR	与 Hurler 相似
MPS Ⅵ	253200	软骨素-4-硫酸酯酶	5q11-q13	AR	与 Hurler 相似但症状较轻
MPS Ⅶ	253220	β-葡萄糖苷酸酶	7q21-11	AR	与 Sanfilippo 类似

三、氨基酸代谢缺陷病

由于参与氨基酸代谢的酶的遗传性缺陷，使体内的氨基酸代谢异常而产生氨基酸代谢缺陷病。　主要的氨基酸代谢缺陷病包括苯丙酮尿症（phenylketonuria，PKU）、白化病（albinism）和尿黑酸尿症（alkaptonuria）等。

（一）苯丙酮尿症

苯丙酮尿症（PKU）是一种严重的常染色体隐性遗传性氨基酸代谢病，首次于1934年发现，因患者尿中排泄大量的苯丙酮酸而得名。　国外发病率为$1/100\,000\sim1/4\,500$，我国发病率约为$1/16\,500$。　PKU患者由于肝脏内苯丙氨酸羟化酶（PAH）缺乏，苯丙氨酸不能转变为酪氨酸，后者转化为苯丙酮酸和苯乳酸并在体内累积，并导致血液和尿液中苯丙氨酸及其衍生物排出增多（图3-8）。　患儿表现为精神发育迟缓，皮肤、毛发和虹膜色素减退，头发呈赤褐色，癫痫，湿疹，有特殊的鼠样臭味尿。　患儿在出生后若不及早得到低苯丙氨酸饮食治疗，便出现不可逆的大脑损害和严重的智力发育障碍。　致病基因已定位于12q24.1，并已被克隆。

由于PCR及其衍生技术与DNA测序等分子生物学技术的广泛应用，已发现了一系列导致典型PKU的 *PAH* 基因突变。　因而可以进行基因诊断和产前诊断。　目前临床上常在婴儿出生后立即进行PKU的筛查，一经肯定，立即给患儿停止哺乳，喂给低苯丙氨酸水解蛋白，禁荤食、乳类、豆类和豆制品，可以达到临床痊愈。

（二）白化病

白化病是一种较为常见的皮肤及其附属器官黑色素缺乏所引起的疾病。　正常情况下，人体黑素细胞中的酪氨酸在酪氨酸酶催化下，经一系列反应，最终生成黑色素。　白化病患者体内酪氨酸酶基因缺陷，使该酶缺乏，故不能有效地催化酪氨酸转变为黑色素前体，最终导致代谢终产物黑色素缺乏而呈白化（见图3-8）。　完全不能合成黑色素者为白化病Ⅰ型，最为常见；能部分合成黑色素者为白化病Ⅱ型。

白化病Ⅰ型即通常所指的白化病，患者全身皮肤、毛发、虹膜缺乏黑色素，全身白化，终身不变。　患者眼睛视网膜无色素，虹膜和瞳孔呈现淡红色，畏光，眼球震颤，常伴有视力异常。　患者对阳光敏感，暴晒可引起皮肤角化增厚，并诱发皮肤癌。　该病发病率为$1/12\,000\sim1/10\,000$，呈常染色体隐性遗传，致病基因定位于11q14-q21。

（三）尿黑酸尿症

1902年，英国著名的内科医生Garrod在仔细观察了尿黑酸尿症患者后，发现这种病具有家族聚集现象，如发现在某些病例中，常有2个或多个同胞患病，但其父母正常。　Garrod为此请教了当时的遗传学家Bateson，他们在调查分析了家族患病史后一致认为，尿黑酸尿症是孟德尔隐性遗传的结果。　从此，尿黑酸尿症就作为人类隐性遗传的首例而载入史册。Garrod关于尿黑酸尿症的推测于1958年由LaDu等证实。　后来，Garrod还研究了白化病、胱氨酸尿症和戊糖尿症等类似疾病，并由此提出了"先天性代谢缺陷"的概念。

尿黑酸尿症患者的尿中含有尿黑酸（alkapton），曝光后可变为黑色的物质，这种病症在婴儿期就可表现出来，到成年时由于尿黑酸大量沉积于关节与软骨外，使关节变性。　一般无明显的临床表现，严重时可出现关节炎，并发心脏病。

四、核酸代谢缺陷病

由于参与核酸代谢的酶的遗传性缺陷，使体内的核酸代谢异常而产生核酸代谢缺陷病。 主要的核酸代谢缺陷病包括次黄嘌呤鸟嘌呤磷酸核糖转移酶缺陷症和着色性干皮病（xeroderma pigmentosum，XP；OMIM♯278700～278750）等。

（一）次黄嘌呤鸟嘌呤磷酸核糖转移酶缺陷症

1964年，Lesch 和 Nyhan 描述了这样一种病例，患儿发作性地用牙齿咬伤自己的指尖和口唇，或将自己的脚插入车轮的辐条之间，患儿的知觉是正常的，一边由于疼痛而悲叫，一边仍继续这种自残行为。 当时医学界将这种疾病称为 Lesch-Nyhan 综合征（Lesch-Nyhan syndrome，OMIM♯300322）或自毁容貌（self-mutilation）综合征。

以后的研究表明，本病是一种由于次黄嘌呤鸟嘌呤磷酸核糖转移酶（hypoxanthine guanine phosphoribosyl transferase，HGPRT）缺陷所致的疾病，故又称为 HGPRT 缺陷症。 HGPRT 是体内核酸补救合成途径的关键酶，它的缺陷使次黄嘌呤、鸟嘌呤向相应核苷酸的转化受阻，底物在体内堆积，特别是在神经系统中堆积，进而引起发病（图5-9）。

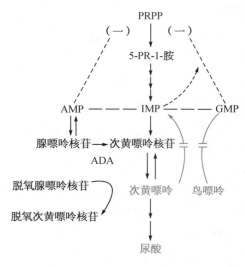

图5-9 嘌呤合成代谢

HGPRT 缺陷症呈 X 连锁隐性遗传，基因定位于 Xq26-q27.2，患者均为男性，患者的母亲为致病基因携带者。 检测酶的活性可为诊断该病提供依据。

（二）着色性干皮病

着色性干皮病(XP)为一种常染色体隐性遗传病，发病率约为 1/25 万。 患者体内缺乏核酸内切酶，本病在出生后到青少年期均可发病。 患者的皮肤对阳光过敏，日照后可出现红斑、水肿、色素沉着、干燥、角化过度及萎缩等皮损。 有些患者表现为智能落后、感音性耳聋及共济失调。 患者易患基底细胞癌、鳞癌、恶性黑色素瘤等，均伴有免疫系统的异常。

本病可分为（XPA～XPG）7 型，目前已克隆出 XPA、XPB、XPAC、XPD 的基因，其中 XPA 定位于 9q34.1，XPB 定位于 2q21。

五、α₁ 抗胰蛋白酶缺乏症

正常人血清中含有一种抑制蛋白酶活性的重要物质即 α_1 抗胰蛋白酶（α_1-antitrypsin，α_1-AT；OMIM♯107400）。 α_1-AT 为肝脏合成的一种糖蛋白，由 1 条 400 个左右氨基酸的肽链及 4 条糖链构成，正常人的血浆中每 100 ml 含有 α_1-AT 180～250 ng。 α_1-AT 不仅存在于血浆中，还广泛分布于尿液、唾液、支气管分泌物、泪液、脑脊液、羊水、初乳等体液，以及某些组织细胞的胞质中；能抑制血清中大约 90% 的胰蛋白酶、血纤维蛋白溶酶、激肽释放酶、胶原酶、凝血酶和弹性蛋白酶等的活性。　α_1-AT 基因位于 14q32.1，为常染色体上的复等位基因，呈常染色体共显性遗传。　α_1-AT 基因全长约 12.3 kb，含有 7 个外显子（A~G）、6 个内含子（Ⅰ~Ⅵ）。

α_1-AT 缺乏症（α_1-AT deficiency）是一种由 α_1-AT 基因突变引起的常染色体隐性遗传病，其特征是血清中 α_1-AT 水平下降。当浓度 <11 μmol/L 时，发生肺气肿的危险性很高。突变型最初在北欧、高加索人种中发现，以后传遍欧洲，又由于移民传至美国和其他国家。

最常见的 α_1-AT 基因突变型是 S 型和 Z 型，都属于单碱基改变型。S 型较 Z 型更常见，还有一种无效型（null-null），很少见，其他突变型更罕见。S 突变型是 α_1-AT 基因的外显子Ⅲ中发生单个碱基取代，致使合成的 α_1-AT 分子中的 264 Glu 被 264 Val 代替。这使得 α_1-AT 分子中的离子键 264 Glu -387Lys 丢失，改变了 α_1-AT 分子内部的结构，分子稳定性受到影响。Z 突变型是 α_1-AT 外显子 V 中发生单个碱基取代，其合成的 α_1-AT 分子中的 342 Glu 被 342 Lys 代替，这也使离子键 342 Glu -294 Lys 丢失，α_1-AT 分子的稳定性也受影响。无效突变个体的 α_1-AT 合成细胞中，α_1-AT mRNA 转录物缺失，表型的血清中完全测不到 α_1-AT，Z 型和无效型个体都易发生肺气肿。SZ 杂合子中有一小部分个体的血清 α_1-AT 水平 <11 μmol/L，有中度发生肺气肿的危险性。

由多个碱基的改变引起 α_1-AT 表达异常目前只发现了 Nichinan 和 Maltin 两种类型，它们在基因水平上各有 1 个三联体密码子的缺失，导致了 α_1-AT 分子中相应氨基酸的缺失。

α_1-AT 缺乏症患者可无慢性支气管炎或哮喘史，但可能有肺气肿或肝硬化的家族史。患者女性稍多于男性。症状出现早，多在 40 岁以前即发病，最初仅在劳动时有气短，随着病情的发展，在走路、上楼梯甚至休息时也有气短，出现进行性气急，有时还出现发绀。寒冷季节容易并发呼吸道感染而使病情加重，甚至导致呼吸衰竭。

在正常生理条件下，α_1-AT 与弹性蛋白酶的水平处于动态平衡状态。一旦由于某种原因使平衡失调，弹性蛋白酶水平过高，就会导致肺泡结构的永久性损伤，引起肺气肿和肝脏疾病。

（郭　锋）

第六章　疾病的多基因遗传

　　人类许多疾病所具有的性状往往是以数量性状为基础的，即在正常数量基础上的增加或减少。　例如，高血压主要表现为血压增高，糖尿病表现为血糖增高，智能障碍则表现为智能降低等。　这些病的患病率并不低，大多＞0.1%，因此被认为是常见病。　家系调查表明，这些病的发病有一定的遗传学基础，常常表现出家族倾向，但系谱分析又不符合一般的常染色体显性、隐性或性连锁遗传方式，即同胞中的患病率远比 1/2 或 1/4 低，只有1%～10%；研究表明，这类疾病的发生不是决定于 1 对等位基因，而是由 2 对或以上的等位基因所决定，因此这类疾病称为多基因病（polygenic disorder）。　同时疾病的形成还受到环境因子的影响，故它们也被称为多因子疾病（multifactorial disorder）或复杂疾病（complex disease）。

第一节　数量性状的多基因遗传

　　多基因遗传性状或遗传病的遗传基础不是 1 对等位基因，而是受 2 对或更多对等位基因所控制，每对等位基因彼此之间没有显性与隐性的区分，而是共显性。　这些等位基因对该遗传性状形成的作用微小，所以也称为微效基因（minor gene），但是多对等位基因的作用累加起来，可以形成一个明显的表型效应，即累积效应（additive effect）。　此外，除了受微效等位基因的影响外，这些遗传性状或遗传病也受环境因素的作用。　这类遗传性状或遗传病的遗传方式称为多基因遗传（polygenic inheritance）。

一、数量性状

　　呈多基因遗传的性状又称为数量性状（quantitative character），这与单基因遗传的性状有所不同。　单基因遗传的性状在群体中，往往可以分出具有和不具有该性状的 2～3 个小群体（全或无）。　也就是说，这一性状的变异在一个群体中的分布是不连续的，这 2～3群之间的差异有着统计学上的意义，所以，单基因遗传的性状也称为质量性状（qualitative character）。

　　多基因遗传的性状在一个群体中的变异分布是连续的，只有一个峰，即平均值。　例如，人的身高在一个随机取样的群体中是由矮到高逐渐过渡的。　很矮和很高的个体只占少数，大部分个体接近平均身高。　如果把这种身高变异分布绘成曲线，可以看出，变异呈正态分布（图 6-1）。

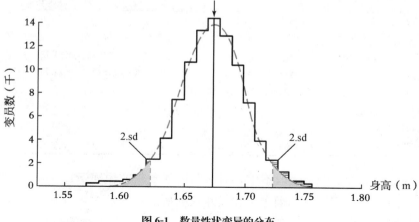

图 6-1　数量性状变异的分布

二、　数量性状的多基因遗传

数量性状是多基因遗传的。 以人的身高为例，假设有 3 对基因影响人的身高：AA'、BB'、CC'，其中 A、B、C 3 个基因各使人的身高在平均值（165 cm）的基础上增高 5 cm（且定为增高基因），而它们的等位基因 A'、B'、C' 3 个基因各使人的身高在平均值的基础上减低 5 cm（且定为减高基因）。 假如亲代为一高身材（195 cm）个体（AA、BB、CC）与一矮身材（135 cm）个体（$A'A'$、$B'B'$、$C'C'$）婚配，则第 1 代子女将为杂合的基因型即 $AA'BB'CC'$，而呈中等身材（身高 165 cm）。 然而，由于环境的作用，他（她）们的身高会在 165 cm 左右有所变异，当然这种差异完全是环境因素影响的结果。 假设相同于第 1 代子女基因型个体间婚配，新的子代（或为第 2 代子女）中大部分个体仍为中等身高，但是变异范围更为广泛，并会出现与亲代相同的极高或极矮类型，即极高者可在平均身高 165 cm 的

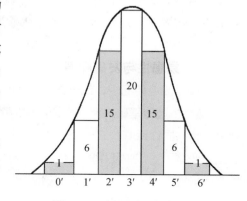

图 6-2　子 2 代身高变异分布

基础上增高 30 cm（基因型为 $AABBCC$）；极矮者可在平均身高 165 cm 的基础上减高 30 cm（基因型为 $A'A'B'B'C'C'$）。 上述的 3 对基因的分离和组合决定了身高上的差异，其中 6 个均为增高基因而没有减高基因者频数为 1；5 个增高基因 1 减高基因者频数为 6；4 个增高基因 2 减高基因者频数为 15；3 个增高基因 3 减高基因者频数为 20；2 个增高基因 4 减高基因者频数为 15；1 个增高基因 5 个减高基因者频数为 6；6 个均为减高基因而没有增高基因者频数为 1（图 6-2，表 6-1）。 同时环境因素对身高有着同样的修饰作用。

表 6-1　子 1 代结合产生子 2 代各基因型的比例

	ABC	A′BC	AB′C	ABC′	A′B′C	AB′C′	A′BC′	A′B′C′
ABC	AABBCC	AA′BBCC	AABB′CC	AABBCC′	AA′BB′CC	AABB′CC′	AA′BBCC′	AA′BB′CC′
A′BC	AA′BBCC	A′A′BBCC	AA′BB′CC	AA′BBCC′	A′A′BB′CC	AA′BB′CC′	A′A′BBCC′	A′A′BB′CC′
AB′C	AABB′CC	AA′BB′CC	AAB′B′CC	AABB′CC′	AA′B′B′CC	AAB′B′CC′	AA′BB′CC′	AA′B′B′CC′
ABC′	AABBCC′	AA′BBCC′	AABB′CC′	AABBC′C′	AA′BB′CC′	AABB′C′C′	AA′BBC′C′	AA′BB′C′C′
A′B′C	AA′BB′CC	A′A′BB′CC	AA′B′B′CC	AA′BB′CC′	A′A′B′B′CC	AA′B′B′CC′	A′A′BB′CC′	A′A′B′B′CC′
AB′C′	AABB′CC′	AA′BB′CC′	AAB′B′CC′	AABB′C′C′	AA′B′B′CC′	AAB′B′C′C′	AA′BB′C′C′	AA′B′B′C′C′
A′BC′	AA′BBCC′	A′A′BBCC′	AA′BB′CC′	AA′BBC′C′	A′A′BB′CC′	AA′BB′C′C′	A′A′BBC′C′	A′A′BB′C′C′
A′B′C′	AA′BB′CC′	A′A′BB′CC′	AA′B′B′CC′	AA′BB′C′C′	A′A′B′B′CC′	AA′B′B′C′C′	A′A′BB′C′C′	A′A′B′B′C′C′

　　当然，决定数量性状的基因远不止 3 对，而且许多研究也显示每一个基因的作用也并不是等大的，而是有所谓的主基因（在数量性状的形成过程起主要作用），加上环境因素的影响，数量性状在群体中的分布就更为复杂，通常形成一种连续的正态分布曲线。

第二节　多基因遗传病的遗传

　　多基因遗传病是一类发病率较高、病情复杂的疾病。无论是病因及致病机制的研究，还是疾病再发风险的评估，都既要考虑遗传（多基因）的因素，也要考虑环境因素。但在本节中，主要讨论遗传因素在多基因病发生中的作用。

一、易患性与发病阈值

　　在多基因遗传病中，若干作用微小但有累积效应的致病基因构成了个体患某种病的遗传因素。这种由遗传基础决定一个个体患病的风险称为易感性（susceptibility）。而由遗传因素和环境因素共同作用并决定一个个体是否易患某种遗传病的可能性则称为易患性（liability）。易患性是多基因遗传中使用的一个特定概念，它是在遗传因素和环境因素的共同作用下判断个体患病可能性的大小。就目前的技术水平，人们尚不能评估某一个体患某种疾病的易患性，因此易患性对于个体来说没有意义；但在群体中，易患性像一般多基因性状一样，若干个体的易患性变异呈正态分布。一个群体中每一个个体的易患性有高有低，但大多数人呈中等水平，即接近平均值，易患性很高或很低的个体都很少。当一个个体的易患性高达或超过一定水平，即达到一定限度时就可能患病。这种由易患性决定的多基因病发病的最低限度称为阈值（threshold）（图 6-3）。由于阈值效应使连续分布的易患性

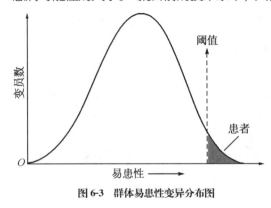
图 6-3　群体易患性变异分布图

被分成两部分，即健康者和患者，使连续变异的数量性状的阈值起了质的变化。 患者易患性平均值接近于正态分布曲线的右侧尾部。 因此，多基因遗传病又属于阈值相关疾病，阈值是易患性变异的某一点，凡易患性超过此点的个体者将患病。 在一定条件下，阈值代表造成发病所必需的、最少的有关基因的数量。

因为一个个体的易患性高低是无法测量的，一般只能根据他们婚后所生子女的发病情况做粗略的估计。 然而，一个群体的易患性平均值，则可以从该群体的患病率（易患性超过阈值的部分）做出估计。 简单地说，如果群体中患病率高，说明这个群体中引起该病的基因数量多，也可以说该群体的易患性高。 因此，其平均值距离阈值就近。 相反，群体中患病率低，则群体中致病基因数量少，易患性低，其平均值距离阈值就远。 因此比较 2 个群体某种疾病的患病率，可以间接地了解 2 个群体的易患性差异，这对于研究、分离疾病发生的遗传及环境因子，预防疾病的发生具有重要的意义。

衡量易患性的尺度可以用正态分布平均值与标准差的已知关系，由患病率估计群体的阈值与易患性平均值之间的距离，这距离即以正态分布的标准差作为衡量单位。 根据正态分布曲线下的总面积为 1（即 100%），可推算得到均数加减任何数量标准差的范围内，曲线与横轴之间所包括面积占曲线下总面积的比例。 正态分布数据包括均数（μ）和标准差（σ）与正态分布曲线下面积的关系（图 6-4）。

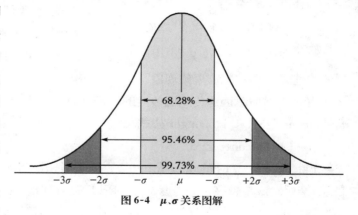

图 6-4 　μ、σ 关系图解

在（μ±σ）范围内，包括全部面积的 68.28%。 超出此范围，即两侧尾部面积占 31.72%，其中右侧尾部面积占 15.86%。

在（μ±2σ）范围内，包括全部面积的 95.46%。 超出此范围，即两侧尾部面积占 4.54%，其中右侧尾部面积占 2.27%。

在（μ±3σ）范围内，包括全部面积的 99.73%。 超出此范围，即两侧尾部面积占 0.27%，其中右侧尾部面积占 0.135%。

多基因遗传病的正态分布曲线下的面积为总人群，其易患性超过阈值的那部分面积为患者所占的百分数，即患病率。 所以人群中某一种多基因病的患病率即为超过阈值那部分面积。 从其患病率就可以得出阈值距离均数（μ）有几个标准差，这只要查正态分布表即可。 上述在右侧尾部面积代表患病率（图 6-5）。 例如，精神分裂症，其群体患病率约为 1.0%，查表可知其阈值距离易患性均数为 2.3 个标准差，即 2.3 个标准差处是该病的发病阈值。

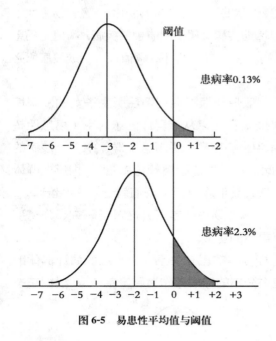

患病率0.13%

阈值

-7 -6 -5 -4 -3 -2 -1 0 +1 -2

患病率2.3%

-7 -6 -5 -4 -3 -2 -1 0 +1 +2 +3

图 6-5 易患性平均值与阈值

二、 遗传度及其估算

多基因遗传病是遗传因素和环境因素共同作用（疾病的易患性）所致。 这其中，遗传因素在多基因遗传病发生中的作用大小可用遗传度来衡量。 遗传度（heritability）是指多基因累加效应对疾病易患性变异的贡献大小。 遗传度越大，表明遗传因素对病因的贡献越大。如果一种疾病其易患性变异全由遗传因素所决定，遗传度就是 100%，这种情况是极少见的。 在遗传度高的疾病中，遗传度可高达 70%～80%，这表明遗传因素在决定疾病易患性变异上有重要作用，环境因素的作用较小；在遗传度低的疾病中，遗传度仅为 30%～40%，这表明在决定疾病易患性变异上，环境因素有重要作用，而遗传因素的作用不显著，就不会出现明显的家族聚集现象。

计算人类多基因遗传病遗传度的高低在临床实践上有重要意义，其计算方法有两种，即 Falconer 公式和 Holzinger 公式。

（一） Falconer 公式

Falconer 公式（Falconer formula）是根据先证者亲属的发病率与遗传度有关而建立的。 亲属发病率越高，遗传度越大，所以可通过调查先证者亲属发病率和一般人群的发病率，算出遗传度（h^2 或 H）。

$$h^2 = b/r$$

已知一般人群的发病率时，用下式计算回归系数 b 及其方差 V_b：

$$b = \frac{X_g - X_r}{a_g}$$

缺乏一般人群的发病率时，可设立对照组，调查对照组亲属的发病率，用下式计算回归系数 b：

$$b = \frac{p_c(X_c - X_r)}{a_c}$$

b：亲属易患性对先证者易患性的回归系数。

r：亲属系数（一级亲属：是指一个人与其双亲、子女和同胞之间，其基因有 1/2 的可能性是相同的；二级亲属：是指一个人与其叔、伯、姑、舅、姨、祖父母和外祖父母之间，其基因有 1/4 的可能性是相同的；三级亲属：是指一个人与其表兄妹、堂兄妹、曾祖父母之间，其基因有 1/8 的可能性是相同的）。

X_g：一般群体易患性平均值与阈值之间的标准差数。

X_c：对照组亲属中的易患性平均值与阈值之间的标准差数。

X_r：先证者亲属易患性平均值与阈值之间的标准差数。

a_g：一般群体易患性平均值与一般群体中患者易患性平均值之间的标准差数（图6-6）。

a_r：先证者亲属易患性平均值与先证者亲属中患者易患性平均值之间的标准差数。

q_g：一般群体发病率。

q_c：对照亲属发病率，$p_c = 1 - q_c$。

q_r：先证者亲属发病率。

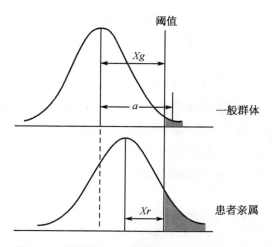

图6-6 一般群体和患者亲属易患性平均值的比较

X_g、X_r 和 a_g、a_r 均可由一般群体发病率、对照亲属发病率和先证者亲属发病率查 Falconer 表得到。

例如，有人调查先天性房间隔缺损在一般群体中的发病率为 1/1 000（0.1%），在 100 个先证者的家系中调查，先证者的一级亲属共有 669 人（双亲 200 人，同胞 279 人，子女 190 人），其中有 22 人（a_r）发病，依次求得先证者一级亲属的发病率为 22/669× 100% = 3.3%（q_r），然后查 Falconer 表。按群体发病率查得 X_r 和 a_r，再根据亲属发病率查得 X_r 和 a_r，然后代入公式求出 b 值。

$$b = \frac{X_g - X_r}{a_g} = \frac{3.090 - 1.838}{3.367} = 0.37$$

将 b 值代入公式：

$$h_2 = b/r = 0.37/0.5 = 0.74 = 74\%$$

以上计算结果表明，遗传因素对先天性房间隔缺损发生的贡献为 74%，经显著性检验该遗传度有统计学意义。

在缺乏一般人群发病率数据时，可选择与病例组匹配的对照组，调查对照组亲属的发病率，用先证者亲属和对照亲属的发病率计算遗传度。

再如，对江苏启东肝癌的调查发现，肝癌患者一级亲属 6 591 人中，有 359 人（a_r）发病，其发病率为 5.45%（q_r）；在年龄和性别均与患者相应的无病对照者的 5 227 名一级亲属中，有 54 人患肝癌，发病率 $q_c = 0.0103 = 1.03\%$。$p_c = 1 - q_c = 0.9897$，分别查得 X_r、X_c 和 a_r、a_c，然后代入公式求出 b 值。

$$b = \frac{p_c(X_c - X_r)}{a_c} = \frac{0.9897(2.315 - 1.603)}{2.655} = 0.2654$$

以上计算结果表明，遗传因素对肝癌发生的影响超过 50%，经显著性检验该遗传度有统计学意义。

（二）Holzinger 公式

Holzinger 公式（Holzinger formula）是根据遗传度越高的疾病，单卵双生的患病一致率与双卵双生患病一致率相差越大而建立的。

所谓单卵双生（monozygotic twin，MZ）是指由 1 个受精卵形成的 2 个双生子，他（她）们的遗传基础相同，发育环境则可能存在差异；双卵双生（dizygotic twin，DZ）是指由 2 个受精卵形成的 2 个双生子，他（她）们的遗传基础不同（其差异程度与一般同胞相同），发育环境也可能存在差异。 所谓患病一致率是指双生子中一个患某种疾病，另一个也患同样疾病的频率。

$$h^2 = \frac{C_{MZ} - C_{DZ}}{100 - C_{DZ}}$$

C_{MZ}：单卵双生子的同病率。

C_{DZ}：双卵双生子的同病率。

例如，对躁狂抑郁性精神病的调查表明，在 15 对单卵双生子中，共同患病的有 10 对；在 40 对双卵双生子中，共同患病的有 2 对。 依此来计算单卵双生子的同病率为 67％，双卵双生子的同病率为 5％。 代入上式：

$$h^2 = \frac{C_{MZ} - C_{DZ}}{100 - C_{DZ}} = \frac{67 - 5}{100 - 5} = 0.65 = 65\%$$

以上结果表明，在躁狂抑郁性精神病中，遗传因素的影响为 65％。

一些常见的多基因遗传病和先天性畸形的患病率和遗传度见表 6-2。

表 6-2 常见多基因遗传病的群体发病率、先证者一级亲属发病率、性别比和遗传度

疾 病	群体发病率（%）	先证者一级亲属发病率（%）	性别比（男：女）	遗传度（%）
唇裂±腭裂	0.17	4	1.6	76
腭裂	0.04	2	0.7	76
脊柱裂	0.3	4	0.8	60
无脑儿	0.5	4	0.5	60
各型先天性心脏病	0.5	2.8	—	35
先天性髋关节脱位	0.1～0.2	男性先证者 4 女性先证者 1	0.2	70
先天性幽门狭窄	0.3	男性先证者 2 女性先证者 10	5.0	75
先天性畸形足	0.1	3	2.0	68
先天性巨结肠	0.02	男性先证者 2 女性先证者 8	4.0	80
精神分裂症	0.5～1.0	10～15	1	80
原发性癫痫	0.36	3～9	0.8	55
原发性高血压	4～10	15～30	1	62
冠心病	2.5	7	1.5	65
青少年型糖尿病	0.2	2～5	1	75

疾 病	群体发病率 (%)	先证者一级亲属 发病率(%)	性别比 (男：女)	遗传度 (%)
哮喘	1~2	12	0.8	80
消化性溃疡	4	8	1	37
强直性脊椎炎	0.2	男性先证者 7 女性先证者 2	0.2	70
原发性肝癌	0.05	5.45	3.5	52

应当指出，遗传度估计值是由特定环境中特定人群的发病率估算得到的，不宜外推到其他人群和其他环境。 遗传度是群体统计量，用到个体毫无意义。 如果某种疾病的遗传度为 50%，不能说某个患者的发病一半由遗传因素决定，一半由环境因素决定，而应该说在这种疾病的总变异中，一半与遗传变异有关，一半与环境变异有关。 遗传度的估算仅适合于没有遗传异质性，而且也没有主基因效应的疾病。 若导致疾病的多基因中有一个显性主基因，那么估算的遗传度可以超过 100%；若主基因为隐性基因，则由先证者的同胞估算的遗传度可以高于由父母或子女估算的遗传度。 因此，只有当由同胞、父母和子女分别估算的遗传度相近似时，这个遗传度才是合适的。 同时也才能认为该疾病的发生可能是多基因遗传的结果。

三、 影响多基因遗传病再发风险估计的因素

（一） 遗传度

从图 6-6 可以看出，群体易患性和患者一级亲属的易患性均呈正态分布。 但是，两者超过阈值而发病的部分，在数量上有所不同。 患者一级亲属的患病率（斜线区）比群体患病率（横线区）要高得多。

假定易患性变异完全取决于遗传因素，即遗传度为 100%，由于患者一级亲属的基因有 1/2 可能性与患者相同，所以其易患性平均值介于群体易患性平均值与患者易患性平均值之间。 然而，在遗传度 70%~80% 的情况下，患者一级亲属易患性平均值略向左移，而更为靠近群体易患性平均值，因而患病率必将比遗传度为 100% 者低。 如果遗传度 <70%，患者一级亲属易患性平均值将更为左移，其患病率必将更为降低。

在相当多的多基因病中，群体患病率为 0.1%~1%，遗传度为 78%~80%，患者一级亲属的患病率（q_r）近于群体患病率（q_g）的开方，即 $q_r = \sqrt{q_g}$；当遗传度 <70% 时，患者一级亲属的患病率低于群体患病率的开方值。 例如，唇裂在中国人群体中的患病率为 0.17%，其遗传度为 76%，患者一级亲属的患病率为 4%，近于 1.7/1 000 （= 4.1%）。如果遗传度为 100%，患者一级亲属的患病率将近于 9%；如果其遗传度为 50% 时，则患者一级亲属的患病率将 <2%。

因此，有了群体患病率和遗传度，即可对患者一级亲属患病率做出适当估计（图 6-7 ）。

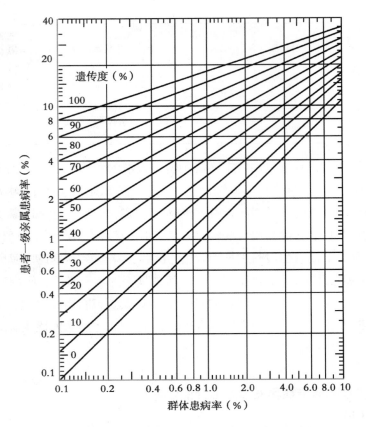

图 6-7　群体中患病率、遗传度与患者一级亲属患病率的关系

　　图 6-7 显示了群体患病率、遗传度和患者一级亲属患病率之间的相互关系，可以从中估计多基因病的发病风险率。　例如，无脑畸形和脊柱裂的患病率为 0.38%，在图中横轴上查出 0.38 之点，做一垂直线与纵轴平，已知此病的遗传度为 60%。　从图中找出遗传度 60% 的斜线，把它和 0.38 的垂直线相交点做一横线在纵轴上的一点近于 4，即表明该病的一级亲属患病率接近 4%。

　　有些多基因病，在遗传度相同的情况下，群体患病率不同，发病风险率也不同，同样可以从图中进行估计。　例如，在遗传度为 50% 的条件下，群体患病率为 0.1% 时，患者一级亲属患病率为 1%，即较群体的患病率高 10 倍；群体患病率为 1% 时，患者一级亲属患病率为 5%，即较群体患病率高 5 倍；群体患病率为 10% 时，患者一级亲属的患病率为 20%，即较群体患病率高 2 倍（表 6-3）。

　　表 6-3 是从图 6-7 中选出的几组常用的数据编制成的。　从表中大致可以看出，群体患病率和患者一级亲属患病率的差异与遗传度密切相关。

（二）家族聚集现象

　　由于多基因病有家族聚集倾向，所以患者亲属的患病率高于群体患病率，但亲属患病率随着与先证者的亲属关系级数递增而剧减，并向着群体患病率靠拢。

表 6-3　患者一级亲属患病率与遗传度、群体患病率的关系

遗传度(%)	群 体 患 病 率 (%)		
	0.1	1	10
50	1	5	20
60	2	6	24
70	3	8	28
80	4	10	30
90	6	13	33
100	8	16	36

注：表中数字为患者一级亲属患病率估计值。

（三）家族中患者成员数

家庭中有 2 个患者比有 1 个患者的患病危险率高。例如，唇腭裂群体患病率为0.17%，遗传度是76%，人群中一对表型正常的人婚配，他们第 1 胎罹患唇腭裂的风险是群体患病率即 0.17%。如已生有1 个此病患儿，第 2 胎再生唇腭裂患儿的风险上升到约 4%。如已生有 2 个此病的患儿，第 3 胎再生的风险就上升到约 10%。表明患儿的双亲产生此种畸形的基因数较多。然而在单基因遗传病中，因父母亲的基因型已定，无论已生出几个患儿，发病风险率都是 1/2 或 1/4。

（四）患者病情严重程度

例如，患儿为单侧唇裂，同胞发病风险为2.46%；患儿为单侧唇裂＋腭裂，同胞发病风险为4.0%；患儿为双侧唇裂＋腭裂，同胞发病风险为5.6%。患儿的病情越严重，表明双亲带有更多的致病基因。这一点也与单基因遗传病不同。在单基因遗传病中，不论病情的轻重如何，一般都不影响其再发危险率，即仍为 1/2 或 1/4。

（五）性别差异

某种多基因病的患病率存在有性别差异时，表明不同性别的发病阈值是不同的。群体患病率较低即阈值较高的那种性别罹患，则患者亲属的发病风险较高。例如，人群中男性先天性幽门狭窄的患病率高于女性，男性患病率为 0.5%，女性患病率为 0.1%，男性的患病率比女性高5 倍，即男性发病阈值低于女性（图 6-8）。男性患者的儿子患病率为5.5%，女儿的患病率为 2.4%。如为女性患者，其儿子的患病率达到 19.4%，女儿的患病率达到 7.3%，表

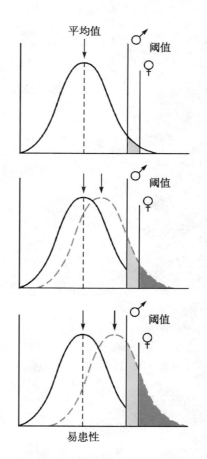

图 6-8　阈值有性别差异的易患性分布
（先天性幽门狭窄）

明女性患者比男性患者带有更多的致病基因。

如上所述，鉴于多基因病的传递符合数量遗传性状规律，因而呈现这些特点。又由于它不像单基因遗传病那样相对较容易认识和较方便推算子代的发病概率，所以对于多基因病亲属发病风险率的估计必须根据上述特点及有关资料和数据进行具体分析。

（刘　雯）

第七章　多基因遗传病

许多常见病或多发畸形的发病率为 0.1‰~1‰，并有家族聚集现象，但系谱分析又不符合一般的常染色体显性、隐性或性连锁遗传方式，即同胞中的患病率远低于 1/2 或 1/4，只有 1%~10%。 影响这些疾病的遗传因子为多对微效基因，发病还受到环境因素的重要影响。 这些有一定遗传基础的复杂疾病，称为多基因遗传病（polygenic disease），又称复杂疾病（complex disorder）。 常见且重要的多基因遗传病包括精神分裂症、躁狂抑郁症、糖尿病、原发性高血压和癌症等。

第一节　精神分裂症

精神分裂症（schizophrenia，SP；OMIM＃181500）是一种全球性的常见病，其终身发病率约为 1%，据 WHO 统计数据，其社会负担居各种疾病的第 4 位。 家系调查、双生子以及寄养子研究已经证实，精神分裂症属多基因遗传方式。 寻找精神分裂症致病基因，探索其分子病因，对精神分裂症的预防和治疗具有十分重要的意义。

一、精神分裂症的临床特征

精神分裂症的临床表现比较复杂。 多起病于青壮年，具有特征性的思维、情绪和行为互不协调、联想散漫、情感淡漠、言行怪异、脱离现实等多方面的障碍。 一般无意识及智力障碍，病程多迁延。 精神分裂症的症状可因疾病的类型、发病阶段而有很大不同。 在急性阶段，以幻觉和妄想等症状为主；在慢性阶段，则以思维贫乏、情感淡漠、意志缺乏和孤僻内向等为主。

（一）联想障碍

联想过程缺乏连贯性和逻辑性是精神分裂症的特征性症状。 表现为言谈或书写文章时出现词不达意，言语支离破碎，思维松弛或思维活跃但不规律。

（二）情感淡漠、情感不协调

患者病情较轻时，仅表现对周围的任何人欠关心和体贴。 当病情重时，则表现为反应迟钝，对生活和学习兴趣减小。 随着病情的继续发展，情感日益淡漠，甚至对失去亲人等常人表现极大悲哀的事，也表现冷淡。 最后丧失对周围环境的情感联系。 但在情感淡漠时，患者会出现情感倒错，如可因琐事而勃然暴怒，有时或笑谈自己不幸的遭遇。

（三） 意志活动减退或缺乏主动性

患者活动减少，缺乏主动性，行为变得孤僻、被动、退缩等意志减退症状，如无故旷课或旷工、不注意清洁卫生（长期不洗澡、不理发等）、终日无所事事。 有时会出现意向倒错，如吃一些不能吃的东西（如肥皂、污水等），或自伤身体某些部位等。

（四） 幻觉、妄想和紧张症症候群

患者的幻觉和妄想内容较荒谬和脱离现实。 如幻听一些使患者不愉快的内容，有命令性幻听、评论性幻听或思维鸣响；有时沉醉在幻听中而自语、自笑，有时出现幻味、幻触和幻嗅，甚至出现人格解体的幻觉（如脑袋离体、自我分成 2 个或 3 个等）。 妄想也见于其他精神疾病，不是精神分裂症的特征性症状。

（五） 缺乏自知力

绝大多数患者并不认为自己的病态是由于自身患病所致，而坚持认为是由于某些人恶意加害自己。 患者不承认自己有病，也不愿接受治疗。 以上均为精神分裂症自知力受损所致。

本病尚无检验辅助诊断方法，仅凭临床症状诊断，故可能出现漏诊或误诊。 因此，定位和克隆精神分裂症的易感基因，将有助于探讨其分子病因，为临床基因诊断、分子制药和基因治疗奠定基础。

二、 精神分裂症发生的遗传因素

大量的家系研究、双生子研究显示，遗传因素在精神分裂症的发病过程中起着非常重要的作用，且有遗传异质性的特点。 精神分裂症遗传方式不固定，显性、隐性及多基因遗传方式均有报道，但大多学者认为精神分裂症是一组多基因遗传病，其遗传度为 70% ~ 85%；但有一定的环境因素诱导，如妊娠期间病毒感染、出生时并发窒息及社会环境等。

从 20 世纪 60 年代开始，相继有关于精神分裂症患者染色体异常的报道，包括：①脆性染色体畸变，发现的脆性位点有 8q24 和 19p13；②相互易位：t（1；7）（p22；q22）和 t（2；18）（p11.2；p11.2）等；③部分三体：异常片段在 5q11-q13、5p14.1 及 8 号三体；④倒位异常：9p11-q13、4p15.2-q21；⑤缺失异常：22q11.1、5q21-q23.1 等。 但是，上述染色体畸变只出现在精神分裂症案例中，并非是本病的特异性变异。 因而，精神分裂症与染色体畸变之间没有明显关联。 但上述染色体畸变部位的发现，有助于确定精神分裂症易感基因。 随着人类基因组计划的完成及人类疾病组计划的进展，现在已利用某些遗传标记定位和克隆了许多与神经-精神-生理活动有关的基因，推动了人类在分子水平上对精神分裂症病因学的探索。

近年来，应用连锁分析、全基因组关联研究（GWAS）和全外显子测序（WES）等技术，已发现除了多巴胺、5-羟色胺系统和调节谷氨酸能神经系统的基因外，众多基因或位点可能是精神分裂症的易感基因或候选区域。

（一）*DRD* 基因

多巴胺是一种非常重要的神经递质，对调节人的精神-神经活动具有重要作用。 多巴胺过量一直被认为是导致精神分裂症的主要原因，故多巴胺受体基因亦被认为是精神分裂症的重要候选基因。 ①多巴胺 D_2 受体（dopamine D_2 receptor，*DRD*$_2$）基因，临床上的许多精神分裂症的治疗药物均为 DRD_2 的阻断剂，*DRD*$_2$ 受体基因也因此成为精神分裂症易感基因的候选对象。 *DRD*$_2$ 基因位于 11q22.1-22.3，虽然大多数资料显示 *DRD*$_2$ 基因与精神分裂症的易感性无关，但日本患者的 *DRD*$_2$ 基因第 141 位 C 碱基缺失频率显著降低，而英国白种人患者的第 141 位 C 碱基缺失显著升高。 ②多巴胺 D_3 受体（*DRD*$_3$）基因位于 3q13.31，主要在端脑、伏隔核、Callegia 岛及其他边缘系统（如嗅体、海马和乳头体）有特异表达，与思维、情感等功能有关。 研究表明，*DRD*$_3$ 第 1 外显子的第 9 个密码子存在由 Ser/Gly 替代形成的 Bal Ⅱ 限制性片段多态性与精神分裂症的发生存在相关性。 因此，*DRD*$_3$ 基因为精神分裂症重要的候选基因。 ③多巴胺 D_4 受体（*DRD*$_4$）基因位于 11p15.5，与 DRD_2 和 DRD_3 都有明显的同源性，*DRD*$_4$ 第 521 位 C→T 多态性及第 3 外显子 48bp 重要片段的多态性显示与精神分裂症的微弱关联。 ④迄今为止，尚无证据证明 *DRD*$_1$ 和多巴胺 D_5 受体（*DRD*$_5$）基因与精神分裂症相关。

（二）*5-HTR2A* 基因

神经递质中的另一种重要成分是 5-羟色胺，通过受体介导来调节人的神经活动。 在人体中，5-羟色胺受体（5-hydroxytryptamine receptor，5-HTR）为多种类型蛋白质组成一个蛋白家族。 其中 *5-HTR2A* 基因位于 13q14.2，其基因产物是由 471 个氨基酸组成的 G 蛋白偶联受体，特异地分布于带状核、嗅结体、新皮质 Ⅰ 和 V 层、梨状皮质和嗅前体。 研究发现，*5-HTR2A* 第 102 位 T→C 的限制性片段长度多态性位点与精神分裂症的发生存在相关性，是理想的遗传学标记。 目前临床上使用的一些抗精神分裂症新药，均是特异性地作用于 *5-HTR2A* 而产生药效的，故 *5-HTR2A* 基因可能与精神分裂症的病理变化有关。

（三）*HLA* 基因

位于 6p21.3 的人类白细胞抗原（*HLA*）基因是人类基因组中多态性最丰富的基因群，直接决定免疫排斥反应。 某些精神分裂症亚型患者存在自身免疫现象，从而推测 HLA 可能参与精神分裂症的发病过程。 大量研究证明，HLA-A$_1$、-A$_2$、-A$_9$、-B$_5$、-CW$_4$、-DR$_8$ 等与精神分裂症呈正相关，HLA-DR$_4$、-DQB$_1$ 与精神分裂症呈负相关。

（四）*KCNN*$_3$ 基因

人脑和小鼠脑中存在编码一种较小的钙激活钾离子通道蛋白的 cDNA 家族，分别为 *KCNN*$_1$、*KCNN*$_2$ 和 *KCNN*$_3$。 人 *KCNN*$_3$ 基因（1q21.3）编码 731 个氨基酸长度的多肽链，在基因内靠近 5′ 端的区域含有 2 个 CAG 三核苷酸重复序列，第 2 个 CAG 重复序列的多态性最常见。 研究发现，精神分裂症患者中较长 CAG 重复等位片段的频率显著高于正常人，*KCNN*$_3$ 基因较长的 CAG 重复片段与精神分裂症之间可能存在中等强度的相关。

除上述 4 类基因外，被怀疑为精神分裂症易感基因（候选区）的基因如表 7-1 所示。

表 7-1　精神分裂症可能的易感基因候选区

染色体	染色体定位	易感候选基因
1	1p36.22	MTHFR
	1q22	RGS4
	1q32.1	CHI3L1
	1q42.2	DISC1
2	2q33	ERBB4
3	3p25.2	SYN2
4	4p13	PMX2B
5	5q33.3	CLINT1/EPNR
6	6p22.3	DTNBP1
	6p21.32	NOTCH4
	6q23.2	TRAR4
8	8p12	NRG1
9	9q34.3	GRIN1
11	11p14.1	BDNF、GPR48
12	12q24.11	DAO
	12q24	NOS1
13	13q33.2	DAOA/G7、
	13q14.2	HTR2A
14	14q32.23	AKT1
15	15q13.3	CHRNA7
17	17q11.2	SLC6A4
18	18p11.21	GNAL
19	19p13.3	C3
22	19q13.32	APOE
	22q11.21	COMT、ZDHHC8、PRODH、
	22q12.3	RTN4R、APOL2、APOL4

　　另外，CAG/CTG 三核苷酸重复序列也被证实与精神分裂症的发生有一定关联；已经证实或确认的精神分裂症亚型的基因座还有：*SCZD1*（5q23-q35），*SCZD3*（6p23），*SCZD5*（6q13-q26），*SCZD6*（8p21），*SCZD7*（13q32），*SCZD8*（18p），*SCZD10*（15q15），*SCZD11*（10q22.3）及 *SCZD12*（1p36.2）等。

三、精神分裂症发生的环境因素

（一）子宫内感染与产伤

　　研究发现，母亲孕期如有病毒感染者或者有产科并发症的新生儿，成年后发生精神分裂症的比例明显较高。母亲孕期营养不良、吸烟、饮酒、接触有毒物质等，都可能影响胎儿的神经系统发育，增加子女成年后患精神分裂症的风险。

（二）社会心理因素

社会心理因素包括文化、职业、社会阶层、社会隔离与心理社会应激事件等。 临床上调查发现，很多患者在发病前 6 个月内有应激事件的发生。 孩童时期和青少年时期的成长环境、创伤性事件都可能是其成年之后发生精神分裂症的相关因素。

第二节　糖　尿　病

糖尿病（diabetes mellitus，DM）的患病人数正随着生活水平提高、人口老化、生活方式改变及诊断技术的进步而迅速蹿升。 欧美人群糖尿病患病率为 2% ~ 3%，中国人糖尿病发病率达 6.7%（2011），已超过世界平均水平（6.4%）。 在发达国家，糖尿病是继心血管疾病和肿瘤之后的第三大非传染性疾病，为世界第 5 位死亡原因，成为严重威胁人类健康的全球性公共卫生难题。

一、糖尿病的临床特征

糖尿病的临床表现是以慢性血糖升高为特征的碳水化合物、蛋白质、脂肪代谢紊乱的综合征。 慢性高血糖导致各种脏器尤其是眼、肾、神经及心血管的长期损害、功能不全和衰竭。 糖尿病包括多种亚型。

（一）1 型糖尿病

1 型糖尿病（OMIM♯222100）也称为青少年型糖尿病，常在青少年期即发病，起病急、症状重且易发生酮症酸中毒。 患者消瘦，必需使用胰岛素控制病情，属于自身免疫性疾病。 患者由于胰岛 β 细胞膜上 HLA-Ⅱ类基因异常表达，使得 β 细胞成为抗原递呈细胞，在环境因素（病毒感染等）作用下，免疫反应被激活，产生自身抗体，导致胰岛细胞炎症，演变而成为糖尿病。

（二）2 型糖尿病

2 型糖尿病（OMIM♯125853）常发生于中年以后，患者一般都较肥胖，起病缓慢、症状较轻。 发病多为自主神经类型，表现为副交感神经张力增加，交感神经张力减弱，导致低血糖倾向及多食、肥胖。 2 型糖尿病患者随年龄增长出现胰岛 β 细胞数目减少，胰岛素分泌缺陷或终末器官对胰岛素产生抵抗性，导致糖尿病。 老化过程中胰岛素原合成减少 16% ~ 39%（表 7-2）。 2 型糖尿病的发病率占糖尿病的 90% ~ 95%。

表 7-2　1 型糖尿病和 2 型糖尿病的主要特征

特　征	1 型糖尿病	2 型糖尿病
发病年龄	通常＜40 岁	通常＞40 岁
胰岛素分泌	无	部分有
胰岛素抵抗	无	有

特　征	1 型糖尿病	2 型糖尿病
自身免疫	有	无
肥胖	不常见	常见
同卵双生一致性	0.35～0.50	0.90
同胞再发风险	1%～6%	15%～40%

（三）其他类型的糖尿病

其他类型的糖尿病包括呈常染色体遗传的糖尿病、妊娠糖尿病等。

二、糖尿病发生的遗传因素

糖尿病的发生有着明显的遗传基础，青少年型糖尿病的遗传度高达 75%。研究显示，糖尿病患者家族史阳性者占 25%～50%；双生子研究也发现单卵双生子的糖尿病发病一致率为 45%～96%。

（一）糖尿病的候选基因

通过基因组扫描等技术已获得与 1 型糖尿病和 2 型糖尿病相关的一些基因，目前研究得比较多的候选基因包括以下几个。

1. 胰岛素基因　胰岛素基因位于 11p15，由 3 个外显子和 2 个内含子组成，该基因已被克隆并已完成测序。目前发现该基因上 5 个位点的突变与糖尿病的发生有关。

2. 胰岛素受体基因　胰岛素受体是一种细胞膜糖蛋白，其基因位于 19p13.3-13.2，基因长度为 120kb 左右，由 22 个外显子和 21 个内含子组成。胰岛素受体基因突变，可引起胰岛素受体蛋白结构和功能的改变，从而影响受体与胰岛素的特异性结合，与糖尿病的发生有关。

3. 葡萄糖激酶（GCK）基因　GCK 基因位于 7 号染色体短臂，由 10 个外显子组成。GCK 的基因突变多为错义突变，引起 GCK 结构的改变，降低酶的活性。GCK 的突变可导致一种青少年起病的成年型糖尿病（maturity onset of diabetes in young，MODY）。

4. HNF1α 和 HNF4α 基因　该基因位于 12 号染色体，是肝细胞中的重要的转录因子，也是对胰腺 β 细胞的发育和功能有着重要影响的转录因子。HNF4α 位于 20 号染色体长臂，是 HNF1α 基因的转录调控因子。

5. IPF-1 基因　位于 13q12.1，IPF-1 也是一种转录因子，目前已至少有 4 种 IPF-1 的突变被认为会导致胰腺发育不全。

6. 线粒体基因　1992 年，Ballinger 首先在一个母系遗传的糖尿病伴感觉神经性耳聋的家系中发现 1 例 DNA 10.4kb 的缺失，以后又在这一类糖尿病的家系中发现 mtDNA 中 tRNA 基因 3243 位点存在 A→G 点突变，至今已报道 45 个家系 199 名 2 型糖尿病患者带有此点突变，其中 82% 患者患有糖尿病，说明该位点的突变和 2 型糖尿病相关。

（二）糖尿病与 HLA 多态性

HLA-DQB$_1$ *301、DQB$_1$ *302、DQB$_1$ *201 与 1 型糖尿病有一定的关联。DQα 链 52

位为非精氨酸，DQβ 为非天冬氨酸时对 1 型糖尿病强烈易感；HLA-DRB$_1$ 的 DR$_3$ 与 DQB$_1$*201 之间存在连锁不平衡，HLA-DRB$_1$ 的 DR$_4$ 与 DQA$_1$*301 之间存在连锁不平衡，所以 DR 和 DR$_4$ 也与 1 型糖尿病相关。 各种 HLA 等位基因本身并不一定直接导致糖尿病的发生，但可能协同糖尿病的易感基因发挥作用。

三、 糖尿病发生的环境因素

在糖尿病的发病中，年龄、饮食习惯等环境因素也起到重要的作用。 由于生活习惯的改变，近年来我国糖尿病的发病率呈上升趋势。

（一） 肥胖

肥胖是 2 型糖尿病的重要诱发因素。 肥胖会使外周靶组织的细胞膜胰岛素受体减少，而且伴有受体后缺陷，使胰岛素的生物学效应降低，导致血糖升高。

（二） 感染

曾有报道，在柯萨奇 B$_4$ 病毒感染流行后发现人群中糖尿病的发病率上升。 在 1 型糖尿病致病因素的研究中，发现柯萨奇 B$_4$ 病毒、腮腺炎病毒、脑心肌炎病毒等可导致实验动物的胰岛感染，β 细胞破坏，而造成糖尿病的发生。

（三） 拮抗激素

胰高血糖素等拮抗胰岛素生理作用的激素分泌过多，引起胰岛分泌功能的调节异常，在导致糖尿病代谢紊乱的机制上有重要影响。

（四） 其他

应激、缺乏体力活动、多次妊娠与分娩均有可能成为 2 型糖尿病的诱发因素。 应激状态下胰高血糖素等拮抗激素分泌上升；肾上腺素、雌激素、钙离子拮抗剂、苯妥因钠等激素或药物也会成为糖尿病的诱因。

第三节 哮 喘

支气管哮喘（bronchial asthma）是机体对抗原性或非抗原性刺激引起的一种气管-支气管反应性增高的疾病，简称哮喘。 哮喘在我国的发病率为 1% 左右，其中儿童发病率为 2%～3%。 大约 20% 的患者有家族史。

一、 哮喘的临床特征

临床上根据哮喘发生的病因和发病机制，可分为外源性哮喘和内源性哮喘，前者的刺激因素为抗原性因素，后者为非抗原性因素。 其临床特点是患者常有胸闷、咳嗽、发作性伴有哮鸣音的呼吸困难，长期反复发作常并发慢性支气管炎和肺气肿。

二、哮喘发生的遗传因素

哮喘的发生有明显的遗传基础，外源性哮喘符合多基因遗传的特点，遗传度为 72%，而据研究认为内源性哮喘可能属于常染色体隐性遗传。 近年来，随着分子生物学的发展，国内外学者通过候选基因法、定位克隆法和 GWAS 共确定了数百个哮喘易感基因（表 7-3 ）。

表 7-3　部分某些疑似的哮喘候选基因

候选基因/OMIM	染色体定位区域	基因表达产物
KCNS3/603888	2p24	电压门控延迟整流钾通道亚家族 S 成员 3
HNMT/605238	2q22.1	组氨酸-N-甲基转移酶
MUC7/158375	4q13.3	唾液黏蛋白 7
IL13/147683	5q31.1	白细胞介素（IL）-13
IL12B/161561	5q33.3	IL-12B
SCGB3A2/606531	5q32	分泌珠蛋白家族 3A 成员 2
ADRB2/109690	5q32-34	β_2-肾上腺素受体
HLA-G/142871	6p22.1	HLA-G
PLA2G7/601690	6p12.3	磷脂酶 A2 第 7 组
TNF/191160	6p21.33	肿瘤坏死因子
CCL24/602495	7q11.23	趋化因子 CC 基序配体 24
UGB/SCCB1A1/192020	11q12.3	子宫珠蛋白
HLA-DRB1/142857	6p21.32	HLA-DRB1
STAT6/601512	12q13.3	信号转导及转录活化蛋白 6
IL4R/147781	16p12.1	IL-4 受体

（一）调控 IgE 反应的相关基因

外源性哮喘主要为由抗原性因素诱发的 I 型变态反应。 I 型变态反应中 IgE 生成的遗传调控可分为：非特异性 IgE 反应，机体内 IgE 的基础水平由 IgE 调节基因控制，其基因型在群体中符合 Hardy-Weinberg 定律；特异性 IgE 反应，由特异的变应原引起，但调控的基因不太清楚。

PHF11 基因位于 13q14，其编码蛋白为 NY-REN-34，在 B 细胞中具有高表达，有转录调控因子的特征，对 B 细胞产生 IgE，具有调节作用。 TCQ2 基因位于 14q11.12，为 T 细胞的受体，可调节 IgE 的反应。

（二）与支气管高反应性相关的基因

哮喘患者在受到过敏原或其他刺激后，由于炎症反应引起气道反应性增高是哮喘的发病机制之一。 气道的高反应性与遗传有关。

ADAM33 位于 20p13，是第 1 个被定位克隆的与哮喘相关的基因，其与支气管高反应性及气道壁的重构密切相关。

（三）其他

IL-9 在哮喘的炎症反应中发挥重要作用，IL-9 基因被认为是哮喘的候选基因，位于

5q31-33。 DPP10 对哮喘的气道炎症反应起调节作用，对气道平滑肌的紧张性可在中枢水平上进行调节。

三、哮喘发生的环境因素

外源性哮喘的刺激因素多为抗原性因素，患者一般有明显的过敏史，于幼年时发病。诱发疾病的抗原可以是吸入性过敏原、食物（如鱼、虾等水产品，牛奶等）、药物等。 虽然有研究认为，内源性哮喘可能属于常染色体隐性遗传，但这一类型哮喘的发生也与环境有密切的关系。 有很多非抗原性因素可诱发内源性哮喘，最常见的有呼吸道感染、冷空气刺激等。

（一）过敏原

室内过敏原常见的有屋尘、粉尘、纤维、尘螨、动物毛、皮屑、蟑螂和真菌。 屋尘螨抗原是由螨虫身体各部分、分泌物和排泄物组成。 室外过敏原有花粉等。 食物过敏患者中哮喘发病率为 6.8%～17.0%，食物过敏原常见的如鱼、虾、蟹、蛋类、牛奶等。 另外某些药物也可引起哮喘发作，常见的致敏药物有阿司匹林、β 受体阻滞剂、可卡因、非类固醇消炎药、普罗帕酮（心律平）等。

（二）感染

腺病毒、流感病毒、副流感病毒、呼吸道合胞病毒、肺炎支原体和衣原体等引发的呼吸道感染是诱发支气管哮喘的重要因素。

（三）空气污染物

工业和交通运输工具的废气排放造成了日益严重的空气污染。 空气污染物主要有：一氧化碳、氮氧化物、碳氢化合物、硫氧化物和细颗粒（PM）等。 在空气污染严重的地区哮喘发病率明显增高。 甲醛等室内空气污染物也是增加哮喘风险的诱因。

（四）吸烟

香烟烟雾中有多种有毒化合物，包括可吸入颗粒物、多环碳氢化合物、尼古丁等。 这些有毒物质会损伤气道上皮细胞，使纤毛运动减退，巨噬细胞吞噬功能降低，导致气道净化功能下降；同时，吸烟还会刺激黏膜下感受器，使副交感神经功能亢进，气道平滑肌收缩，腺体分泌亢进，杯状细胞增生，气道阻力增加。 研究发现，吸烟可增加患哮喘的风险。

（五）其他

有些患者在剧烈运动停止后 2～5 分钟内发生哮喘，称为运动性哮喘；情绪激动也可诱发神经精神性哮喘。

第四节　原发性高血压

高血压（hypertension）是一类以动脉压升高为主要特征，可并发心、脑、肾和视网膜等靶器官损伤及代谢改变的临床综合征。 高血压可分为原发性高血压（essential hypertension，EH；OMIM♯145500）和继发性高血压，其中 90% ~ 95% 的患者为原发性高血压。

一、原发性高血压的临床特征

原发性高血压根据不同类型和病情发展的不同阶段，可有轻重不一、错综复杂的临床表现。 患病早期的临床症状往往不是很明显，在体检时才被发现高血压。 临床上常见的症状有头痛、头晕、头胀、耳鸣、眼花、健忘、失眠、乏力和心悸等一系列神经功能失调的表现。 症状的轻重和血压的高低不成比例。 晚期累及脑、心和肾等器官后，可出现头痛、暂时性失语、肢体运动不便，以至呕吐、偏瘫、昏迷和大小便失禁等脑组织损害表现。 血压长期升高致左心室出现代偿性肥厚和扩大，出现气促，甚至急性肺水肿等；出现多尿、夜尿、蛋白尿和水肿，甚至尿毒症等肾功能不全表现；眼底早期可见视网膜细小动脉痉挛或轻中度硬化，到晚期可见有出血及渗出物和视盘水肿。

二、 原发性高血压发生的遗传因素

原发性高血压是多基因、多因素引起的具有很强遗传异质性的疾病。 遗传因素在原发性高血压的发病中起重要作用，个体间血压水平变异 30% ~ 70% 归因于遗传因素。 原发性高血压发病具有明显家族聚集性，而不同种族或民族群体间原发性高血压的患病率差异很大。 据报道，原发性高血压的某些生化特征的遗传度为 65% ~ 80%。 高血压的遗传研究可以分为两部分：一是单基因遗传性高血压；二是涉及原发性高血压的相关基因研究。以前者少见，后者多见。

采用基因组扫描研究候选基因等策略对家系或同胞进行研究，已筛选出 150 多个基因编码的蛋白质，通过肾素-血管紧张素-醛固酮系统、G 蛋白信号传导系统、去甲肾上腺素、离子通道和免疫-炎症系统，分别可从生理、生化、代谢等途径参与血压调节机制，为目前被广泛研究的原发性高血压候选基因，这些基因几乎分布在所有染色体的不同区域。

原发性高血压常涉及多个基因突变，每种基因变异的部位几乎遍布各个内含子、外显子和调控序列。 以下为一些主要的原发性高血压候选基因：①肾素-血管紧张素-醛固酮系统的基因：*AGT*，*AGTR1*，*REN*（1q32），*ACE*（17q23）和 *AGTR2*（Xq23）等；②水、钠代谢基因：*ADD1*，*GNB3*，*SCNN1B*（16p12.2），*SLC9A3*（5p15.33），*HSD11B2*（16q22），*NPPA*（1p36），*NPR1*（1q21-q22）和 *NPRC*（2q24-qter）等；③儿茶酚胺-肾上腺素能系统的基因：*PNMT*，*ADRB2*（5q32），*ADRB3*（8p12-p11.2），*DBH*（9q34）和 *TH*（11p15.5）等；④影响糖、脂蛋白代谢的基因：*LPL*（8p22），*APOB*（2p24.1）和 *INSR*（19p31.2）等；⑤调节血管功能的基因：*NOS2A*，*NOS3* 和 *KLK1*（19q13.33）等；⑥其他高血压相关基因：*EDN1*（6p24.1），*GSTM3*（1p13.3），*PTPN1*（20q13-q13.2），*GCCR*（5q31.3），*LEPR*（1p31），*CALCA*（11p15.2-p15.1），

CALCB（11p15.2-p15.1）。 此外，线粒体 tRNA^{Ile}的 4263A→G 点突变也被证实与原发性高血压的发生相关。

三、 原发性高血压发生的相关环境因素

国际上已确定的与原发性高血压发病密切相关的危险因素包括：体重超重、膳食中高盐、中度以上饮酒等。

（一）膳食钠/钾比值

膳食钠/钾比值与血压的高低呈显著正相关。 为满足人体正常生理平衡需每天摄入 0.5 g 氯化钠。 我国每天食盐摄入量北方为 12～18 g，南方为 7～8 g，高于西方国家。 钙和钠是通过使血管硬化和收缩血管作用加强而升高血压的。 如钙被大量摄入，血钙含量增加时，可刺激血管收缩；钙还可增加肾素、儿茶酚胺的释放，并与交感神经及神经递质的代谢有关。

（二）精神因素

交感神经系统过度兴奋，可促使肾上腺素、血管紧张素等分泌增多，心肌收缩增强，心输出量增加，全身小动脉痉挛，周围血管阻力增强，引起血压升高。

（刘 雯）

第八章 线粒体遗传

　　线粒体是细胞内的一种重要细胞器，是细胞的氧化中心和动力站。 线粒体在人体几乎所有的细胞中均有分布，但不同组织细胞中线粒体的数目有所差异。 例如，肝脏、心肌、骨骼肌等组织细胞中线粒体数量较多，如每个肝细胞中有 1 000 ~ 2 000 个线粒体。 这可能与这些组织的代谢率高有关。 线粒体有自己的遗传系统，也是除人类细胞中细胞核之外唯一含有 DNA 的细胞器，并有自己的蛋白质翻译系统和遗传密码。 线粒体基因组编码 tRNA、rRNA 及一些功能蛋白质，如电子传递链酶复合体中的亚基，这些均参与维持线粒体系统的功能。 线粒体 DNA（mitochondrial DNA，mtDNA）的突变可引起线粒体疾病。 精子与卵细胞结合后形成的合子中的线粒体几乎全部来自于卵细胞（精子中含有极少量的线粒体），因而线粒体遗传系统往往表现为母系遗传（maternal inheritance），即母亲所携带的 mtDNA 突变可遗传给她所有的子女（男或女）。 由于线粒体中大多数酶或蛋白质由核编码，它们在细胞质中合成并经特定的方式转送到线粒体中；另外线粒体的复制、转录和翻译等都受核 DNA（nuclear DNA，nDNA）的控制，有些核 DNA 的突变也会表现为线粒体功能障碍，故将这类疾病归入线粒体疾病。

第一节　人类线粒体基因组

　　线粒体虽然有自己的遗传系统和蛋白质翻译系统，且部分遗传密码也与核密码有不同的编码含义，但它与细胞核的遗传系统构成一个整体。

一、 线粒体的遗传系统

　　线粒体的基因组只有 1 条 DNA，称为 mtDNA。 mtDNA 是裸露的，不与组蛋白结合，存在于线粒体的基质内或依附于线粒体内膜。 在一个线粒体内往往有一至数个 mtDNA 分子，平均为 5 ~ 10 个 mtDNA 分子。 它们主要编码线粒体的 tRNA、rRNA 及一些线粒体蛋白质，但由于线粒体中大多数酶或蛋白质仍由核编码，所以它们在细胞质中合成后经特定的方式转送到线粒体中。

二、 线粒体基因组

　　线粒体基因组的全序列测定早已完成，线粒体基因组的序列（又称剑桥序列）共含有

16 569个碱基对（bp），为 1 条双链环状的 DNA 分子。双链中 1 条为重链（H），1 条为轻链（L），这是根据它们的转录本在氯化铯（CsCl）中密度的不同而区分的。重链和轻链上的编码物各不相同（图 8-1），人类线粒体基因组共编码 37 个基因。重链上编码 *12SrRNA*（小 rRNA）、*16SrRNA*（大 rRNA），NADH-CoQ 氧化还原酶 1（*NADH-CoQ oxidoreductase 1*，*ND1*）、*ND2*、*ND3*、*ND4L*、*ND4*、*ND5*，细胞色素 C 氧化酶 1（*cytochrome C oxidase* Ⅰ，*COX* Ⅰ）、*COX* Ⅱ、*COX* Ⅲ，细胞色素 *b* 的亚基，ATP 合酶的第 *6* 亚单位和第 *8* 亚单位（*A6*、*A8*）及 14 个 tRNA 等（图中用小写字母表示其对应的氨基酸）；轻链编码 *ND6* 及 8 个 *tRNA*。

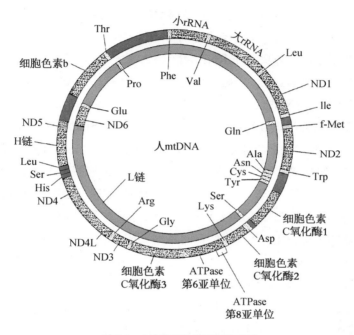

图 8-1　人类线粒体基因组编码图

在这 37 个基因中，仅 13 个是编码蛋白质的基因，13 个序列都以 ATG（甲硫氨酸）为起始密码，并有终止密码结构，长度均超过可编码 50 个氨基酸多肽所必需的长度。由这 13 个基因所编码的蛋白质均已确定，其中 3 个为构成 COX 复合体（复合体Ⅳ）催化活性中心的亚单位（COXⅠ、COXⅡ和COXⅢ）。这 3 个亚基与 COX 是相似的，其序列在进化过程中是高度保守的。2 个为 ATP 合酶复合体（复合体Ⅴ）F_0 部分的 2 个亚基（A6 和 A8）。7 个为 NADH-CoQ 还原酶复合体（复合体Ⅰ）的亚基（ND1、ND2、ND3、ND4L、ND4、ND5 和 ND6）。还有 1 个编码的结构蛋白质为 $CoQH_2$-COX 复合体（复合体Ⅲ）中细胞色素 b 的亚基。其他 24 个基因编码 2 种 rRNA 分子（用于构成线粒体的核糖体）和 22 种 tRNA 分子（用于线粒体 mRNA 的翻译）。

线粒体基因组与核基因组相比，经济或紧凑了许多。核基因组中编码功能的序列还不足 10%，而在线粒体基因组中只有很少非编码的序列。转录之后，在 mRNA 转录物的特定区域加上多聚腺嘌呤核苷酸。

三、 线粒体基因组的转录

线粒体基因组的转录是从 2 个主要的启动子处开始转录的，分别为重链启动子（heavy-strand promoter，HSP）和轻链启动子（light-strand promoter，LSP）。 线粒体转录因子 A（mitochondrial transcription factor A，mtTFA）参与了线粒体基因的转录调节。 mtTFA 可与 HSP 和 LSP 上游的 DNA 特定序列相结合，并在 mtRNA 聚合酶的作用下启动转录过程。 mtTFA 是一个相对分子质量为 25 000 的蛋白质，具有类似于高泳动组蛋白结构域的 2 个结构域。 线粒体基因的转录类似原核生物的转录，即产生 1 个多顺反子（polycistronic transcription），其中包括多个 mRNA 和散布于其中的 tRNA，剪切位置往往发生在 tRNA 处，从而使不同的 mRNA 和 tRNA 被分离和释放。 重链上的转录起始位点有 2 个，形成 2 个初级转录物。 初级转录物 I 开始于 tRNA^{phe}，终止于 16SrRNA 基因的末端，最终被剪切为 tRNA^{phe}、tRNA^{val}、12SrRNA 和 16SrRNA。 初级转录物 II 的起始位点比初级转录 I 的起始位点要稍微靠下一点，大约在 12SrRNA 基因的 5′ 端，它的转录通过初级转录物 I 的终止位置持续转录至几乎整个重链。 转录物 II 经剪切后释放出 tRNA 和共 13 个多聚腺嘌呤的 mRNA，但没有任何 rRNA。 通常情况下，剪切在新生的转录链上就开始了。 剪切的 mRNA 与 tRNA 位置是非常精确的，因为每个 mRNA 的 5′ 端与 tRNA 的 3′ 端是紧密相连的。 转录物 I 的转录比转录物 II 的转录要频繁得多，前者约是后者的 10 倍，这样 rRNA 和 2 个 tRNA 将比其他 mRNA 和 tRNA 要合成多得多。 轻链转录物经剪切形成 8 个 tRNA 和 1 个 mRNA，其余几乎不含有用信息的部分被很快降解。

与核合成 mRNA 不同，线粒体 mRNA 不含内含子，也很少有非翻译区。 每个 mRNA 的 5′ 端的起始密码为 AUG（或 AUA），UAA 的终止密码位于 mRNA 的 3′ 端。 某些情况下，1 个碱基 U 就是 mtDNA 体系中的终止密码子，而后面的 2 个 A 是多聚腺嘌呤尾巴的一部分，这 2 个 A 往往是在 mRNA 前体合成好之后才加上去的。 加工后的 mRNA 的 3′ 端往往有约 55 个核苷酸多聚 A 的尾部，但是没有帽结构。

所有 mtDNA 编码的蛋白质也是在线粒体内并在线粒体的核糖体上进行翻译的。 线粒体编码的 RNA 和蛋白质并不运出线粒体外，相反，构成线粒体核糖体的蛋白质是由细胞质运入线粒体内的。 用于蛋白质合成的所有 tRNA 都是由 mtDNA 编码的。 值得一提的是，线粒体基因中两个重叠基因：一个是复合物 I 的 ND4L 和 ND4；另一个是复合物 V 的 ATP 酶 8 和 ATP 酶 6。

线粒体 mRNA 翻译的起始氨基酸为甲酰甲硫氨酸，这点与原核生物类似。 另外，线粒体的遗传密码也与核基因不完全相同（表 8-1）。 例如，UGA 在核编码系统中为终止密码，但在人类细胞的线粒体编码系统中，它编码色氨酸。

表 8-1 线粒体与核密码子编码氨基酸比较

密码子	核密码子编码氨基酸	线粒体密码子编码氨基酸				
		哺乳动物	果蝇	链孢霉菌	酵母	植物
UGA	终止密码子	色氨酸	色氨酸	色氨酸	色氨酸	终止密码子
AGA, AGG	精氨酸	终止密码子	丝氨酸	精氨酸	精氨酸	精氨酸
AUA	异亮氨酸	甲硫氨酸	甲硫氨酸	异亮氨酸	异亮氨酸	异亮氨酸
AUU	异亮氨酸	甲硫氨酸	甲硫氨酸	甲硫氨酸	甲硫氨酸	异亮氨酸
CUU, CUC CUA, CUG	亮氨酸	亮氨酸	亮氨酸	亮氨酸	苏氨酸	亮氨酸

四、mtDNA 的复制

环形人类 mtDNA 的复制类似于原核细胞，但也有自己的特点，典型的细菌（如 *E. coli*）环形基因组有一个复制起始点（origin），并从某一位点进行双向复制，因此子链 DNA 的合成既需要 DNA 聚合酶（以母链为模板在 RNA 引物上合成子链 DNA）；也需要 RNA 聚合酶（催化合成短的 RNA 引物），并以相反的方向同时进行。 人类 mtDNA 也是单一的复制起始，mtDNA 的复制起始点被分成两半：一个是在重链上，称为重链复制起始点（origin of heavy-strand replication，O_H），位于环的顶部，tRNA^{Phe} 基因（557）和 tRNA^{Pro} 基因（16023）之间的控制区（control region），它控制轻链子链 DNA 的自我复制；另一个是在轻链上，称为轻链复制起始点（origin of light-strand replication，O_L），位于环的"8"点钟位置，它控制轻链子链 DNA 的自我复制。 这种 2 个复制点的分开导致

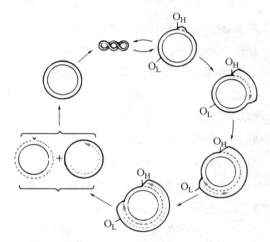

图 8-2 与 mtDNA 复制有关的核编码蛋白

mtDNA 的复制机制比较特别，需要一系列进入线粒体的核编码蛋白的协助（图 8-2）。

与细菌 DNA 一样，mtDNA 的复制也需要 RNA 引物作为 DNA 合成的起始，线粒体的 RNA 聚合酶从位于 O_H 和 tRNA^{Phe} 基因之间的 3 个上游保守序列区段（conserved sequence blocks，CSB Ⅰ、Ⅱ、Ⅲ）之一附近开始合成一段相对分子质量较大的 RNA 引物，后者与相应的轻链互补结合，并暂时替代（displacement）控制区的重链，所形成的环状结构称 D 环（displacement loop）。 轻链的复制要晚于重链，等重链合成一定的长度后，轻链才开始合成。 一般情况下，重链的合成方向是顺时针的，轻链的合成方向是逆时针的。 两个合成方向相反的链不断地复制直到各自半环的终了。 单股的母环形成一个连锁的对环（a catenated pair of rings），后者在 mtDNA 拓扑异构酶的作用下去连锁，释放出新合成的子链，整个复制过程约持续 2 小时，比一般的复制时间要长（线粒体：16 569

bp/2 小时；大肠杆菌 400 万 bp/40 分钟）。 此外，mtDNA 的复制特点还包括其复制不受细胞周期的影响，可以越过细胞周期的静止期或间期，甚至可分布在整个细胞周期。

第二节　线粒体基因的突变

自从 1988 年发现第 1 个 mtDNA 突变以来，目前已发现 100 多个与疾病相关的点突变、200 多种缺失和重排。 大约 60％的点突变影响 tRNA，35％影响多肽链的亚单位，5％影响 rRNA。 mtDNA 基因突变可影响氧化磷酸化（OXPHOS）功能，使 ATP 合成减少，一旦线粒体不能提供足够的能量可引起细胞发生变性甚至坏死，导致一些组织和器官功能的减退，出现相应的临床表现。

一、突变率

mtDNA 突变率比 nDNA 高 10～20 倍，其原因有以下几点：①mtDNA 中基因排列非常紧凑，任何 mtDNA 的突变都可能会影响其基因组内的某一重要功能区域。 ②mtDNA 是裸露的分子，不与组蛋白结合，缺乏组蛋白的保护。 ③mtDNA 位于线粒体内膜附近，直接暴露于呼吸链代谢产生的超氧粒子和电子传递产生的羟自由基中，极易受氧化损伤。例如，mtDNA 链上的脱氧鸟苷（dG）可转化成羟基脱氧鸟苷（8-OH-dG），导致 mtDNA 点突变或缺失。 ④mtDNA 复制频率较高，复制时不对称。 亲代重链被替换下来后，长时间处于单链状态，直至子代轻链合成，而单链 DNA 可自发脱氨基，导致点突变。 ⑤缺乏有效的 DNA 损伤修复能力。

确定一个 mtDNA 是否有致病性突变，有以下几个标准：①突变发生于高度保守的序列或发生突变的位点有明显的功能重要性；②该突变可引起呼吸链缺损；③正常人群中未发现该 mtDNA 突变类型，在来自不同家系但有类似表型的患者中发现相同的突变；④有异质性存在，而且异质性程度与疾病严重程度呈正相关。

二、突变类型

mtDNA 突变类型主要包括点突变、大片段重组和 mtDNA 数量减少。

（一）点突变

点突变发生的位置不同，所产生的效应也不同。 已知的由 mtDNA 突变所引起的疾病中，2/3 的点突变发生在与线粒体内蛋白质翻译有关的 tRNA 或 rRNA 基因上，使 tRNA 和 rRNA 的结构异常，影响 mtDNA 编码的全部多肽链的翻译过程，导致呼吸链中多种酶合成障碍；点突变发生于 mRNA 相关的基因上，可导致多肽链合成过程中的错义突变，进而影响氧化磷酸化相关酶的结构及活性，使细胞氧化磷酸化功能下降。

（二）大片段重组

mtDNA 的大片段重组包括缺失和重复，以缺失较为常见。 大片段的缺失往往涉及多个基因，可导致线粒体氧化磷酸化功能下降，产生的 ATP 减少，从而影响组织器官的功能。

最常见的缺失是 8 483～13 459 位碱基之间 5.0 kb 的片段，该缺失约占全部缺失患者的 1/3，故称"常见缺失"（common deletion），由于 $A8$、$A6$、$COX\;III$、$ND3$、$ND4L$、$ND4$、$ND5$ 及部分 tRNA 基因的丢失，造成氧化磷酸化中某些多肽不能生成，ATP 生成减少，多见于 Kearns-Sayre 综合征（KSS）、缺血性心脏病等；另一个较为常见的缺失是 8 637～16 073 位碱基之间 7.4 kb 的片段，两侧有 12 bp 的同向重复序列，丢失了 $A6$、$COX\;II$、$ND3$、$ND4L$、$ND4$、$ND5$、$ND6$、$cytb$、部分 tRNA 和 D-环区的序列，多见于与衰老有关的退行性疾病；第 3 种常见的缺失是第 4 389～14 812 位碱基之间 10.4 kb 的片段，由于大部分基因丢失，能量代谢受到严重破坏。

引起 mtDNA 缺失的原因可能是 mtDNA 分子中同向重复序列的滑动复制或同源重组，典型疾病为 KSS、慢性进行性眼外肌瘫痪（CPEO）等。

（三）mtDNA 数量减少

mtDNA 数量的减少可为常染色体显性或隐性遗传，即提示该病由核基因缺陷所致线粒体功能障碍。

三、突变的修复

过去人们认为线粒体中缺乏 DNA 修复系统，近年来的研究表明，线粒体有一定的自我修复能力。

mtDNA 的修复机制主要有两种。 一种为切除修复：核酸内切酶先切除损伤 DNA 片段，然后 DNA 聚合酶以未损伤链为模板，复制正确的核苷酸序列以填补形成的空缺。 线粒体内存在上述过程所需的几种酶。 另一种为转移修复：通过转移酶识别突变核苷酸（如甲基化核苷酸），并将该突变核苷酸清除。 线粒体中虽然存在该修复类型所需的某些酶，但种类较少，清除突变碱基的能力远低于 nDNA，而且在分裂旺盛的组织中有酶活性，在分裂终末组织（如脑组织）中则无酶活性。

第三节　线粒体遗传的特点

线粒体含有自身独特的环状 DNA，但其 DNA 是裸露的，易发生突变且很少能修复；同时线粒体功能的完善还依赖于细胞核和细胞质的协调。 当突变 mtDNA 进行异常复制时，机体的免疫系统并不能对此予以识别和阻止，于是细胞为了将突变的线粒体迅速分散到子细胞中去，即以加快分裂的方式对抗这种状态，以减轻对细胞的损害，但持续的损害将最终导致疾病的发生。 这类以线粒体结构和功能缺陷为主要原因的疾病常称为线粒体疾病（mitochondrial disorder）。

因为在人类不算短的生命期内，mtDNA 的突变可能累积至足够的水平而引起感觉等其他方面的变性症状。 以下主要以几个概念来描述线粒体遗传系统的特点，这些特点与细胞核遗传系统是不同的。

一、母系遗传

在精卵细胞结合时，卵细胞拥有上百万拷贝的 mtDNA，而精子中只有很少的线粒体，受精时几乎不进入受精卵。 因此，受精卵中的 mtDNA 几乎全都来自于卵细胞，来源于精子的 mtDNA 对表型无明显作用。 这种双亲信息的不等量表现决定了线粒体遗传病的传递方式不符合孟德尔遗传，而是表现为母系遗传（maternal inheritance），即母亲将 mtDNA 传递给她的儿子和女儿，但只有女儿能将其 mtDNA 传递给下一代（图 8-3）。

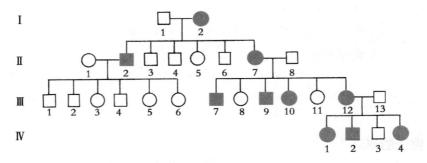

图 8-3　线粒体基因病系谱

异质性在亲子代之间的传递非常复杂，人类的每个卵细胞中大约有 10 万个 mtDNA，但只有随机的一小部分（2～200 个）可以进入成熟的卵细胞传给子代，这种卵细胞形成期 mtDNA 数量剧减的现象称为"遗传瓶颈效应"。 通过"瓶颈"的 mtDNA 复制、扩增，构成子代的 mtDNA 种群类型。 对于具有 mtDNA 异质性的女性，遗传瓶颈效应限制了其下传 mtDNA 的数量及种类，产生异质 mtDNA 的数量及种类各不相同的卵细胞，造成子代个体间明显的异质性差异，甚至单卵双生子也可表现为不同的异质性水平。 因此，一个线粒体疾病的女患者或女性携带者（因细胞中异常 mtDNA 未达到阈值或因核基因的影响而未发病）可将不定量的突变 mtDNA 传递给子代，子代个体之间异质的 mtDNA 的种类、水平可以不同（图 8-4）。 由于阈值效应，子女中得到较多突变 mtDNA 者将发病，得到较少突变 mtDNA 者不发病或病情较轻。

二、异质性

如果同一组织或细胞中的 mtDNA 分子都是一致的，称为同质性（homoplasmy）。 在克隆和测序的研究中发现，一些个体同时存在 2 种或 2 种以上类型的 mtDNA，称为异质性

（heteroplasmy）。 异质性的发生机制可能是由于 mtDNA 发生突变导致一个细胞内同时存在野生型 mtDNA 和突变型 mtDNA， 或受精卵中存在的异质 mtRNA 在卵裂过程中被随机分配于子细胞中，由此分化而成的不同组织中也会存在 mtDNA 异质性差异。 线粒体的大量中性突变可使绝大多数细胞中有多种 mtDNA 拷贝，称为多质性。

线粒体异质性可分为序列异质性（sequence-based heteroplasmy）和长度异质性（length-based heteroplasmy）。 序列异质性通常仅为单个碱基的不同，2 个或 2 个以上碱基不同较少见。 一般表现为：①同一个体不同组织、同一组织

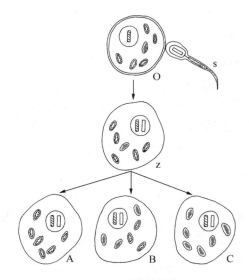

图 8-4　线粒体的母系传递
O：卵细胞；S：精子；A、B、C：子代细胞。
（涂黑的为突变线粒体）

不同细胞、同一细胞甚至同一线粒体内有不同的 mtDNA 拷贝；②同一个体在不同的发育时期产生不同的 mtDNA。 mtDNA 的异质性可以表现在编码区，也可以表现在非编码区，编码区的异质性通常与线粒体疾病相关。 由于编码区和非编码区突变率及选择压力的不同，正常人 mtDNA 的异质性高发于 D 环区。

不同组织中异质性水平的概率和发生率各不相同，中枢神经系统、肌肉异质性的发生率较高，血液中异质性的发生率较低；在成人中的发生率远远高于儿童中的发生率，而且随着年龄的增长，异质性的发生率增高。

在异质型细胞中，野生型 mtDNA 对突变型 mtDNA 有保护和补偿作用。 因此，mtDNA 突变时并不立即产生严重后果。

三、 阈值效应

mtDNA 突变可以影响线粒体氧化磷酸化的功能，引起 ATP 合成障碍，导致疾病发生，但实际上基因型和表现型的关系并非如此简单。 突变型 mtDNA 的表达受细胞中线粒体的异质性水平及组织器官维持正常功能所需最低能量的影响，可产生不同的外显率和表现度。

异质性细胞的表现型依赖于细胞内突变型和野生型 mtDNA 的相对比例，能引起特定组织器官功能障碍的突变型 mtDNA 的最少数量称为阈值。 在特定组织中，突变型 mtDNA 累积到一定程度，超过阈值时，能量的产生就会急剧地降到正常细胞、组织和器官的功能最低需求量以下，引起某些器官或组织功能异常，其能量缺损程度与突变型 mtDNA 所占的比例大致相当。

阈值是一个相对概念，易受突变类型、组织、老化程度变化的影响，个体差异很大。例如，缺失 5kb 变异的 mtDNA 概率达 60%，就急剧地丧失产生能量的能力。 线粒体脑肌病伴高乳酸中毒及脑卒中样发作综合征（MELAS）患者 tRNA 点突变的 mtDNA 达到 90% 以上，能量代谢急剧下降。

不同的组织器官对能量的依赖程度不同，对能量依赖程度较高的组织比其他组织更易受到氧化磷酸化损伤的影响，较低的突变型 mtDNA 水平就会引起临床症状。 中枢神经系统对 ATP 依赖程度最高，对氧化磷酸化缺陷敏感，易受阈值效应的影响而受累。 其他依次为骨骼肌、心脏、胰腺、肾脏、肝脏。 如肝脏中突变型 mtDNA 达 80% 时，尚不表现出病理症状，而肌组织或脑组织中突变型 mtDNA 达同样比例时就表现为疾病。

同一组织在不同功能状态对氧化磷酸化损伤的敏感性也不同。 如线粒体脑肌病患者在癫痫突然发作时，对 ATP 的需求骤然增高，脑细胞中高水平的突变型 mtDNA 无法满足这一需要，导致细胞死亡，表现为梗塞或梗死。

线粒体疾病的临床多样性也与发育阶段有关。 例如，肌组织中 mtDNA 的部分损耗或耗竭在新生儿中不引起症状，但受损的氧化磷酸化系统不能满足机体生长对能量代谢日益增长的需求，就会表现为肌病。 散发性 KSS 和 CPEO 患者均携带大量同源的缺失型 mtDNA，但却有不同的临床表现：KSS 为多系统紊乱，CPEO 主要局限于骨骼肌。 此差别可能是由于 mtDNA 缺失发生在囊胚期之前或之中。 在胚层分化时，如果缺失型 mtDNA 相对均一地进入所有胚层，将导致 KSS；仅分布在肌肉内，将导致 CPEO。

突变型 mtDNA 随年龄增加在细胞中逐渐累积，因而线粒体疾病常表现为与年龄相关的渐进性加重。 在一个肌阵挛性癫痫伴碎红纤维（MERRF）综合征的家系中，有 85% 突变型 mtDNA 的个体在 20 岁时症状很轻微，但在 60 岁时临床表现却相当严重。

四、不均等的有丝分裂分离

细胞分裂时，突变型和野生型 mtDNA 发生分离，随机地分配到子细胞中，使子细胞拥有不同比例的突变型 mtDNA 分子，这种随机分配导致 mtDNA 异质性变化的过程称为复制分离。 在连续的分裂过程中，异质性细胞中突变型 mtDNA 和野生型 mtDNA 的比例会发生漂变（drif），向同质性的方向发展。 分裂旺盛的细胞（如血细胞）往往有排斥突变型 mtDNA 的趋势，经无数次分裂后，细胞逐渐成为只有野生型 mtDNA 的同质性细胞。突变型 mtDNA 具有复制优势，在分裂不旺盛的细胞（如肌细胞）中逐渐累积，形成只有突变型 mtDNA 的同质性细胞。 漂变的结果是表型也随之发生改变。

（左 伋）

第九章　线粒体疾病

每一个人类细胞中带有数百个线粒体，每个线粒体中又含有若干个 mtDNA 分子。 线粒体通过合成 ATP 而为细胞提供能量，调节细胞质的氧化-还原（redox）状态，也是细胞内氧自由基产生的主要来源，后者则与细胞的许多生命活动有关。 因此，维持线粒体结构与功能的正常，对于细胞的生命活动至关重要。 在特定条件下线粒体与疾病的发生有着密切的关系：一方面是在疾病状态下线粒体作为细胞病变的一部分，是疾病在细胞水平上的一种表现形式；另一方面线粒体作为疾病发生的主要动因，是疾病发生的关键，主要表现为 mtDNA 突变，导致细胞结构和功能异常。

第一节　疾病过程中的线粒体变化

线粒体对外界环境因素的变化很敏感，一些环境因素的影响可直接造成线粒体功能的异常。 例如，在有害物质渗入（中毒）、病毒入侵（感染）等情况下，线粒体亦可发生肿胀甚至破裂，肿胀后的体积有的比正常体积大 3～4 倍。 如人体原发性肝癌细胞在癌变过程中，线粒体嵴的数目逐渐下降而最终成为液泡状线粒体；缺血性损伤时的线粒体也会出现结构变异，如凝集、肿胀等；坏血病患者的病变组织中有时也可见 2～3 个线粒体融合成 1 个大的线粒体的现象，称为线粒体球；一些细胞病变时，可看到线粒体中累积大量的脂肪或蛋白质，有时可见线粒体基质颗粒大量增加，这些物质的充塞往往影响线粒体功能，甚至导致细胞死亡；线粒体在微波照射下会发生亚微结构的变化，从而导致功能上的改变；氰化物、一氧化碳（CO）等物质可阻断呼吸链上的电子传递，造成生物氧化中断、细胞死亡；随着年龄的增长，线粒体的氧化磷酸化能力下降等。 在这些情况下，线粒体常作为细胞病变或损伤时最敏感的指标之一，成为分子细胞病理学检查的重要依据。

第二节　mtDNA 突变引起的疾病

尽管 mtDNA 的发现已经 40 余年，线粒体疾病的概念也早于 1962 年就已提出，但它在人类病理学方面的重要性在近些年的研究中才变得越来越明显。 mtDNA 突变与疾病的报道也在不断增加，因而先后提出了线粒体遗传学（mitochondrial genetics）和线粒体医学

（mitochondrial medicine）等新概念及新学科。 这些新概念和新学科用以开展以下几方面的应用及研究：一是对人类寻根或人类起源的研究；二是对衰老和肿瘤的研究；三是对心、神经-肌肉疾病的关系研究。 从而探讨线粒体与人类进化、疾病和衰老的关系，并指导临床上对疾病的诊治。

一、线粒体疾病的分类

根据不同的立足点，线粒体疾病可以有不同的分类。 从临床角度，线粒体疾病可涉及心、脑等组织器官。 从病因和病理机制角度，线粒体疾病有生化分类和遗传分类之别。

（一）生化分类

根据线粒体所涉及的代谢功能，线粒体疾病可分为以下 5 种类型：底物转运缺陷、底物利用缺陷、Krebs 循环缺陷、电子传导缺陷和氧化磷酸化偶联缺陷（表 9-1）。

表 9-1　线粒体疾病的生化分类

底物转运缺陷	电子传导缺陷
肉碱棕榈酰基转移酶（CPT）缺陷	复合体 I、V
肉碱缺陷（肉碱转运体缺陷）	复合体 II
底物利用缺陷	复合体 III
丙酮酸脱氢酶复合体（PDHC）缺陷	复合体 IV
β-氧化缺陷	复合体 I、III 和 IV 联合缺陷
Krebs 循环缺陷	氧化磷酸化偶联缺陷
延胡索酸酶缺陷	Luft 病
乌头酸酶缺陷	复合体 V 缺陷
α-酮戊二酸脱氢酶缺陷	

（二）遗传分类

根据缺陷的遗传原因，线粒体疾病分为 nDNA 缺陷、mtDNA 缺陷及 nDNA 和 mtDNA 联合缺陷 3 种类型（表 9-2）。

表 9-2　线粒体疾病的遗传分类

缺陷位置	遗传方式	遗传特征	生化分析
nDNA 缺陷			
组织特异基因	孟德尔式	组织特异综合征	组织特异单酶病变
非组织特异基因	孟德尔式	多系统疾病	广泛性酶病变
mtDNA 缺陷			
点突变	母性遗传	多系统、异质性	特异单酶病变
			广泛性酶病变
缺失	散发	CPEO,KSS,Pearson	广泛性酶病变
nDNA 和 mtDNA 联合缺陷			
多发性 mtDNA 缺失	AD/AR	CPEO	广泛性酶病变
mtDNA 缺失	AR	肌病、肝病	组织特异多酶病变

CPEO：慢性进行性眼外肌麻痹；KSS：Kearns-Sayre 综合征；Pearson：骨髓/胰腺综合征。

二、主要的线粒体遗传病

线粒体疾病主要影响神经、肌肉系统，所以有时也统称为线粒体脑肌病（mitochondrial encephalomyopathy）。但不同的疾病，同一疾病不同的个体都有不同的临床表现。由于mtDNA全序列已经被弄清楚，利用现代生物学技术可以使线粒体疾病得到明确诊断。

线粒体疾病的治疗尚待突破。目前线粒体疾病治疗的基本内容包括：补充疗法、选择疗法和基因疗法。所谓补充疗法是给患者添加呼吸链所需的辅酶，目前运用较广泛的是辅酶Q。其在KSS、心肌病及其他呼吸链复合物缺陷的线粒体病的治疗中都有一定作用；同时在缓解与衰老有关的氧化／抗氧化平衡异常方面也发挥了功效。另外，ubiquinone、L-肉胆碱、抗坏血酸（维生素C）、2-甲基萘茶醌（维生素K_3）和二氯乙酰酸也能暂时缓解部分线粒体病的症状。所谓选择疗法是指选用一些能促进细胞排斥突变线粒体的药物对患者进行治疗，以增加异质体细胞中正常线粒体的比例，从而将细胞的氧化磷酸化水平升高至阈值以上。一种可能的药物是氯霉素，作为ATP合成酶的抑制剂，连续低剂量使用此药能促进对缺陷线粒体的排斥。所谓基因治疗是指尝试将正常的线粒体基因转入患者体内以替代缺陷mtDNA而发挥作用。现在认为有3种基因治疗方法可行，即胞质mtDNA表达法、线粒体转染法和异质性细胞正选择法。

（一）mtDNA点突变引起的疾病

由mtDNA点突变引起的常见疾病见表9-3。有一些疾病（如CPEO）既可由点突变所致，也可由缺失所引起，但一般而言，在临床上，由点突变引起的疾病比由缺失引起的疾病症状相对较轻。

表 9-3　一些与mtDNA突变相关的疾病

突　变	相　关　基　因	表　型
nt-3243	tRNA$^{Leu(UUR)}$	MELAS
		PEO
		NIDDM/耳聋
nt-3256	tRNA$^{Leu(UUR)}$	PEO
nt-3271	tRNA$^{Leu(UUR)}$	MELAS
nt-3303	tRNA$^{Leu(UUR)}$	心肌病
nt-3260	tRNA$^{Leu(UUR)}$	心肌病/肌病
nt-4269	tRNA^{Ile}	心肌病
nt-5730	tRNA^{Asn}	肌病（CPEO）
nt-8344	tRNA^{Lys}	MERRF
nt-8356	tRNA^{Lys}	MERRF/MELAS
nt-15990	tRNA^{Pro}	肌病
nt-8993	A6	NARP/LEIGH
nt-11778	ND4	LHON

突　　变	相　关　基　因	表　　型
nt-4160	ND1	LHON
nt-3460	ND1	LHON
nt-7444	COX1	LHON
nt-14484	ND6	LHON
nt-15257	Cyt6	LHON

注：＊UUR 中的 R 代表 A 或 G。

1．Leber 遗传性视神经病（**Leber hereditary optic neuropathy，LHON；OMIM ♯ 535000**）　LHON 是人类母系遗传病的典型病例。　主要症状为双侧视神经萎缩，一般发病为 18～30 岁，男女发病比例为 4：1。　1988 年，Wallace 最先发现 mtDNA 第 11778 位点的 G 转换成了 A，使 NADH 脱氢酶亚单位 4（ND4）蛋白质中第 340 个氨基酸由精氨酸变成了组氨酸。　大约 50％的 LHON 病是由该位点突变引起的。　除此之外，现在已发现 10 多种点突变与该病的发生相关，它们分布于 *ND1*、*ND2*、*ND3*、*ND4*、*ND6*、细胞色素 *b* 等基因中，有些突变单独可引起 LHON，有些则必须与其他突变配合作用才发生 LHON。LHON 的研究也提出了线粒体疾病中的一个概念，即多种突变的相互作用，其中也包括核基因的作用，最终导致疾病的发生。

2．线粒体脑肌病伴乳酸中毒及脑卒中样发作综合征（**mitochondrial myopathy，encephalopathy，lactic acidosis and stroke-like episodes，MELAS；OMIM ♯ 540000**）MELAS 的常见症状为突发呕吐、乳酸中毒、肌肉组织病变、有碎红纤维，有时伴痴呆、耳聋、身材矮小等症状。　脑卒中具可逆性，它使大脑皮质和脊髓白质损伤，经 CT 或 MRI 检查检出。　一般很少见 MELAS 的家系中患者有上述全部症状，而其母系亲属常仅表现神经异常。　约 80％的患者 mtDNA 编码的 tRNA 基因 3243 位点有 A→G 的突变，另 4 种少见的突变均出现在该基因的 3291、3271、3256 和 3252 位点。　具有 mtDNA 突变的个体也常随年龄的增加而病情加重。

3．肌阵挛性癫痫伴碎红纤维综合征（**myoclonic epilepsy and ragged-red fiber disease，MERRF；OMIM ♯ 545000**）　　MERRF 是一种线粒体肌病（mitochondrial myopathy，MM），它除了具有 MM 的特征（即破碎的肌红纤维和形态异常的线粒体）之外，还伴有失控的阵挛性癫痫（周期性抽搐）；具有明显的母系遗传性，患者的母系亲属常表现一些症状，如脑电图异常、感音性听力丧失、痴呆、呼吸异常、扩张性心肌病和肾功能障碍等症状。80％～90％MERRF 患者 mtDNA 的 tRNA 基因的第 8344 位存在 A→G 突变，小部分患者在同一基因的 8356 位存在 T→C 突变。　主要影响线粒体呼吸链的酶复合物 I 和Ⅳ。　该突变使 tRNA^{Lys} 的 TψC Loop 区发生改变，蛋白质合成受阻。

4．神经性肌软弱、共济失调、色素性视网膜炎（**neuropathy，ataxia and retinitis pigmentosa，NARP；OMIM♯551500**）　　NARP 与 mtDNA 上 *ATPase* 基因第 8993 位的点突变有关。　患者表现为色素性视网膜炎、共济失调、癫痫、痴呆、近端神经肌肉衰弱及发育迟缓等。当突变型 mtDNA＞90％时，患者就表现出 Leigh 病，通常在幼年期发病，一般会致命。

5. 氨基糖苷类抗生素致聋 链霉素、庆大霉素等氨基糖苷类抗生素能致聋早已是常识了，但其分子机制一直不清楚。1993 年，Prezant 等通过对 3 个母系遗传的氨基糖苷类抗生素致聋(aminoglycoside antibiotics induced deafness，AAID)家系的研究，首次报道了 mtDNA 编码的 *12S rRNA* 基因第 1555 位点 A→G 的突变;同年 Ghodsian 和 Prezant 等在散发患者中也发现 1555 位点的突变。资料表明，线粒体 1555 位点的突变对造成耳聋的外显率存在时间依赖性。由此看来，疾病的发生并非单一由 mtDNA 突变决定的，核基因对突变的表型效应有一定的作用。另一个导致听力丧失的同质性突变是 mtDNA 7445 位点 T→C的突变。7445 位点 T→C 的突变是一个重链上的 COX I 基因的最后一个核苷酸和轻链上紧靠 3′ 末端 tRNA^Ser 基因的核苷酸的轻微变化。从机制上讲这种突变表现为干扰轻链多顺反子 mtRNA 的正常进程，并且可观察到 tRNA^Ser 数量上的和线粒体蛋白质合成速率上的剧减。在这种情况下，线粒体单倍体的差异造成了外显率的差异。

6. 母系遗传性肌病和心肌病（maternally inherited myopathy and cardiomyopathy, MMC；OMIM＃590090） MMC 患者表现线粒体肌病、肥大性心肌病，主要是 mtDNA 的 tRNA 基因 3260 位 A→G 突变。它与导致 MELAS 的基因属于异等位基因。因此，MMC 和 MELAS 可能是一种遗传病的两个等位表现。有人证明在心肌病患儿中存在 A→G 点突变，从而使呼吸链复合物 I 和复合物 IV 中酶活力低下，产生致死性心肌疾病。

7. Leigh 病和神经肌病、运动失调及视网膜色素变性症 Leigh 病（Leigh disease；OMIM ＃ 256000 ） 或 称 亚 急 性 坏 死 性 脑 脊 髓 肌 病 （subacute necrotizing encephalomyopathy)，症状为呼吸异常、声音微弱、视力听力受、运动失调、衰弱、高血压等。NARP 患者临床症状多样，包括末端肌无力、感觉神经元病变、视网膜色素变性、发育迟缓、运动失调和痴呆等。这两种病都有较明显的母系遗传性，都与 mtDNA 8993 位点 T→G 的突变有关。这一碱基变化使 *ATP 酶6* 基因第 156 位亮氨酸（Leu）变成精氨酸（Arg），即 ATP 酶合成缺陷，氧化磷酸化作用受阻，从而使供能不足。

（二）mtDNA 缺失、重复导致的疾病

mtDNA 缺失与重复存在于许多神经、肌肉性疾病及一些退化性疾病、肾病和肝病中，甚至衰老也与之有关。

1. Kearns-Sayre 综合征（Kearns-Sayre syndrom，KSS；OMIM＃530000） 本病又称为慢性进行性眼外肌麻痹(chronic progressive external ophthalmoplegia，CPEO)或眼肌病。患者可表现一系列不同的症状，从仅有眼肌麻痹、眼睑下垂及四肢肌病发展到色素性视网膜炎、乳酸中毒、感觉神经性听力丧失、运动失调、心脏传导功能障碍，甚至痴呆。具有前一部分症状时，称为 CPEO;发展成为后一部分症状时，即称为 KSS。本病在人群中往往是散发的。KSS 有以下 3 个共同特征：①20 岁以前发病，30～40 岁即死亡;②进行性眼外肌麻痹（progressive external ophthalmoplegia，PEO）;③色素性视网膜炎。这种病的早期诊断较困难。 通过对许多国家或地区典型的 KSS 患者研究发现，几乎所有的患者均有 mtDNA 缺失。 缺失片段大小范围在 2.0 kb～7.0 kb 之间，缺失大多发生在重链与轻链的两个复制起始点之间。

2. 骨髓/胰腺综合征（Pearson syndrome） 或称胰腺综合征（pancreas syndrome；OMIM♯557000）是一种致死性的儿童疾病，伴发各类血细胞减少，表现为铁粒幼红细胞贫血、骨髓前体的空泡形成、胰腺纤维变性、分泌障碍及脾萎缩等。 偶尔能存活的个体到青年期常发展成为 KSS 的表型特征。 Pearson 综合征主要与 mtDNA 缺失有关，偶尔也有 mtDNA 点突变导致的 KSS 的病例，为 8334 位 $tRNA^{Lys}$ 和 3242 位 $tRNA^{Leu}$ 的突变。 绝大多数 mtDNA 缺失患者是散发的，且无家族史。 这表明 mtDNA 缺失多半是发育过程中新的突变。

3. 线粒体心肌病（mitochondrial cardiomyopathy） 主要累及心脏和骨骼肌，患者常有严重的心力衰竭，常见临床表现为劳力性呼吸困难、心动过速、全身肌无力、全身严重水肿、心脏和肝脏增大等症状。 原发型心肌病可由线粒体基因组缺失而致。 Ozawa 等1990 年报道，原发型、肥厚型和扩张型心肌病患者心肌 mtDNA 中存在有 7.5 kb 的缺失，缺失部位两侧为同向重复序列 CATCAACAACCG，缺失位于 ATP 合成酶6 基因和 D 环区之间。 随后的研究发现，非常染色体显性遗传的肥厚型心肌病患者心肌 mtDNA 中，存在大量的点突变，突变可发生在蛋白编码区，导致或不导致所编码的氨基酸改变，也可能发生在 tRNA 和 rRNA 编码区。 事实上，心肌细胞 mtDNA 突变的发生率随年龄增大而升高，这种趋势在 35 岁后更明显，70 岁以上的老年人均有部分心肌 mtDNA 缺失。

缺血性心肌病（ischemic cardiomyopathy）患者也常具有 mtDNA 的点突变。 研究证明，缺血及再灌注产生的自由基是造成 mtDNA 突变的主要原因，这对目前普遍采用的扩张血管治疗方法的使用提出了新的问题。 如何减少心肌细胞受缺氧和再灌注异常的影响，减轻 mtDNA 受损程度，是目前缺血性心脏病治疗当中一个新的研究热点。

4. 帕金森病（Parkinson disease，PD） PD 是一种晚年发病的运动失调症，有震颤、动作迟缓且常常出错等症状，又称震颤性麻痹，少数患者有痴呆症状。 该病的病因是复杂的，但患者脑组织特别是黑质中存在 mtDNA 中缺乏复合物Ⅰ、Ⅲ或Ⅳ。 从患者脑组织的线粒体中可检测到 4977bp 的缺失，主要累及 ND3、ND4L、ND4 及 ND5 基因。

5. 阿尔茨海默病（Alzheimer disease，AD） AD 是一种晚年发生的渐进性痴呆，临床表现为记忆力丧失、认知功能异常和全面智能减退；10％的患者伴有肌阵挛，30％～40％患者具有 PD 的特征。 研究发现 mtDNA 突变也是 AD 的病因之一。

6. 2 型糖尿病（2 型 DM） 2 型糖尿病通常晚年发病，胰岛素水平正常或偏低，患者较肥胖。 流行病学研究表明，先证者年龄越大，则母系遗传因素作用越明显。 mtDNA 突变与 2 型糖尿病的病因存在一定的相关性。 现已在一个大的母系遗传成人发病并伴有耳聋的家系中发现患者肌肉和血细胞的 mtDNA 中存在 10.4kb 的缺失和 mtDNA tRNA 基因3243 位 A→G 突变。 分子生物学技术检测发现，当线粒体核苷酸 3243 位由 A 突变为 G，就会引发"线粒体基因突变糖尿病"。

（三）nDNA 改变引起的线粒体功能障碍呈孟德尔遗传

1. 编码线粒体蛋白的基因缺陷 这方面已定性的疾病比较少，如丙酮酸脱氢酶复合体缺陷、肉碱棕榈酰转移酶缺陷等。 主要从以下方面寻找线索：①有孟德尔遗传的家族史；②生化方面可检测的特定酶缺陷；③组织化学方面的研究，如一些呼吸链蛋白亚基是由核基因编码的；④利用 rho° 细胞进行的互补试验研究，如将 Leigh 病与 COX 缺陷的患者的成纤维细胞与 HeLa 细胞融合后可使 COX 活性恢复正常。 由此推测，其相关的酶或蛋白质是由 HeLa 细胞的核基因编码的。

2. 线粒体蛋白质转运的缺陷 nDNA 编码的线粒体蛋白质是在胞质内合成转送入线粒体的不同部位。 转运的过程有较复杂的机制。 在胞质内合成的前体蛋白比成熟蛋白要大一些，原因是成熟蛋白多了一个前导肽（leader peptide）。 前导肽作为一个识别信号与位于线粒体外膜上的受体蛋白相结合，并通过连系内、外膜的一个通道进入线粒体基质，这个转运过程是耗能过程。 进入基质的前体蛋白的前导肽被线粒体蛋白酶水解。 协助蛋白转运的其他因子还包括胞质和基质内的热休克蛋白（heat-shock protein），它可使转运的蛋白保持非折叠的状态。

两种基因突变会引起蛋白转运的线粒体疾病：一是前导肽上的突变将损害指导蛋白转运的信号，使蛋白转运受阻；二是蛋白转运因子的改变，如前导肽受体、抗折叠蛋白酶等。

3. 基因组间交流的缺损 如上所述，线粒体基因组依赖于核基因组，nDNA 编码的一些因子参与 mtDNA 的复制、转录和翻译。 现发现有两类疾病的 mtDNA 有质或量上的改变，但它们均呈孟德尔遗传。 因此，mtDNA 的改变只是第 2 次突变。

（1）多重 mtDNA 缺失：这类患者不像 KSS 等疾病表现单一的缺失，而是表现 mtDNA 的多重缺失，且呈孟德尔遗传方式，可能 nDNA 上的基因存在缺陷。 比较典型的如常染色体显性遗传的慢性进行性外眼肌麻痹（autosomal dominantly inherited chronic progressive external ophthalmoplegia，AD-CPEO）。

（2）mtDNA 耗竭：这类患者主要为 mtDNA 完全缺损，也就是 mtDNA 量的异常而不是质的异常。 患者往往病情较重，早年夭折。 根据临床症状主要分为 3 类：①致命的婴儿肝病；②先天性婴儿肌病；③婴儿或儿童肌病。 这些疾病均呈常染色体隐性遗传，可能是控制 mtDNA 复制的核基因发生突变所致。

三、其他与线粒体有关的疾病

（一）肿瘤

mtDNA 在物理、化学及某些生物学因素作用下可游离出线粒体膜，从而有可能穿过核孔，随机整合到核基因组中。 获得性整合可能与肿瘤及衰老有关，而种系性的核内整合则是生物进化的结果。 细胞质内游离 mtDNA 或 mtDNA 片段的来源有以下几种：①溶酶体内核酸水解酶活性的降低，导致其不能完全消化被吞噬的衰老或损伤线粒体，则 mtDNA 就会游离于胞质中。 ②线粒体的病理性崩溃。 在感染或多数癌变前期线粒体会受到破坏，继而出现反应性增生。 这种损伤和增生会周而复始，反复进行，从而导致线粒体的肿胀，甚至崩溃、破裂，mtDNA 也就直接游离于胞质中了。 ③错配小片段的产生，完整的 mtDNA 体积较大，常结合有 DNA 复制、转录或其他调节蛋白和酶类，通常很难穿出线粒体膜。 然而，mtDNA 在内、外环境因素的影响下，会不断产生复制错误。 例如，mtDNA 中有许多 4 个、5 个及 7 个 bp 的不同重复序列，复制过程中的错配会造成相邻重复片段间 DNA 丢失。 ④线粒体 mRNA 在胞质中被反转录成 mtDNA，在逐渐衰老的机体中或受致癌因素的作用下，反转录酶有可能错误地将线粒体 mRNA 反转录成游离的 mtDNA。

越来越多的资料表明，mtDNA 可以稳定地整合到 nDNA 中。 Kamimura 已在人的胎盘组织、白细胞和数个细胞系中发现了 mtDNA 对 nDNA 的整合。 进一步的研究表明，在特定条件下 nDNA 片段及 mtDNA 片段可以在细胞内游走，从而造成两者遗传物质的相互交换和插入。

因为 mtDNA 比 nDNA 具有更高的拷贝数，所以其突变较容易探查。 对癌症 mtDNA 突变的研究一般仅限于线粒体的基因组区域。 在一项对 10 种结肠癌细胞系进行的完整线粒体基因组分析中，所显示的 7 种体细胞突变，预示着可影响其功能。

（二）Huntington 舞蹈病

还有一些病症也是由于氧化磷酸化受损所致，如 Huntington 舞蹈病，其尽管属于常染色体显性遗传病，但也与 mtDNA 调节有关。 所有这些疾病都是由于氧化磷酸化能力下降，造成供能不足，或者氧化-抗氧化平衡被破坏，导致氧自由基增多所致。 氧自由基主要为过氧化物或过氧阴离子，它们可与脂类、蛋白质及核酸作用，产生阻碍 DNA 复制及转录的物质。 与氧化磷酸化相关的病，一般具有 4 个突出的特征：①与氧化磷酸化酶缺陷有关；②常累及最依赖于线粒体能量的组织；③基因型复杂，具有多种 mtDNA 甚至核 DNA 突变，但表型相似；④常在成年后发病，病情随年龄增加而加重。

（左　伋）

第十章 人类染色体

染色体（chromosome）是生物体遗传物质的载体。它由核酸和蛋白质构成，具有储存和传递遗传信息、控制分化和发育的作用。不同生物的染色体数目、形态、大小各具特征。

对人类染色体的研究可追溯到1879年Arnold和1882年Flemming的研究工作。他们首次分析了人类有丝分裂染色体，并陆续报道了对人类染色体数目的不同估计。其后最具影响力的是18世纪20年代Painter的研究工作。他在美国得克萨斯州"精神病院"检查了3位患者的睾丸组织，检查的结果显示染色体数目为46或48条，但在最后报道时，他坚持染色体数目是48条；并且证实在第1次减数分裂时，性染色体组成是XX/XY。在随后的几年中，其他细胞遗传学家发表的所有文章都支持人类有48条染色体的结论。这一结论如此强烈地铭刻在研究者的脑海里，以至于在30年代后期，用低渗技术首次计数染色体时，仍然认为是48条染色体。直到1956年美籍华裔学者蒋有兴（Tjio）和瑞典的细胞遗传学家Leven才首先确定了人类体细胞染色体的数目是46条而不是48条。但首先观察到46条染色体数目的却是美籍华裔学者徐道觉。当时徐道觉在得克萨斯州大学取得博士学位后，鉴于处境只得放弃自己从事多年的分类学和果蝇遗传学研究，到得克萨斯州大学的Pomerat实验室从事培养中的人和哺乳类细胞的核现象研究。当他试图观察细胞的染色体时，发现它们挤在一起，如同在组织切片中一样，是没有指望"突破"这一难关的。但就在那时"奇迹"出现了。在一些治疗性流产的胚胎组织培养标本中，他照常用平衡盐溶液冲洗细胞，竟在标本中看到了铺展很好的染色体。由此徐道觉确认了正确的人染色体数目（1952）。将组织培养和低渗预处理技术运用到染色体标本制备中成为脊椎动物细胞遗传学得以发展的一个重要转折，在染色体研究中是不可缺少的一个重要环节。可是非常遗憾的是，徐道觉并没有发表自己的研究成果！也许是面对众多的权威不敢发布，也许是认为条件未成熟不肯轻易发布。总之，他最终没有发布。这对整个科学界来说，无疑是一个不小的损失，而对他个人来说，实在是一个一生的莫大遗憾。后来，一位科学家在评述此事时说："这好比是一位足球运动员，已经把球带到了必进的12码区，可是他没有起脚，因而失去了临门一脚获得成功的惊喜。"

人类体细胞染色体数目的确定奠定了临床细胞遗传学的基础，随着染色体实验技术的不断改进和发展，染色体分析技术很快被应用于临床。Lejeune于1959年发现Down综合征为21三体；Jacobs和Strong发现Turner综合征的核型是45，X；Ford等证实Klinefelter综合征核型为47，XXY。1960年，Patau等与Edwards等描述了2个染色体的三体型：13 三体和 18 三体；Nowell 和 Hungerford 发现了慢性粒细胞白血病患者的 Ph 小体。 20 世纪 70 年代相继出现了多种染色体显带技术，提高了染色体分析的精确性。迄今已正式命名的染色体异常综合征有百余种，发现各种染色体异常 5 000 余种。 另外，在恶性肿瘤中观察到百余种染色体异常。 20 世纪 80 年代末分子生物学迅速发展，并与细胞遗传学汇合在一起，产生了另一个新领域，即分子细胞遗传学。 目前，这一新学科正在从基因水平上揭示各种遗传病及肿瘤发生的本质。

第一节　人类染色体的基本特征

一、染色质和染色体

染色质（chromatin）和染色体实质上是同一物质在不同细胞周期、执行不同生理功能时不同的存在形式。 在细胞从间期到分裂期过程中，染色质通过螺旋化凝缩（condensation）成为染色体，而在细胞从分裂期到间期过程中，染色体又解螺旋舒展成为染色质。

（一）染色质

染色质是间期细胞核中伸展开的 DNA 蛋白质纤维。 呈松散状的，染色浅而均匀的染色质称为常染色质（euchromatin）。 常染色质中不含重复性 DNA，多为结构基因的位置所在，具有转录活性。 异染色质（heterochromatin）则指呈凝缩状的，染色较深，很少进行转录的染色质。 一般而言，组成异染色质的 DNA 螺旋化程度比较高，因而可被碱性染料深染，这种现象称为正异固缩。 当然，异染色质区域的正异固缩状态并不是一成不变的。 在细胞周期的另一些时相中，异染色质又可表现为螺旋化程度较低而浅染，称为负异固缩。 异染色质常被分为专性异染色质和兼性异染色质两种。 前者由高度重复的 DNA 组成，没有转录活性，在间期核中始终处于异固缩状态，如着丝粒区，存在于生物的整个生命过程中；后者则在特定条件下，由常染色质转变而来，受发育控制。 例如，人类女性 2 条 X 性染色体中的 1 条在细胞分裂的间期即处于异固缩状态，这一状态从受精卵形成后的第 3 天开始，约 1 周后完成，且维持终身不变。 用硫堇或其他染料染色显示出 1 个直径为 1 μm 大小的浓染小体，贴近核膜边缘，称为 X 染色质（X chromatin），也称 X 小体或 Barr 小体（Barr body），为正常女性体细胞所特有。 在男性的 XY 性染色体中，Y 染色体长臂远端的异染色质，在间期可用荧光染料染色显示出 1 个直径约 0.3 μm 的强荧光小体，称为 Y 染色质（Y chromatin），也称 Y 小体，为正常男性体细胞所特有。 因此，体细胞间期的性染色质可用于区别男女性别。

（二）染色质和染色体的结构

染色质由无数个重复的亚单位——核小体（nucleosome）构成。 核心是由 4 种组蛋白（H_2A、H_2B、H_3、H_4 各 2 个分子）所组成的八聚体，其中 2 个 H_2A-H_2B 二聚体相对位于(H₃H₄)₂四聚体的两个面上。 其表面围以 DNA 双螺旋，长约 146 bp。 此时 DNA 分子被压缩了 6 倍。 组蛋白 H₁ 位于相邻的 2 个核小体的连接区 DNA 表面，促使核小体折叠或卷曲，产生 1：40 倍压缩的 30 nm 纤维状结构，相当于基本染色质丝。 染色质丝进一步螺旋化，形成环状结构。 这些环的基部附着于一种非组蛋白"支架"上。 这种纤维的直径约为 240 nm，它可能是间期染色体的最终包装水平，故称为染色单体丝。 染色体包装的最后阶段发生在细胞进入有丝分裂或减数分裂时。 染色单体丝通过围绕中心轴螺旋缠绕和向染色体中心方向的压缩作用形成染色体。 至此，数厘米长的 DNA 成为了数微米长的染色体，其长度约为原来的万分之一（图 10-1）。 这种有效的包装方式，使细胞在分裂过程中能够把携带遗传信息的 DNA 从染色体形式平均分配给子细胞。

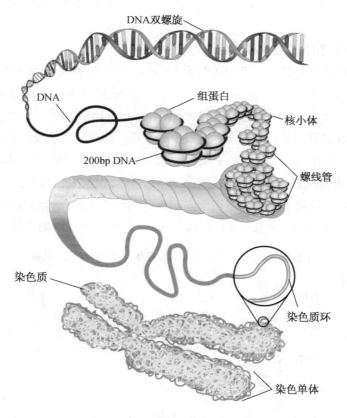

图 10-1　从 DNA 到染色体水平的压缩过程

在分裂中期，将大多数蛋白质从染色体抽提后，显微镜下可观察到染色体支架。 其最丰富的蛋白组分为 DNA 拓扑异构酶Ⅱ（topoⅡ）和 ScⅡ。 拓扑异构酶Ⅱ可改变 DNA 的拓扑结构，其对于有丝分裂的成功与否至关重要。 例如，新生 DNA 的分离、有丝分裂前染色质凝聚和分裂后期姊妹染色单体的分离。 ScⅡ是染色体结构维持（structural maintenance of chromosome，SMC）蛋白家族的成员。 ScⅡ在建立和维持有丝分裂染色体凝聚中起作用。

二、人类染色体的数目、结构和形态

染色体在细胞周期中经历着凝缩和舒展的周期性变化。在细胞分裂中期染色体达到凝缩的高峰，轮廓、结构清楚，形态恒定，最便于观察和比较，因而这是染色体观察分析的通用时相。

（一）人类染色体的数目

人类体细胞有 46 条染色体，即 23 对，为二倍体（2n），其中 44 条（22 对）为常染色体，另 2 条（1 对）与性别分化有关，为性染色体。性染色体在女性为 XX，在男性为 XY。生殖细胞中卵细胞和精子各有 23 条染色体（n），分别为 22＋X 和 22＋Y。一个配子的全部染色体称为染色体组（chromosome set），染色体组所包括的全部基因称为基因组（genome）。

（二）人类染色体的结构和形态

每对染色体由 2 条形态、功能相同的染色体构成，分别来源于父方和母方，这对染色体称为同源染色体（homologous chromosome）。在细胞分裂中期，每条染色体均含有 2 条染色单体（chromatid），互称姐妹染色单体（sister chromatid），它们各含 1 条 DNA 双螺旋链。2 条姐妹染色单体仅在着丝粒（centromere）处相连，着丝粒区富含重复性 DNA 构成的异染色质，在分裂中期时，由于相对地解旋、浅染并内缢，故也称主缢痕（primary constriction）。着丝粒是纺锤体附着之点，在细胞分裂中与染色体的运动密切相关，失去着丝粒的染色体片段通常不能在分裂后期向两极移动而丢失。着丝粒将染色体横向分为两臂，较长的称为长臂（q），较短的称为短臂（p）。图 10-2 为中期染色体的模式图。

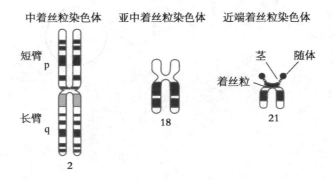

图 10-2 中期染色体的形态结构

根据着丝粒的位置，人类染色体可分为 3 种：①中着丝粒染色体（metacentric chromosome），着丝粒位于或靠近染色体中央（染色体长度的 1/2～5/8 之间），将染色体分为长短相近的两个臂；②亚中着丝粒染色体（submetacentric chromosome），着丝粒偏向一端（5/8～7/8），将染色体分为长短明显不同的两个臂；③近端着丝粒染色体（acrocentric chromosome），着丝粒靠近一端（7/8～末端）。人类没有真正的端着丝粒染色体（见图 10-2）。

在有些染色体的非着丝粒区还能见到浅染内缢的节段，称为副缢痕（secondary constriction）。 人类近端着丝粒染色体（D、G组）短臂上的副缢痕区（也称随体柄）是核糖体RNA基因所在之处，产生含rRNA的核仁，因而也被称为核仁组织区（nucleolus organizer region，NOR），可被特殊的银染法染成黑色。 在该区的远侧和一个球形染色体节段相连，这个染色体节段称为随体（satellite）。 核仁组织区与随体共同构成随体区。

在染色单体的两端，各有一个端粒（telomere）。 端粒在维持染色体的稳定性和完整性方面起重要作用。 缺失端粒的染色体，其末端彼此黏合，形成易位、倒位等畸变。 人类染色体端粒DNA含有（TTAGGG）n串联重复序列，长度为5～20kb。 近些年的研究揭示，体细胞的染色体端粒的重复DNA序列长度与细胞的衰老和肿瘤的发生有关。 正常人体细胞的端粒随年龄的增长而逐步缩短，不同年龄时期的端粒长度变化表明，细胞的衰老决定着整个机体的衰老。 因此，可以把有活性的端粒酶导入衰老细胞中或激活衰老细胞中端粒酶的活性以探索老年性疾病、早衰、脑萎缩等疾病治疗的途径。 但在维持细胞永生性的同时，应有效地调节细胞的繁殖能力，以避免其无限增殖而形成肿瘤，故这一治疗方法的安全性还有待研究。 一般认为，体细胞分化完成后，其端粒的长度就不再加长，而是在不断缩短，因为此时的端粒酶不再具有活性，所以体细胞丧失了无限增殖的能力，而绝大多数恶性肿瘤细胞中又重新拥有了端粒酶活性。 研究表明，肿瘤细胞的端粒长度明显短于周围正常组织细胞的端粒长度，但可维持一种动态平衡。 由此推测，可能是细胞端粒缩短到一定程度后激活了端粒酶，使细胞获得永生性，且具有无限繁殖能力，以致形成肿瘤。 端粒酶的发现正逐渐成为诊断和治疗癌症、预测和延缓衰老的有力手段。

三、性别决定及性染色体

（一）性别决定

早在1921年，Painter就提出人类的性染色体在女性是XX，男性为XY。 在正常情况下，人类的性别由性染色体决定，即有2条正常的X染色体组成的受精卵将分化发育为女性个体，正常的XY型受精卵则分化发育为男性个体。 性别的分化发育包括：性腺、内生殖器、外生殖器及第二性征。 就其本质来讲，性别的分化发育是一个相当复杂的过程，至今尚未完全弄清。 在Y染色体短臂，靠近拟常染色体区边缘有一段长35kb的DNA序列（Yp11.3）是性别决定的关键区，有睾丸决定因子（testis-determining factor，*TDF*）基因。 通过对转基因动物的研究，现已确定了*SRY*基因Y染色体的性决定区（sex-determining region of Y chromosome）是TDF的最佳候选基因，其编码的蛋白质对睾丸发育起主要诱导物的作用。 在性染色体为XY的胚胎中，Y染色体上的Y染色体的性决定区（SRY）作用可使原始性腺的髓质分化为睾丸，皮质退化，睾丸的间质细胞产生的雄激素使同侧的Wolff管（中肾管）及外生殖器原基分别分化为男性内生殖器和外生殖器，并在青春期使其出现男性第二性征。 睾丸的支持细胞分泌Müller管（中肾旁管）抑制因子使同侧Müller管退化。 在性染色体为XX的胚胎中，因无Y染色体上SRY作用，原始性腺髓质退化，皮质分化为卵巢；Wolff 管及 Müller 管因无雄激素及 Müller 管抑制因子作用，前者不分化，后者则因未被抑制而分化为女性内生殖器，外生殖器原基也因无雄激素作用分化为女性外生殖器；女性的第二性征发育还需女性激素。因此，Y 染色体上的 SRY 在性别分化发育过程中起了"开关"的主导作用，胚胎的原始生殖组织在无雄性因子作用的情况下有向女性自然分化的倾向。

但对各种性分化异常型，如较常见的 XXY、X 三体、X 单体，较少见的 Yq-、Xp-、Xq-，特别是很罕见的 XX 男性，XY 女性，还有 9p-、10q- 及 Xp21-22 重复所表现的性分化异常等，应如何解释呢？对这些病例的分子和细胞遗传学研究证实，在性分化发育中SRY 起主导的"开关"作用，但也提示还必须要有常染色体，特别是 X 和 Y 染色体上其他许多有关基因的共同参与。

（二）Y 染色体

在男性减数分裂中，X 染色体和 Y 染色体短臂末端部分配对，可发生正常的交换重组。此段染色体彼此是同源的，如一对常染色体，故也将此段染色体称为 X 和 Y 染色体上拟常染色体区（pseudoautosomal region）。1990 年，Sinclair 等报道了对 Y 染色体上 TDF 基因的克隆和定位，将其称为 Y 染色体上性别决定区基因，即 SRY，定位在 Yp 距离常染色体区边界仅约 8 kb 处。如果 X 和 Y 染色体配对时发生不等位互换，可产生两种罕见异常，即 XX 男性和 XY 女性。

在 Y 染色体长臂上的常染色质部分（Yq11.22-11.23）有一段 DNA 序列，它与成熟精子的发生有关，称为无精子症因子（azoospermia factor，AZF）。Kent-First 等（2000）提出，*AZF* 基因包含 4 个非重叠区域：*AZFa*、*AZFb*、*AZFc* 和 *AZFd*。它们的缺失可导致无精症或严重少精症。Reijo 等（1995）对无精症患者进行缺失筛检发现 Y 染色体微小缺失（Y chromosome microdeletion）涉及 1 种对精子生成有重要作用的基因——无精症中缺失基因（deleted in azoospermia，*DAZ*），并将 *DAZ* 确定为 *AZF* 的重要候选基因。*DAZ* 定位于 Yq11。*DAZ* 基因仅在睾丸组织中表达，其编码的蛋白质主要存在于精细胞形成的后减数分裂期。在男性不育门诊患者中，约 20% 患者为非梗阻性少精症或无精症，*AZF* 的微小缺失可能是遗传因素之一。此外，Y 染色体长臂远端约 2/3 处为异染色质区，此段染色体呈多态性，基因增多时可使 Y 染色体比一般 G 组染色体大，甚至可大于18 号染色体，一般无特殊临床意义。但当此区的缺失涉及 *AZF* 的缺失，则也会引起无精子症。

（三）X 染色体

1. X 染色体的失活 Xp 和 Xq 上均有很多区域或基因在性别决定中起着特殊的作用。女性有 2 条 X 染色体，男性只有 1 条，但女性 X 染色体的基因产物并未比男性多 1 倍。对此，英国遗传学家 Mary Lyon 在 1961 年首先提出了"X 失活假说"，或称"Lyon"假说，其要点是：①在间期细胞核中，女性的 2 条 X 染色体中，只有 1 条 X 染色体有转录活性，另外 1 条 X 染色体无转录活性，呈固缩状，形成 X 小体或 Barr 小体。这样，在含 XX 的细胞和 XY 的细胞中，其 X 连锁的基因产物数量就基本相等，称为剂量补偿（dosage compensation）。　不论细胞内有几条 X 染色体，只有 1 条 X 染色体是具有转录活性，其余的 X 染色体均失活、固缩，形成 X 染色质。　因此，一个细胞中所含的 X 染色质数目等于 X 染色体数目减 1。　怀疑有 X 染色体数目异常时，可以通过用性染色质检查做出初步诊断。　例如，细胞核内 X 小体数目在正常男性和一个 X 女性患者为 0，在正常女性和 XXY 男性患者中为 1，XXX 患者则为 2（图 10-3）。　②失活发生在胚胎早期，受精后约第 3 天（桑椹期）16-24 细胞开始，第 1 周末完成。　③失活是随机的，即失活的 X 染色体既可来自父亲，也可来自母亲，但一个细胞某条 X 染色体一旦失活，由该细胞繁衍而来的子细胞都具有同一条失活的 X 染色体。　换句话讲，失活是随机的，一旦形成，保持不变。

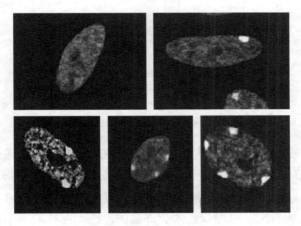

图 10-3　细胞分裂间期的 X 小体

2. X 染色体失活的意义　X 染色体失活的意义在于：①剂量补偿：由于只有 1 条 X 染色体有活性，故男女两性 X 连锁基因的产物相同。　②杂合子表型的变异：由于 X 染色体失活是随机的，因此在杂合子的携带者女性中具有活性的某一特征等位基因的比例就可能不同，结果显示出不同表型。　如血友病 A（XR）的抗溶血因子（antihaemolytic factor，AHF，也称因子Ⅷ），在女性杂合子（Hh）的 AHF 水平不仅比纯合子女性（HH）低，也比正常男性（HY）低。　因为男性 XH 完全有活性、完全表达，而女性的 XH 在部分细胞中有表达，部分细胞中失活不表达，AHF 量界于正常男性和患者间。　③嵌合体：女性是 X—连锁基因的嵌合体。

　　近年来的研究发现，X 染色体失活可能由 X 染色体上所存在的 Xic 基因 X 染色体失活中心（X-inactivation centre）及其 X 染色体失活特异转录物（X-inactive-specific transcript）Xist 决定（图 10-4）。

3. X 失活假说的补充

　　（1）局部失活：Lyon 假说可以解释许多遗传现象，但经典的 Lyon 假说不能解释何以核型为 45，X 的 Turner 综合征患者及多 X 患者会有各种异常。　也不能解释何以 X 越多症状越严重。　可见，为保证正常的发育，至少在胚胎发育的某一阶段需要双份 X 染色体上

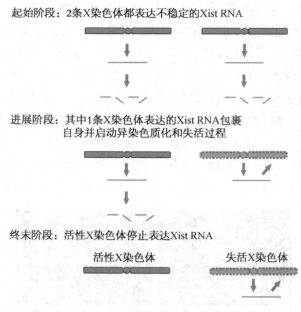

起始阶段：2条X染色体都表达不稳定的Xist RNA

进展阶段：其中1条X染色体表达的Xist RNA包裹
自身并启动异染色质化和失活过程

终末阶段：活性X染色体停止表达Xist RNA

活性X染色体　　　　　　失活X染色体

图 10-4　Lyon 假说女性体细胞中 X 染色体随机失活机制

的基因。　现在知道，失活的 X 染色体上，失活中心在 Xq13，其大部分基因是失活的，但并非全部失活，在 Xp 和 Xq 上均有不失活的基因。　这方面已有一些证据，如 *Xg 血型基因*、*IgG* 基因、*IgM* 基因和类固醇硫酸酯酶基因（STS 缺陷时会引起 X 连锁的先天性鱼鳞病），这些基因无剂量补偿。　然而这些不失活基因产物在显性纯合子女性中并没达到显性半合子男性的 2 倍，似说明这些不失活基因的表达不完全；还有 X 和 Y 染色体上的拟常染色体区基因，在正常女性和正常男性中都有 2 份此区基因的表达，这些失活的基因可能对 X 染色体异常病例的表型起作用。　如在 45，X 患者中少了 1 份，而在 47，XXX 患者中又多了 1 份，故两者都有异常表型。

（2）非随机失活：正常情况下女性体细胞中 X 染色体失活是随机的，但在异常情况下 X 染色体失活是非随机的。　①在 X 染色体结构异常的患者中是结构异常的染色体失活。　这可能反映了对异常不平衡细胞的对抗性选择，即异常的 X 染色体失活有利于细胞存活，因此 X 染色体结构异常病例比常染色体结构异常病例易于存活，故也较为多见。②在X 染色体与常染色体平衡易位时，正常的 X 染色体易于失活，易位 X 染色体的两个部分均保持活性，这或许反映了对易位中常染色体上基因失活细胞的对抗性选择，即易位 X 染色体失活时涉及其常染色体上基因的失活，这类细胞不易存活。　③不平衡的 X 染色体与常染色体易位时，正常的 X 染色体有活性，异常的 X 染色体失活。　④正常的 2 条 X 染色体在胚胎外膜中父方 X 染色体易于失活，这种倾向的基础和意义尚不清楚。

X 连锁隐性遗传病常见于男性，很少见于女性。　在女性的 X 染色体与常染色体平衡易位携带者中，如果易位点在 X 染色体的某个基因（XR）上，则会引起此基因的突变，而由于另一条正常的 X 染色体失活，无表达。　这样，此女性将会出现这种 XR 病。　因此，当一种典型的 XR 病发生在某女性时，提示她可能有 X 与常染色体易位，应做染色体检查分析，以明确诊断。

X 染色体连锁显性遗传病，多见于女性，但病情较轻；在男性中虽少见，但病情较为严重，甚至早期夭折。 如皮肤色素失禁症，通常见于女性，男性患儿早期夭折；当见于男性轻型患儿时，提示其可能同时为 XXY 患者，也应做染色体检查分析，以明确诊断。 此现象同样也可用 X 失活假说来解释。

第二节 染色体分组、核型与显带技术

一、染色体的研究方法

（一）分组

为了准确表达人体细胞的染色体组成，1960 年，在美国丹佛（Denver）会议上确立了世界通用的细胞内染色体组成的描述体系——丹佛体制。 此体制根据染色体的长度和着丝粒位置将人类染色体顺次从 1 号编到 22 号，并分为 A、B、C、D、E、F、G，共 7 个组，X 和 Y 染色体分别归入 C 组和 G 组（表 10-1）。

表 10-1 人类核型分组与各组形态特征

组别	染色体编号	大小	着丝粒位置	副缢痕	随体	鉴别程度
A	1~3	最大	中着丝粒	1 常见	—	可鉴别
B	4~5	大	亚中着丝粒	—	—	不易鉴别
C	6~12；X	中等	亚中着丝粒	9 常见	—	难鉴别
D	13~15	中等	近端着丝粒	—	有	难鉴别
E	16~18	较小	中和亚中着丝粒	16 常见	—	16 可鉴别
F	19~20	小	中着丝粒	—	—	不易鉴别
G	21~22；Y	最小	近端着丝粒	—	21、22 有	不易鉴别

（二）核型

将一个细胞内的染色体按大小和形态特征的顺序配对，分组排列所构成的图像称为该细胞的核型（karyotype），通常是将显微摄影得到的染色体照片剪贴而成（图 10-5，图 10-6）。 一个细胞的核型一般可代表该个体的核型。 核型如用模式图表示则称为组型（idiogram）。

（三）显带技术

在非显带的染色体标本上，由于不能将每一条染色体的细微特征完全显示出来，只能根据大致特征进行辨认，因此对相邻号数间的染色体的鉴别较为困难。 对各染色体上发生的微小结构变化，如缺失、易位等不能检出。 所以对许多染色体异常，特别是结构畸变的研究受到了极大限制。 20 世纪 70 年代后产生了多种染色体显带技术（如 G 显带，

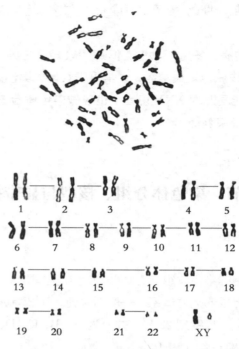

图 10-5　非显带人类染色体核型:46,XY

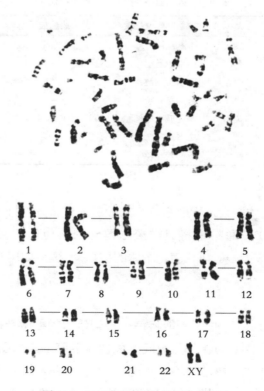

图 10-6　G 显带人类染色体核型:46,XY

图 10-7），并以此为基础又发展了一些新技术。 显带技术不仅解决了染色体的识别问题，又由于在染色体上能区别许多区和带（图 10-8），再结合分子细胞遗传学技术，为深入研究染色体的异常和人类基因定位创造了条件。

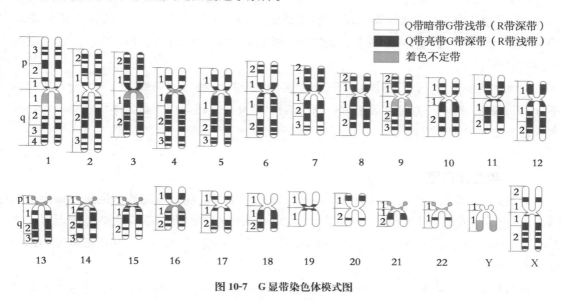

图 10-7 G 显带染色体模式图

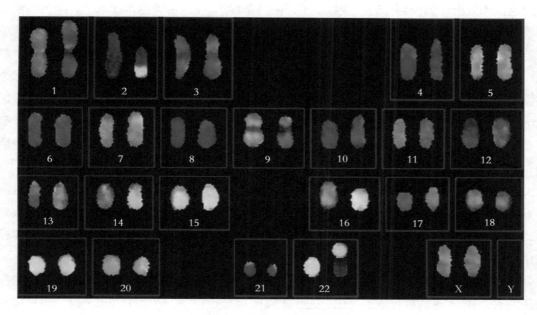

图 10-8 人类染色体光谱核型

注：显示 2 号染色体与 22 号染色体的易位。

（四）染色体的多态性

染色体的多态性（polymorphism）又称异态性（heteromorphism），是正常人群中经常可见到的各种染色体形态的微小变异。 这种变异集中在含高度重复 DNA 序列的结构异染色质区，即着丝粒、随体、副缢痕和 Y 染色体长臂远侧段，主要表现为一对同源染色体上这些结构的形态大小或带纹着色深浅等方面的变异。 如在 D 和 G 组的染色体随体的增大、重复（双随体）或缺如，随体荧光的强弱，随体柄的长短；1、9、16 号和 Y 染色体长臂异染色质区的增长或缩短，以及 9 号染色体长臂异染色质区的倒位。 这些染色体的多态性按孟德尔方式遗传，但不同于染色体的异常，通常没有不良的临床后果。

染色体的多态性，在产前诊断中可用于区别胎儿细胞和母体细胞；可探讨异常染色体不分离的来源，以利于对患儿家庭进行遗传咨询。 此外，还可用于鉴定不同个体，对法医学中的亲权鉴定有一定意义。

二、染色体带型

20 世纪 70 年代中期诞生的染色体高分辨显带技术可以在细胞的前中期染色体上显示出 1 256 条带；在晚前期染色体上显示出 1 700 条带；在 G2 期或早前期染色体上显示出 3 000～10 000 条带，这使染色体的研究逐步深入到分子生物学水平，有助于揭示染色体与基因的关系。

利用 G 显带等技术，可以比较恒定地显示人类每条染色体的特异带型，这就为识别每条染色体和分析每条染色体的改变提供了必要的条件。 在显带染色体标本上，染色体被着丝粒分隔的短臂（p）和长臂（q）上均有一系列连续的染色深浅不同的带，没有非带区。依照染色体长、短臂上的明显特征作为界标，可将每一条染色体区分出着色不同的区、带（见图 10-7）。 ①界标（landmark）是识别染色体的重要特征，并具有显著而恒定的形态学特征。 它包括染色体两臂的端粒、着丝粒和某些明显的深染带或浅染带。 ②区（region）为两个相邻界标之间的染色体区域。 ③带（band）的意义是，每一条染色体都应看作是由一系列序贯的带构成，即没有非带区。 它借其较深或较浅的着色程度，清楚地与相邻带相区分。

一条染色体以着丝粒为界标，而区和带则沿着每个染色体的长臂和短臂，由着丝粒向远端编号。 因此，靠近着丝粒的两个区，分别标记为每个臂上的 1 区，其次向臂末端延伸，依次编为 2 区、3 区……区。 每一区内也依次编为 1 号带、2 号带……带。 作为界标的带被认为是界标远端那个区的第 1 号带。

在标示一特定的带时，需要包括 4 项内容：①染色体号；②臂的符号；③区号；④在该区内的带号。 这些项目依次列出，无须间隔或用标点符号。 例如，3p25 表示 3 号染色体短臂的第 2 区 5 号带。 随着染色体高分辨技术的建立，原来的 1 个带可以再分为 3～5个亚带，1 个亚带又可以分为 3～5 个次亚带，故在记述时，在原来的带名后加一圆点，由着丝粒向远端依次编号。 例如，可以将 3q25 带划分为 3q25.1、3q25.2 和 3q25.3。 随之3q25.3 可再划分为 3q25.31、3q25.32 和 3q25.33。

三、 人类染色体命名国际体制

自 1960 年的丹佛会议后，染色体的研究取得了很大进展，原有的命名、描述体系显然已满足不了实际需要。 因此，国际上召开了多次会议予以修订，对正常人类染色体核型表达、异常核型的表达都做了严格的规定，并提出了一些命名符号和缩写术语体系（表 10-2），以便统一应用。

表 10-2　人类细胞遗传学常用符号和缩写术语表

符号	意义	符号	意义
A I	第 1 次减数分裂后期	f	断片
A II	第 2 次减数分裂后期	fem	女性
add	额外的未知起源的物质	fis	裂开，在着丝粒处
ace	无着丝粒片段	fra	脆性位点
,	区分染色体数目、性染色体和染色体异常	g	裂隙
→	从→ 到	h	异染色质次缢痕
*	用法同繁殖号	hsr	均质染色区
b	断裂	i	等臂染色体
cen	着丝粒	idem	描述亚克隆中的干系核型
chi	异源嵌合体	idic	等臂双着丝粒染色体
:	断裂	ider	等臂衍生染色体
c	结构异常	inc	不完整核型
::	断裂与重接	ins	插入
chr	染色体	inv	倒位
cht	染色单体	lep	细线期
cp	组合核型	M I	第 1 次减数分裂中期
cx	复杂的染色单体内交换	M II	第 2 次减数分裂中期
de novo	非遗传性染色体异常	——	用于区别同源染色体
del	缺失	mal	男性
der	衍生染色体	mar	标记染色体
/	分开各克隆细胞系	mat	来自母亲
dia	浓缩期	med	中央
dic	双着丝粒体	min	微小近中着丝粒片段
dip	双线期	mn	众数
dir	正位	mos	嵌合体
dis	远侧端	ml	主系
dit	核网期	oom	卵原细胞中期
dmin	双微体	or	畸变的其他描述方法
dup	重复	[ ]	括号内为细胞数
e	互换	p	染色体短臂
end	核内复制	P I	第 1 次减数分裂前期
=	交叉数	pac	粗线期

符号	意义	符号	意义
（ ）	其内为结构起了变化的染色体	sdl	旁系，亚系
pat	来自父亲	；	在涉及 1 个以上染色体的结构重排中，使染色体与染色体区分开
pcc	成熟前的染色体浓缩	sct	次缢痕
pcd	成熟前着丝粒分裂	stk	随体柄
p	费城染色体	sl	干系，在描述嵌合体或异源嵌合体时，使细胞系分开
＋	多余	×	重排染色体的多拷贝数
prx	近侧端	spm	精原细胞中期
＜＞	括号内为倍体水平	t	易位
psu	假	tan	串联易位
.	表示亚带	tel	端粒
pvz	粉碎化	trp	三倍复制
q	染色体长臂	ter	末端
qdp	四倍复制	tr	三射体
qr	四射体	trc	三着丝粒染色体
?	表示对染色体或染色体结构的识别没有把握	tas	端粒联合
r	环状染色体	upd	单亲双体
rcp	相互易位	v	变异或可变区
rea	重排	xma	交叉
rec	重组染色体	var	染色体的可变区
rob	罗伯逊易位	zyg	偶线期
s	随体	—	丢失
sce	姐妹染色单体互换	Ⅰ-Ⅳ	表示单体、双体、三体、四倍体结构

染色体核型的表达应描述染色体总数、性染色体组成及异常染色体情况。

（一）非显带染色体核型的表达

非显带染色体核型表达时，人类染色体正常或异常核型的表达顺序是：染色体总数（包括性染色体）、性染色体组成、异常染色体情况，分别用逗号"，"隔开。 例如，46，XX 即 46 条染色体，性染色体为 XX，正常女性核型。 46，XY 即 46 条染色体，性染色体为 XY，正常男性核型。 人类染色体数目异常核型表达见表 10-3。 人类染色体结构异常核型表达见表 10-4。

表 10-3　非显带染色体数目异常核型的表达

异常类型	符号或缩写	表达的意义
多倍体	69，XXY	总数 69，性染色体为 XXY
多体性	47，XY，＋21	多了 1 条 21 号染色体
单体性	45，X	少了 1 条性染色体
	45，XX，－G	少了 1 条 G 组染色体
	45，XX，－? 8	丢失的可能是 1 条 8 号染色体

续表

异常类型	符号或缩写	表达的意义
假二倍体	46，XY，+18，−21	多了1条18号染色体，少了1条21号染色体
嵌合体	45，X/46，XY	一个体中具有2种细胞系，一个细胞系少了1条性染色体，另一细胞系性染色体为XY
	45，X/46，XX/47，XXX	一个体中具有3种细胞系，一细胞系的性染色体为1条X染色体；一细胞系性染色体为XX；一细胞系性染色体为XXX

表10-4　非显带染色体结构异常核型的表达

异常类型	符号或缩写及其表达意义
部分增长	46，XY，1q$^+$ 1号染色体长臂增长
多体性及部分增长	47，XY，+14p$^+$ 多了1条14号染色体，其短臂增长
易位	46，XY,t(Bp$^-$；Dq$^+$) 1条B组染色体和1条D组染色体平衡相互易位，使1条B短臂部分缺失，1条D长臂增长 46，X,t(Xq$^+$；16p$^-$) 1条X染色体和第16号染色体平衡易位，使X长臂增长，16号短臂部分缺失 45，XX，−D，−G，+t(DqGq) 少了1条D和1条G，多1条由它们的长臂相接而成的易位染色体 46，XX，−D，+t(DqGq) 少了1条D，多了1条由其长臂和1条G组染色体的长臂相接而成的易位染色体 46，XX，−D，−G，+t(DpGp)，+t(DqGq) 少了1条D组染色体和1条G组染色体，多出2条分别由它们的短臂相接和长臂相接而成的易位染色体
环状染色体	46，XX,r(16) 16号为环状染色体
等臂染色体	46，X，i(Xq) 1条正常X染色体，1条为X长臂等臂染色体
双着丝粒染色体	46，X,dic(Y) 1条正常X染色体，1条为双着丝粒Y染色体

（二）显带染色体核型的表达

主要用于描述结构异常，一般可分为简式和繁式两种：简式仅能表达涉及哪几号染色体结构异常类型；而繁式则既能表示出相同于简式的内容，又能较清楚地表明这种染色体结构异常的具体情况（如断裂点和重接点等）（表10-5，先简式，后繁式）。

表10-5　显带染色体结构异常核型的表达

异常类型	符号或缩写及其表达意义
环型染色体	46，XY，r(2)（p21q31） 46，XY，r(2)（p21→q31） 2号染色体短臂2区1带与其长臂3区1带相接形成环型

异常类型	符号或缩写及其表达意义
等臂染色体	46，X，i(Xq) 46，X，i(X)(qter→cen→qter) 1 条正常 X 染色体和一条 X 长臂等臂染色体，后者是从 X 染色体长臂末端到着丝粒，再到长臂末端
末端缺失	46，XX，del(1)(q21) 46，XX，del(1)(pter→q21:) 1 号染色体长臂 2 区 1 带处断裂，其远端部分缺失，保留短臂末端到长臂 2 区 1 带
中间缺失	46，XX，del(1)(q21q31) 46，XX，del(1)(pter→q21::q31→qter) 1 号染色体长臂 2 区 1 带处和 3 区 1 带处断裂，中间部分缺失，它们又相接，所以保留从短臂末端到长臂 2 区 1 带，再与 3 区 1 带相接到长臂末端
相互易位	46，XY，t(2；5)(q21；q31) 46，XY，t(2；5)(2pter→2q21::5q31→5qter；5pter→5q31::2q21→2qter) 2 号染色体长臂 2 区 1 带断裂，其远端部分易位到 5 号染色体，而 5 号染色体长臂 3 区 1 带处断裂，其远端部分易位到 2 号染色体上，形成 2 条易位染色体。 一条是 2 号短臂末端到 2 号长臂 2 区 1 带，再接于 5 号长臂 3 区 1 带到 5 号长臂末端；另一条是 5 号短臂末端到 5 号长臂 3 区 1 带，再接于 2 号长臂 2 区 1 带到 2 号长臂末端

1. 简式体系 在这一体系中，结构变化的染色体只标之以断裂点。 在写了重排类型和有关染色体后，紧接着在括号内标出断裂点，通过带的名称识别断裂点。 例如，del(1)(q21)表示 1 号染色体长臂末端缺失，断裂点在 1q21 带。

若在一个染色体两臂涉及一个二次断裂后的重排时称为二断裂重排。 这时一般把短臂上的断点写在长臂断裂点的前面。 例如，inv(2)(p21q31)表示 2 号染色体的一个臂间倒位，断裂点在 2p21 和 2q31。 如果在同一臂内发生 2 个断裂，先写接近着丝粒的断裂点。例如，inv(2)(p13p23)表明 2 号染色体短臂的一个臂内倒位，断裂点为 2p13 和 2p23。

当一个染色体内有一个插入时，总是先写被插入的那个染色体片段上的断裂点。 其余的断裂点按二断裂重排中同样的方式表示，也即先写插入片段较近侧的断裂点，然后写较远侧的断裂点。 "近侧"和"远侧"在这里是指重排后断裂点的位置，而不是指其原来的位置。 例如，inv ins(2)(q13p23p13)表示 2 号染色体上位于 2p13 和 2p23 带之间的短臂片段倒位插入至长臂的 2p13 带上。 因为插入颠倒，所以 2p23 带现在靠近着丝粒，而 2p13 则远离着丝粒。

影响到 2 条或更多染色体的重排，断裂点按所涉及的染色体的相同次序给予表达，分号用来使断前点分开（决不可用标点使同一染色体上的断裂点分开）。 例如，rcp(2；5)(q21；q31)表示在 2 号和 5 号染色体的长臂之间有一相互易位，断裂点在 2q21 和 5q31 带上。

2. 繁式体系 结构变化的染色体用其染色带的构成来表达。 在简式体系中所用的规定在繁式体系中仍然适用，不同处在于最后一对括号中简要描述重排染色体的染色体带构成，而不是只指断裂点。

染色体的染色带构成的表达：从短臂的末端开始描述，一直到长臂的末端，依次识别重排染色体上所出现的染色带。　若这种重排仅限于 1 个染色体，则在染色带的描述中染色体号数不需重复。　然而，如果涉及的染色体多于 1 个，需要用相应的染色体号数来标明染色带和染色体的端部。

如果由于重排，两臂的端部均无短臂片段，那么在描述结构重排的染色体时，应先从染色体号数最小的长臂片段的端部开始。

当涉及 1 个以上的染色体时，该重排染色体的描述可与重排中涉及的染色体序号一样地予以描述。　在一个染色体的长臂和另一个染色体的短臂之间发生不平衡相互易位的特殊情况下，先写染色体号数小的那个带有着丝粒的衍生染色体。

3．高分辨显带　高分辨显带染色体核型的表达，基本上与前述的普通显带一样，是人类细胞遗传学命名的国际体制所制定的中期染色体带型命名法的一种延伸。

（李锦燕）

第十一章　染色体畸变

染色体畸变（chromosome aberration）是指染色体在数量和结构上发生的异常改变，包括整个染色体组的成倍增加（二倍体除外）、个别染色体整条或某个节段的增减及由于染色体个别节段改变位置所造成的染色体结构上的改变。这些改变通常可在光学显微镜下观察和识别。这类改变的实质是涉及染色体或染色体节段上基因或基因群的增减或位置的转移，使细胞的遗传功能受到损害，结果扰乱了遗传物质或基因之间的相互平衡，影响物质代谢的正常进行，并使机体产生不同程度的损害。目前，有关染色体畸变的发生机制尚在研究之中。

第一节　染色体畸变发生的原因

染色体畸变可以自发地产生，称为自发畸变（spontaneous aberration）；也可以通过物理的、化学的和生物的诱变作用而产生，称为诱发畸变（induced aberration）；还可以由亲代遗传而来。造成染色体畸变的原因是多方面的，主要包括化学因素、物理因素和生物学因素，这些因素与导致基因突变的因素基本相同。但一般而言，引起染色体畸变的剂量或能量要大大超过引起基因突变的剂量或能量。

一、化学因素

随着化学和医药工业的发展，大量人工合成的化学物质进入人类环境中来，其中有些对人类细胞产生不利影响，使染色体畸变数目增加。

（一）药物

某些药物特别是一些抗肿瘤药物、保胎及预防妊娠反应的药物均可引起人类染色体畸变。如环磷酰胺、氮芥、白消安（马利兰）、氨甲蝶呤、阿糖胞苷等抗癌药物均可引起染色体畸变，这已为许多实验所证实。抗痉挛药物苯妥英钠可引起患者淋巴细胞多倍体细胞数增加。长期服用三甲双酮（抗癫痫药）、巴比妥类、苯乙酰脲等药物可使外周淋巴细胞染色体出现结构上和数目上的畸变。有研究报道，长期服用阿片类毒品者的外周血淋巴细胞染色体畸变率升高。

（二）农药

现已证明，许多化学合成的农药可以引起人体细胞染色体畸变，有些有机磷农药〔如美曲膦酯（敌百虫）类］可使染色体畸变率增高。 有些学者分析了有机磷杀虫剂（如乐果、敌百虫、敌敌畏等）急性中毒患者，发现至少在1个月内染色体畸变率有显著增高的现象。 此外，某些除草剂也可以引起人类染色体畸变。

（三） 工业毒物

工业毒物诱发人类染色体畸变多数发生于一些有职业性暴露的工人，他们在长期与一些有害毒物如苯、甲苯、铝、砷、二硫化碳、氯丁二烯、氯乙烯单体的接触过程中，染色体畸变率增高。 其次是工业毒物排放后污染了环境，影响周围的居民。 例如，日本一些工业区由于排出含镉废物造成水源污染，居民直接摄入该物质后，使细胞染色体畸变率增高。

（四） 食品添加剂

在一些食品中为了防腐、着色等加入一些添加剂，其中有些化学物质亦可使染色体发生变化。 长期服用环己基糖精的人，其外周血淋巴细胞染色体畸变率有所增高。 日本广泛用作食品防腐剂的硝基呋喃基糖酰胺AF-2亦可诱使离体人类淋巴细胞发生染色体畸变。 甲醛也是一种致畸剂，一些不法商贩被利益驱使，在一些食品，如海产品、水发产品中加入甲醛，以求产品外观好看，然而甲醛易对遗传物质造成损害。

二、 物理因素

在自然空间中存在各种各样的射线，这些射线来自宇宙或地球上某些放射性的岩石，剂量极微，对于人体虽可产生一定影响，但危害不大。 而大量射线来自人类活动，对人类有极大的潜在危害。 例如，放射性物质爆炸后散落的放射性尘埃，医疗上所用的放射线对组织或人体的损害，工业放射性物质的污染等均可引起细胞遗传学上的变化。

射线有两大类，一类是波长极短的电磁波射线（如X射线和γ射线），另一类是高能量基本粒子（如α粒子、β粒子和中子）所产生的射线。 X射线、γ射线和中子有较强的贯穿能力，但α粒子仅能穿过软组织1mm深度。 这并不能说α和β粒子没有辐射危险，如果这些粒子处于身体内部产生内照射，同样也可对身体组织造成危害。

射线的危害主要针对体细胞和生殖细胞两方面，而射线影响可分为急性和慢性两种。如果一次接受极大剂量的照射则可导致放射病。 这种情况发生在原子弹、氢弹的爆炸区或放射性工业事故中。 例如，1945年发生在日本广岛的原子弹爆炸不仅夺去了14万人的生命，而且使数以万计的人患病，给他们及其后代造成了难以愈合的创伤；而1986年发生的乌克兰切尔诺贝利核电站事故，是人类历史上最严重的一次核灾难。 急性发作患者可在短期内因造血功能障碍而死亡。 在慢性发作情况下，多由于长期接受射线治疗或从事放射工业工作的人，使微小剂量不断累积而引起体细胞或生殖细胞染色体畸变，最常见的染色体畸变类型有断裂、缺失、双着丝粒、核内复制、易位等，少数还可以由于染色体黏附而发生不分离，从而导致非整倍体的多体性，畸变率随着射线剂量增大而增高。

三、 生物学因素

生物学因素导致染色体畸变这一事实正受到越来越多的重视，这包括两个方面：一是由生物体所产生的生物类毒素；另一是某些生物体本身，如病毒。

（一）真菌毒素

真菌毒素具有一定的致癌作用，同时也可引起细胞内染色体畸变。 这些真菌毒素通过真菌污染农产品和畜产品而直接或间接地进入人体。 例如，黄曲霉毒素常存在于霉变花生或霉变玉米中。 这类毒素在大鼠、小鼠、猕猴等动物实验中有明显致癌作用，在人类虽未有直接证据，但是它们的存在常与某一地区癌症（例如肝癌）发病率的增高有着极其明显的相关关系。 这类物质亦可诱发染色体畸变，如柄曲霉素（sterigmatocystin）、滕黄醌茜素（luteoskyrin）和棒曲霉素（patulin）等对人类离体细胞培养的染色体均有一定的损害作用。

（二）病毒

病毒尤其是那些致癌病毒可引起宿主细胞染色体畸变。 病毒引起染色体畸变主要是由于影响 DNA 代谢。 SV40 病毒、Rous 肉瘤病毒、水痘病毒、风疹病毒、带状疱疹病毒、仙台病毒等均可诱发染色体畸变。 此外，在感染肝炎病毒（甲型、乙型）、麻疹病毒及流行性腮腺炎病毒时，患者血液中淋巴细胞染色体亦可出现各种畸变。

四、 母亲年龄

某些染色体畸变的发生，往往与父母年龄有一定关系。 尤其是母亲年龄越大（>35岁），生育 21 三体综合征（即 Down 综合征或先天愚型）患儿的危险性就越高。 其他染色体三体型也有类似情况，但不如 Down 综合征明显。 一般认为，生殖细胞在母体内停留的时间越长，受到各种因素（同样包括上述的化学、物理及生物学因素，只是其作用机制尚不清楚）影响的机会越多，在以后发生的减数分裂过程中，容易产生染色体不分离而导致染色体数目异常。 此外，染色体畸变的发生与合子形成后的宫内环境也有关。

第二节　染色体数目异常及其产生机制

人体的正常生殖细胞精子和卵细胞所包含的全部染色体，称为一个染色体组（chromosome set）。 因此，精子和卵细胞为单倍体（haploid），以 n 表示，分别含有 22条常染色体和 1 条性染色体。 受精卵则为二倍体（diploid），以 2n 表示，包括 22 对常染色体和 1 对性染色体。 以人二倍体数目为标准，如果体细胞的染色体数目（整组或整条）的增加或减少，称为染色体数目畸变。 包括整倍体改变和非整倍体改变两种形式。

一、整倍体改变

如果体细胞的染色体数目成倍增加或减少就会导致整倍体改变。 从理论上讲，可能出现的整倍体异常有单倍体、三倍体（triploid，3n）、四倍体（tetraploid，4n）和多倍体。 但到目前为止，除了人类的精子和卵细胞属于单倍体外，尚未发现单倍体胎儿或新生儿。 由于人的全身性的三倍体是致死性的，所以在新生儿中极为罕见，但在自发性流产儿中并不少见。 发现有存活几天者均为三倍体与二倍体的嵌合体。 四倍体在临床上则更为罕见，目前只有1例伴有多发畸形的四倍体活婴和1例四倍体与二倍体嵌合体的病例报道。 四倍体以上的多倍体则未见报道。 由于人类多倍体的受精卵多在胚胎细胞有丝分裂中形成了三极或四极纺锤体，使染色体多少不等地分散在3个或4个赤道板上，分裂后期和子细胞内染色体不规则分布，严重破坏了子细胞中的基因平衡，由此干扰了胚胎或胎儿的正常发育，导致自发流产。 故常见于妊娠头3个月的自发流产胎儿，成为胎儿夭折的主要原因。

（一）三倍体

三倍体患者的体细胞具有3个染色体组，每对染色体都增加了1条，染色体总数为69（3n）。 一般认为三倍体形成的机制主要是由于：①双雄受精（diandry）：2个精子同时进入1个成熟的卵细胞受精，形成三倍体合子。 即可形成69，XXY；69，XXX和69，XYY 3种类型的受精卵。 ②双雌受精（digyny）：在减数分裂时，卵细胞因某种原因未能形成极体，或第二极体与卵核重新结合，因而卵细胞中保留有2组染色体，受精后则形成三倍体合子（图11-1）。 这一机制的可能性较大。

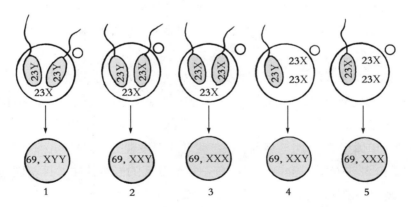

图11-1 三倍体发生的机制

（二）四倍体

四倍体患者的体细胞具有4个染色体组，每对染色体都增加了2条，染色体总数为92（4n）。 四倍体形成的机制主要是由于：①核内有丝分裂（endomitosis）：细胞在进行有丝分裂时，染色体正常复制1次，但因某种原因，分裂中期时核膜仍未破裂、消失，也无纺锤丝形成和无后期、末期的胞质分裂，结果造成细胞内的染色体为四倍体。 ②核内复制（endoreduplication）：是指在一次细胞分裂时，染色体复制了2次，即每条染色体形成了

4 条染色体，称为双份染色体，此时染色体彼此两两相靠；其后如正常分裂，则得到 2 个四倍体子细胞。核内复制可导致高倍数的多倍体，多发生在肿瘤细胞。如某些肿瘤细胞中可有多达数百条染色体。

二、非整倍体改变

1 个细胞内染色体数目少了 1 条或多条，称为亚二倍体（hypodiploid）；染色体多 1 条或数条，则称为超二倍体（hyperdiploid）。亚二倍体和超二倍体统称为非整倍体（aneuploid）。

（一）单体型

单体型（monosomy）是指某对染色体减少了 1 条（2n－1），细胞内染色体总数为 45。临床上常见的单体型有 45，XX（XY），－21、45，XX（XY），－22、45，X 等；目前除了 G 组染色体单体型和 X 染色体单体型外，人类尚未发现其他单体型。由于单体型个体的细胞中缺少了 1 条染色体，会造成基因组严重失衡，即使是最小的 21、22 号染色体单体型也难以存活。而对于 45，X 核型，Lyon 等曾提出假说并做了解释，即正常女性间期核中，只有一条 X 染色体有活性，另一条处于失活的异固缩状态，意味着实际上起转录作用的只有一条 X 染色体。因此，从理论上讲 X 单体型能存活下来，但实际存活者极少，绝大多数在胚胎期流产。幸存者虽有女性表型，但其个体发育仍受到一定程度的影响，如性发育幼稚、身材矮小、肘外翻等。

如果同一号染色体减少 2 条（2n－2），即这对染色体不存在，则称为缺体型（nullosomy）。人类缺体型还未见报道，意味着这样的胚胎根本不能存活。

（二）三体型

某对染色体增加了 1 条（2n＋1）称为三体型（trisomy），细胞内染色体总数为 47。这是目前发现的人类染色体数目异常中最多见的一类，几乎涉及每一号染色体。常染色体以 21、13 和 18 三体型常见。且少数病例可存活至出生，甚至可活至成年，这说明人的常染色体三体型比单体型危害小。目前，在新生儿中所发现的三体型病例除以上 3 种三体型外，还有 8、9 和 22 三体型，但只出现在有正常细胞系的嵌合体中，且表现为严重、复杂的畸形。性染色体三体型主要有 XXX，XXY 和 XYY 3 种。与常染色体三体型相比，性染色体三体型有较大的"耐受性"。如部分患者可有正常的表型，甚至可以有正常的生育能力。但额外增加的性染色体也会对患者产生较大的影响，如影响其性器官的发育，并引起性征、体征或性格的改变。三体型中增加的染色体如有部分缺失，则称为部分三体型。

（三）多体型

某对染色体增加了 2 条或以上，称为多体型（polysomy）。主要见于性染色体异常，如四体型 48，XXXX、48，XXXY、48，XXYY 等和五体型 49，XXXXX、49，XXXYY 等。额外染色体增加得越多，对患者表型的影响越大。

（四）嵌合体

含有 2 种或 2 种以上不同核型细胞系的个体，称为嵌合体。 若不同的细胞系来源于同一受精卵，称为同源嵌合体（mosaic）；来源于不同受精卵，称为异源嵌合体（chimera）。 后者常见于异卵双生，是由于 2 个胎儿在母体子宫内通过胎盘移入异体细胞所致。 嵌合体中异常细胞系所占比例越大，对个体表型所产生的影响越大；反之，正常细胞系所占比例越大，则影响越小，甚至可无任何异常表型。

三、非整倍体的产生机制

（一）染色体不分离

在细胞分裂的中、后期，某一对同源染色体或姐妹染色单体同时进入一个子细胞。 染色体不分离（chromosome nondisjunction）是造成非整倍体形成的最常见原因，可发生在配子形成过程中或受精卵的早期卵裂阶段。 不分离发生在配子形成过程中，则可产生n+1和 n−1 两种类型的配子；这种染色体异常的配子与正常配子结合可产生三体型（2n+1）和单体型（2n−1）两种合子（图 11-2）。 不分离发生在受精卵的早期卵裂阶段，则可形成由三体型（2n+1）和单体型（2n−1）两种细胞系所组成的嵌合体。 有关研究认为，染色体不分离可能与染色体支架蛋白 topoⅡ（拓扑异构酶Ⅱ）的活性改变有关；离体研究显示，电离辐射可导致减数分裂过程中的染色体不分离。 有研究针对 33 名 Down 综合征患儿的母亲和 41 名非遗传性疾病患儿的母亲做了遗传流行病学调查，结果显示长期的小剂量辐射与 Down 综合征的发生有关，但是否是导致卵细胞形成过程中染色体不分离的原因，还有待进一步研究。 在细胞分裂中期，有随体的染色体倾向于靠在一起，其随体区彼此相对，这种现象称为随体联合。 由于人类的随体联合较多，有人认为由此发生的染色体不分离的可能性必然会增加。 一些研究资料显示，一些三体型患者的双亲随体联合的频率较高，这些资料也支持了这一假说。

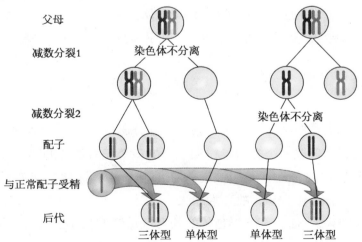

图 11-2 两种合子（单体型和三体型）起源于配子形成中的染色体不分离而产生的三体型和单体型合子

（二）染色体丢失

染色体丢失（chromosome loss）是指在细胞分裂的中、后期，某一条染色体由于偶然的行动迟缓而未能进入任何一个子细胞核，使子细胞核少了一条染色体的现象，也称为染色体后期迟滞（anaphase lag）。未能进入细胞核内的染色体遗留在细胞质中，逐渐消失。丢失若发生在配子形成过程中，则可形成 n 和 n－1 两种类型的配子，后者与正常配子结合，则可形成单体型合子（2n－1）。若丢失发生在受精卵早期卵裂阶段，则可形成单体型（2n－1）和二倍体（2n）两个细胞系所组成的嵌合体。

染色体丢失的真正机制还未完全清楚，但有资料表明，结构异常的染色体在分裂后期染色单体不易分开使之行动迟缓，因而在分裂末期很难进入新形成的子细胞核中。这提示染色体的迟滞和丢失可能与染色体本身的结构异常有关。

第三节　染色体结构畸变及其产生机制

人体细胞中的染色体，在体内外各种因素的影响下，可能发生断裂（breakage），产生 2 个或多个节段（有着丝粒节段和无着丝粒节段）。大多数节段按原来结构在断面重新连接，恢复原来的染色体，这一过程称为重建或愈合（restitution）。一部分节段保持断裂状态，造成有着丝粒节段的部分缺失；而无着丝粒节段则滞留在细胞质中，不参加新胞核的形成，最终消失。由于断裂面有"黏合"的倾向，断裂后的节段（有着丝粒或无着丝粒）也可能以不同方式与邻近的断片重新接合，形成多种不同结构的染色体。此外，由于染色体或染色单体发生断裂的部位、次数和重接方式的不同，可以表现多种类型的结构畸变。

20 世纪 70 年代以前，用常规非显带染色体技术仅记载了少数种类的结构畸变，涉及几条染色体。以后，由于应用了鉴别力高的染色体显带及高分辨显带技术，在新生儿及成人中发现的染色体结构畸变至今已达数百种，几乎涉及每一号染色体的长、短臂，甚至每一个区或带。

一、缺失

缺失（deletion）是指染色体断裂并丢失一部分遗传物质。当某一条染色体发生断裂而未能重接时，将形成一个有着丝粒和一个或多个无着丝粒的节段。无着丝粒节段由于在细胞中不能定向移动，一般被遗失在细胞质中；被保留下来的有着丝粒的节段，由于丢失了部分遗传物质，故称为缺失。任何一条染色体的长臂或短臂末端节段缺失，称为末端缺失。任何一条染色体的长臂或短臂的某一中间节段缺失，称为中间缺失（图 11-3）。

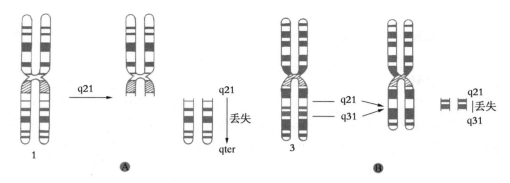

图 11-3　末端缺失和中间缺失示意图

二、倒位

某一染色体同时出现 2 次断裂，其中间节段旋转 180° 后重接，使其基因排列顺序被颠倒，称为倒位（inversion）。 根据被颠倒的片段是否涉及染色体的着丝粒位置又可分为臂间倒位（pericentric inversion）和臂内倒位（paracentric inversion）。 前者为所颠倒的片段含有着丝粒的中间节段，而后者为所颠倒的节段不涉及着丝粒，仅限于染色体长臂或短臂范围之内（图 11-4）。

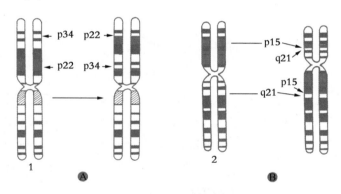

图 11-4　臂间倒位和臂内倒位示意图

目前所描述的倒位几乎涉及所有染色体，其中以 9 号染色体臂间倒位频率最高，约占 1/100。 原发的倒位畸变一般没有遗传物质的丢失，因此个体不表现出任何疾患，称为倒位携带者。 这类携带者可以在减数分裂过程中由于倒位圈的形成，可能产生带有染色体异常的配子，即带有部分重复和部分缺失的异常染色体，在其后代中可出现染色体异常患者。

三、易位

某个染色体发生断裂后断下的节段连接到另一染色体上，称为易位（translocation）。根据所涉及的染色体和易位片段及连接形式的不同，又可分为转位（即单方易位）、相互易位、罗氏易位、整臂易位和复杂易位等多种类型。

（一）转位

转位是指断裂发生在 2 条染色体上，但仅有其中的一条染色体片段连接到另一条染色体上，也称为单方易位。

（二）相互易位

2 条染色体各发生一处断裂，其断片相互交换位置后重接，形成 2 条结构上重排的染色体，称为相互易位（reciprocal translocation）（图 11-5）。 这是迄今所发现的最多的一类染色体结构畸变，其发生率为 1/1 000～1/500。 这类原发易位大多数都保留了原有基因总数，对基因作用和个体发育一般无严重影响，因此也称为平衡易位（balanced translocation）携带者。 其个体本身可表现正常，但可通过减数分裂形成染色体异常配子，在后代中出现染色体异常患者。

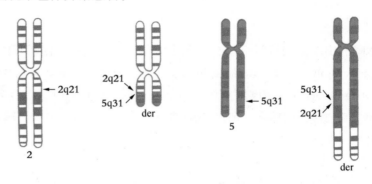

图 11-5　相互易位示意图

（三）整臂易位

断裂发生在 2 条染色体的近着丝粒处，随后 4 个臂相互交错连接，导致整个臂的转移和交换，称为整臂易位（whole-arm translocation）。 这种易位可发生在非近端着丝粒染色体或近端着丝粒染色体之间，而以后者的报道较为多见。

（四）罗氏（罗伯逊）易位

罗氏（罗伯逊）易位（Robertsonian translocation）又称着丝粒融合。 它只发生在 D、G 组近端着丝粒染色体之间，是染色体重组的一种主要形式，也是整臂易位的一种特殊形式。 通常由 2 条近端着丝粒染色体在其近着丝粒区发生断裂，两者的长臂在着丝粒区附近彼此连接，形成 1 条新的染色体；两者的短臂也可能彼此连接形成 1 条小染色体，含较少的基因，一般在以后的细胞分裂中消失（图 11-6）。

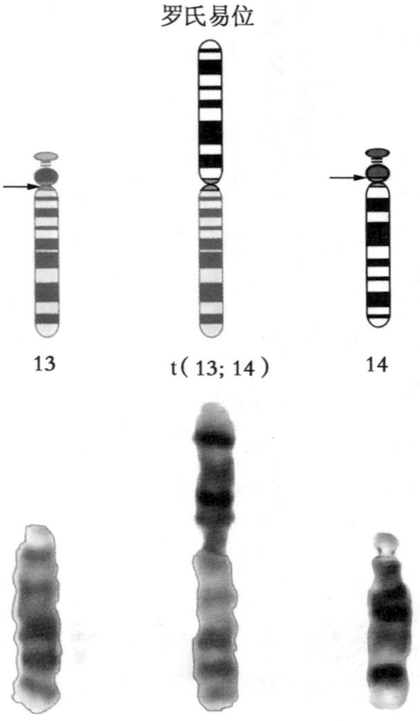

罗氏易位频率约为 1/1 100 活婴，主要发生在 D 组

图 11-6　罗氏易位示意图

和 G 组染色体之间。 这类易位保留了 2 条染色体的长臂，而缺少 2 条短臂。 由于短臂小，含基因少，因此这类携带者一般无严重先天畸形，智力发育可以正常，但在其后代中可能形成单体型和三体型，引起自发流产或三体型患者。 部分携带者产生染色体异常后代的风险可高达 50% ~ 100%。

另外，3 条或 3 条以上的染色体各自发生断裂，其节段相互交换重接而形成的具有结构重排的染色体，称复杂易位（complex translocation）。 由相互易位和复杂易位这种原发性的结构上重排所形成的染色体统称为衍生染色体（derivative chromosome）。

四、重复

同一条染色体的某个节段连续含有 2 份或以上者，称为重复（duplication）。 这主要是由于染色体或染色单体发生断裂后所形成的断片转而插入到同源染色体或染色单体中所形成的。 如果重复节段与原来方向一致，称为正位重复（direct duplication）；如果重复节段与原来方向相反，称为倒位重复（inverted duplication）。

染色体重复还具有其他含义。 染色体组内任何额外染色体或其节段的增加，都可看成是有关部分的重复。 如多倍体、多体型和部分三体型等都是重复的不同形式，其中以部分三体型的发生频率较高。

五、环状染色体

染色体两臂远段各发生一次断裂，有着丝粒节段的两个断端相接成环状，称为环状染色体（ring chromosome）。 如果由某一无着丝粒节段的 2 个断端相接成环，则称为无着丝粒环。 环状染色体在细胞分裂过程中可进一步形成具有双着丝粒环、无环或具有 2 个或以上环状染色体的子细胞，因此属于非稳定性结构畸变。 其临床表型效应有较大的差异，主要取决于环内姐妹染色单体互换率及缺失的大小（图 11-7）。

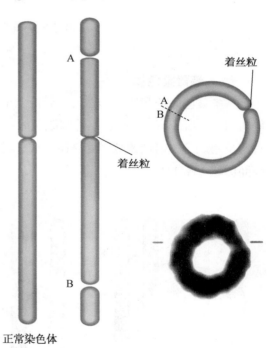

正常染色体

图 11-7　环状染色体形成示意图

六、双着丝粒染色体

带有 2 个具有主缢痕功能着丝粒的染色体称为双着丝粒染色体（dicentric chromosome）。 通常由 2 条染色体断裂后发生不对称易位所引起，即 2 个相互交换的片段都含有着丝粒。 这类异常染色体在细胞分裂后期可形成染色体桥，阻碍 2 个子细胞的分开，产生多倍体细胞，导致细胞死亡；或染色体桥的断裂形成新的多种类型的畸变染色体。因此，双着丝粒染色体也属于不稳定性结构畸变（图 11-8）。

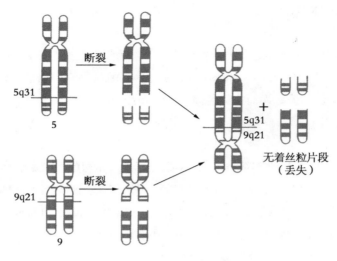

图 11-8　双着丝粒染色体形成示意图

七、等臂染色体

一条染色体的两臂在形态上和遗传上相同，并借 1~2 个着丝粒连接在一起，称为等臂染色体（isochromosome）。等臂染色体由于 2 个同源染色体在着丝粒处断裂，断裂后两长臂及两短臂各自在着丝粒处连接而成；或者由于染色体着丝粒的分裂错误，即着丝粒横裂而形成（图 11-9）。

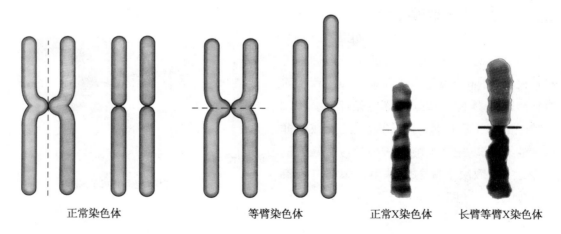

图 11-9　等臂染色体形成示意图

八、插入

一条染色体的某一节段插入另一条染色体中，称为插入（insertion）。显然，只有发生 3 次断裂时插入才有可能。插入可以是正位的，也可以是倒转 180° 后反向的。插入如发生在同源染色体之间，则导致一条染色体中发生重复，而另一条同源染色体中发生同一节段的缺失。

（李锦燕）

第十二章　畸变染色体引起的疾病

染色体数目或结构异常引起的疾病称为染色体病（chromosomal disorder）。由于其实质是染色体上基因或基因群的增减或变位影响了众多基因的表达和作用，严重地破坏了基因的平衡状态，因而妨碍了人体相关器官的分化发育，造成机体形态和功能的异常。严重者在胚胎早期夭折并引起自发流产，故染色体异常易见于自发流产胎儿。少数症状相对较轻者即使能存活到出生，也往往表现有生长、智力或性发育异常和先天性多发畸形。因此，染色体病对人类危害甚大，且又无治疗良策，目前主要通过遗传咨询和产前诊断予以预防。染色体病表型的轻重程度主要取决于染色体上所累及基因的数量和功能。

染色体病按染色体种类和表型可分为 3 种：常染色体病、性染色体病和染色体异常的携带者。染色体病在临床上和遗传上一般有以下特点：①染色体病患者均有先天性多发畸形（包括特殊面容），生长、智力或性发育落后，特殊肤纹；②绝大多数染色体病患者呈散发性，即双亲染色体正常，畸变染色体来自双亲生殖细胞或受精卵早期卵裂新发生的染色体畸变，这类患者往往无家族史；③少数染色体结构畸变的患者是由表型正常的双亲遗传而得，其双亲之一为平衡的染色体结构重排携带者，可将畸变的染色体遗传给子代，引起子代的染色体不平衡而致病，这类患者常伴有家族史。

第一节　染色体病发病概况

一、染色体病的发生率

染色体异常常见于自发流产胎儿、高龄孕妇的胎儿、先天畸形或发育异常患者、特征异常患者及不育或流产夫妇。综合报道资料，将各类染色体畸变的频率列于表 12-1。其中以染色体数目异常为主，特别是非整倍体中的三体型。

表 12-1　染色体异常发生率

	怀孕 3 个月以内流产	母龄＞35 岁的怀胎	活产儿
异常核型（总）	50%	2%	0.625%
数目异常	96%	85%	60%
结构异常平衡	—	10%	30%
结构异常不平衡	4%	5%	10%

（一）新生儿染色体异常发生率

新生儿染色体异常发生率波动于 4.7‰ ~ 8.4‰，平均 6.25‰，综合普查结果列于

表 12-2，其中以染色体数目异常为多。 常见的常染色体数目异常有 3 种：21 三体、18 三体及 13 三体；性染色体数目异常有 4 种：45，X、47，XXX、47，XXY 和 47，XYY。 常染色体非整倍体及不平衡的染色体结构重排患者在新生儿期即有明显或严重的临床表现，所以出生时一般容易检出、诊断。 但性染色体非整倍体中，除 45，X 外，XXX、 XXY 和 XYY 三体患者在出生和年幼时大多无明显异常，要到青春期因第二性征发育障碍才会就诊。 对平衡的染色体结构重排携带者，若无家族史，则要到成年后因不育或流产时才会被检出。 否则不易被发现。 由此可见，染色体畸变患者中，近半数可在婴幼儿期被检出，但也有约半数多在婴幼儿时不易被检出。 这类患者常见于儿科，也易见于妇科及成人的泌尿外科。

表 12-2　56 952 例新生儿染色体异常发生率

染色体异常类型	异　常　数	近似发生率
性染色体异常		
37 779 例男性	98	1/385（男）
47，XXY	35	1/1 080
47，XYY	35	1/1 080
其他	28	1/1 350
19 173 例女性	29	1/660（女）
45，X	2	1/9 600
47，XXX	20	1/960
其他	7	1/2 740
常染色体异常		
56 952 例	82	1/695
21 三体	71	1/800
18 三体	7	1/8 140
13 三体	3	1/19 000
三倍体	1	1/57 000
结构异常	144	1/395
平衡的罗氏易位	51	1/1 120
其他平衡易位	59	1/965
不平衡易位	34	1/1 675
总　计	353	1/160

（二）自发流产胎儿

自发流产胎儿中约 50% 为染色体异常所致，其各类染色体异常的频率与活产新生儿不同（见表 12-2~表 12-4）。 自发流产胎儿中三倍体和四倍体占 20%，并不少见，但在新生儿中极罕见，5 万余例新生儿中仅见 1 例三倍体，未见四倍体。 流产胎儿中以 45，X 最为常见，占 18%~20%，但在新生儿中仅占 0.6%；其他性染色体异常（三体型）在新生儿中相当常见，16 三体在流产胎儿中最常见，但在新生儿中尚未见。

表 12-3　自发流产胎儿染色体异常发生率

类　　型	近似发生率(%)
非整倍体	
45,X	20
常染色体单体	<1
常染色体三体（总计）	52
16 三体	16
18 三体	3
21 三体	5
22 三体	5
其他三体	23
三倍体	16
四倍体	6
结构重排	4

表 12-4　10 000 例怀孕胎儿的染色体结果（估算）

类　型	怀孕胎儿数	自发流产		活产儿
		数目	百分比(%)	
总计	10 000	1 500	15	8 500
正常染色体	9 200	750	8	8 450
异常染色体	800	750	94	50
三倍体、四倍体	170	170	100	?
45,X	140	139	99	1
16 三体	112	112	100	?
18 三体	20	19	95	1
21 三体	45	35	78	10
其他三体	209	208	99.5	1
XXY, XXX, XYY	19	4	21	15
不平衡重排	27	23	85	4
平衡重排	19	3	16	16
其他	39	37	95	2

（三）产前诊断胎儿

在产前诊断中约有 80% 孕妇为高龄孕妇（年龄＞35 岁），这是因为染色体异常中最常见三体型，尤其是 21 三体型，其发生频率有随母亲生育年龄增加而增加的倾向，故对年龄＞35 岁的孕妇要进行产前诊断。 表 14-5 为活产儿及胎儿 21 三体型发生率与母亲生育年龄的关系。 从表中可以看出，21 三体型无论在胎儿期还是出生时，其发生率均随母亲年龄增大而增高；事实上仅有 20%~25% 的 21 三体型胎儿能妊娠到出生。 在产前诊断中，21 三体型约占染色体异常的 50%。 染色体结构重排的频率与母亲年龄无明显关系。

表 12-5 新生儿(活)与胎儿 21 三体型发生率与母亲年龄的关系

母亲年龄(岁)	发 生 率		
	出生时	羊水(16 周)	绒毛(9～11 周)
15～19	1/1 250		
20～24	1/1 400		
25～29	1/1 100		
30	1/900		
31	1/900		
32	1/750		
33	1/625	1/420	
34	1/500	1/325	
35	1/350	1/250	1/240
36	1/275	1/200	1/175
37	1/225	1/150	1/130
38	1/175	1/120	1/100
39	1/140	1/100	1/75
40	1/100	1/75	1/60
41	1/85	1/60	1/40
42	1/65	1/45	1/30
43	1/50	1/35	1/25
44	1/40	1/30	1/20
≥ 45	1/25	1/20	1/10

（四）染色体异常胎儿自发流产后再发风险

当母亲有过 1 例染色体异常的自发流产胎儿后，再发风险是否增高？ 表 12-4 显示正常核型胎儿流产后，再流产的胎儿多半核型正常；在年龄较大的母亲中，对母龄做校正后，其再发风险未显示出有意义的增高；但在较年轻的母亲中却显示出较高的再发风险率（表 12-6）。

表 12-6 自发流产胎儿染色体异常的再发风险

第 1 次流产胎儿染色体	第 2 次流产胎儿染色体			
	总 计	正 常	三 体	其他异常
总计	273	173(63%)	61(22%)	39(14%)
正常	157(58%)	122(78%)	18(11%)	17(11%)
三体	72(26%)	33(46%)	30(42%)	9(13%)
其他异常	44(16%)	18(41%)	13(30%)	13(30%)

（五）生殖细胞的染色体异常

虽然人类卵细胞还不能做细胞遗传学分析，但可通过精子与仓鼠卵细胞融合技术分析人类精子中期染色体。 还可采用分子细胞遗传学技术直接检测人类精子的非整倍体，即测定间期细胞标本的特定染色体的拷贝数。 据报道，在核型正常的男性精子中出现 1%～5% 的非整倍体；相互易位的男性携带者产生正常和平衡的染色体重排的精子近似相等，另有约半数是不平衡核型的精子，但在男性易位携带者的活产子代中不平衡的染色体重排者较少见。

二、 染色体分析的临床指征

由于染色体检查分析的工作量较大，故通常限于一些有特殊临床指征的患者。

（一） "三联征"患者

所谓"三联征"是指先天性多发畸形（包括特殊面容）、智力和生长发育落后。 特殊面容是某些染色体异常综合征患者所共同的特有面容，如 Down 综合征面容（详见本章第三节）；特殊肤纹通常是指通贯手、手指弓纹或绕箕增多、atd 角增大、小指一条褶、足跖沟、跖怪侧弓等；在同时具有此"三联征"患者中，染色体异常频率可高达 80％以上。 为避免漏诊，具有此"三联征"特征之一者也应做染色体分析，其染色体异常频率为 10％～40％。 这类患者在出生和婴幼儿时就出现临床表现，因而多见于儿科，主要为常染色体的非整倍体和不平衡的染色体结构重排，其中绝大部分为 21 三体综合征。

（二） 性发育异常

性发育异常是指外生殖器呈间性、发育不良、青春期后第二性征不发育或发育差、发育异常等。 这类患者的染色体异常频率为 20％～40％。

（三） 生育异常

生育异常包括不育或不明原因的习惯性流产、死胎、畸胎、有先天异常儿病史的夫妇，其染色体异常频率为 3％～6％。

（四） 染色体结构异常家族史

一级亲属或可疑有染色体结构异常者，应检查染色体；非整倍体患者的正常亲属可不必检查染色体。

（五） 高龄孕妇

年龄＞35 岁的孕妇应考虑做胎儿的产前染色体诊断。

（六） 有致染色体畸变因素接触史者

曾接触过可致染色体畸变因素的个体应进行染色体分析。

第二节　常染色体病

常染色体病（autosomal disease）是指由常染色体数目或结构异常引起的疾病。 常染色体病约占染色体病的 2/3，包括三体综合征、单体综合征、部分三体综合征、部分单体综合征和嵌合体等。 常见的主要有 21 三体综合征，其次为 18 三体综合征，偶见 13 三体及5p-综合征等（表 12-7）。 患者一般均有较严重或明显的先天性多发畸形、智力和生长发育落后，常伴特殊肤纹，即所谓的"三联征"。

表 12-7　几种常见常染色体病的主要临床特征

发生部位	临 床 表 现			
	21 三体综合征	18 三体综合征	13 三体综合征	5p⁻ 综合征
神经系统	严重智力低下、肌张力低下	智力低下、肌张力亢进	严重智力低下、肌张力异常	严重智力低下
头部	小头畸形、枕部凸出	头长、枕部凸出	小头畸形	小头、满月脸、脑萎缩、脑积水
颈部	颈短、颈蹼	颈短		
眼部	眼距宽、外眦上斜、内眦赘皮	眼距宽、内眦赘皮、眼球小	虹膜缺损、偶有独眼或无眼畸形	眼距宽、内眦赘皮、外眦下斜
耳部	耳廓小、低位	耳廓畸形（动物耳）、低位	耳低位伴耳廓畸形	耳低位
鼻部	鼻梁低平			塌鼻梁
口部	张口伸舌、流涎	小口、小颌、唇裂和（或）腭裂	唇裂/腭裂	小颌、腭弓高、牙错位咬合
心脏	先天性心脏病（房间隔缺损与房室畸形常见）	95% 以上有先天性心脏病	各种类型心脏病	
腹部	胃肠道畸形	肠息肉、腹股沟疝或脐疝	胃肠道畸形	
泌尿、生殖系统	男性可有隐睾、无生育力	肾畸形、隐睾	肾畸形、隐睾、双阴道、双角子宫	小阴茎、小睾丸、隐睾、肾畸形
手	短而宽、第 5 指桡侧弯、短	特殊握拳状	多指、特殊握拳状（如 18 三体）	手小
足	短而宽、第 1 和第 2 趾间距宽	摇椅样足	多趾、足内翻	足小
皮肤纹理	通贯手、atd 角增大、第 5 指一条褶纹	30% 有通贯手、指弓形纹增多、形纹增多	通贯手、atd 角增大、指弓	

一、Down 综合征

Down 综合征（Down syndrome，DS；OMIM♯190685）也称为 21 三体综合征或先天愚型，是发现最早、最常见，因而也是最重要的染色体病。本病于 1866 年由英国医生 J Down首先描述，故命名为 Down 综合征（详见本章第三节）。

二、18 三体综合征

本病由 Edward 等于 1960 年首先报道，故又称为 Edward 综合征（Edward syndrome）。

（一）临床特点

本病的新生儿发病率为 1/8 000 ~ 1/3 500，但在某些地区或季节明显增高，达到 1/（450~800）。男女性别比为 1：4，可能女性易存活。患儿宫内生长迟缓，小胎盘及单一脐动脉，胎动少，羊水过多，95%胎儿流产；一般过期产，平均妊娠 42 周；出生时体重低，平均仅 2 243 g，发育如早产儿，吸吮差，反应弱。因严重畸形，出生后不久死亡，出生后 1/3 在 1 个月内死亡，50% 在 2 个月内死亡，90% 以上 1 岁内死亡，只有极个别患儿活到儿童期（见表 12-7）。

（二）核型与遗传学

80% 患儿为 47，+18，发生与母亲年龄增大有关；另 10% 为嵌合型，即 46/47，+18；其余为各种易位，主要是 18 号与 D 组染色体易位，双亲是平衡易位携带者而导致 18 三体征很少见。

三、13 三体综合征

1957 年，Bartholin 等记述了本病的临床特征。 1960 年，Patau 等确认其为 13 三体，故又称为 Patau 综合征（Patau syndrome）。

（一）临床特征

新生儿中的发病率约为 1/25 000，女性明显多于男性。 发病率与母亲怀孕年龄增大有关。 患儿的畸形比上述两种综合征严重（见表 12-7）。 99% 以上的胎儿流产，出生后 45% 患儿在 1 个月内死亡，90% 在 6 个月内死亡。

（二）核型与遗传学

80% 的病例为游离型 13 三体，即 47，+13；其发生与母亲怀孕年龄有关，额外的 13 号染色体大多来自母方第 1 次减数分裂的不分离。 其次为易位型，以 13q14q 为多见，约占易位型的 58%，13q13q 占 38%，13q15q 占 4%；易位可以是新生的，也可以是亲代为平衡易位携带者遗传而得。 当双亲之一是平衡易位携带者时，因绝大多数异常胎儿流产死亡，产出患儿的风险不超过 2%；如果双亲之一为 13q13q 易位携带者，也由于只能产生三体或单体的合子，流产率可达 100%，故不宜妊娠，应绝育。 少数病例为与正常细胞并存的嵌合型，即 46/47，+13，一般体征较轻。

四、5p-综合征

1963 年，5p-综合征由 Lejeune 等首先报道，因患儿具特有的猫叫样哭声，故又称为猫叫综合征（cri du chat syndrome；OMIM♯123450）。

（一）5p-综合征的临床特征

本病的群体发病率为 1/50 000，在智能低儿中占 1% ~ 1.5%，在小儿染色体病中占 1.3%，在常染色体结构异常患儿中居首位。 本病的最主要临床特征是患儿在婴幼儿期的哭声很似小猫的咪咪声。 有关研究认为这是喉部畸形、松弛、软弱所引起，但也有认为是中枢神经系统器质性或功能性病变引起呼气时喉部漏气所致（见表 12-7）。 大部分患儿能活到儿童，少数可活到成年。

（二）核型与遗传学

患者 5 号染色体短臂缺失的片段大小不一，经多个 DAN 探针检测，证实 5p15 为本病缺失片段，即本病是 5p15 缺失引起。 80% 的病例为染色体片段的单纯缺失（包括中间缺失），10％为不平衡易位引起，环状染色体或嵌合体则比较少见。 大部分病例的染色体畸变是新发生的，呈散发性，但10％~15％患者为携带者的子代。

五、微小缺失综合征

微小缺失综合征（small deletion syndrome）是指由于染色体上一些小带的缺失所引起疾病的总称，缺失可通过高分辨染色体分析或FISH检测确定。 表12-8介绍了几种常见的常染色体微小缺失综合征，但大部分病例的具体致病基因还未得到鉴定。

表12-8 常见的常染色体微小缺失综合征

疾病名称（OMIM）	基因定位	主要临床症状	遗传学
Langer-Giedion 综合征（150230）	8q24.1	毛发稀疏、皮肤松弛、多发性骨疣、小头、智力低下	AD
Beckwith- Wiedemann 综合征（130650）	11p15	巨人、巨舌、脐疝、低血糖、常发肾上腺肿瘤	不规则显性，所有11p15重排都是由母亲遗传而来
Wilms 瘤（194070）	11q13	肾肿瘤、双侧无虹膜、泌尿道畸形、智力低下	AD
WAGR 综合征（109210）	11q13	同上	AD
视网膜母细胞瘤（180200）	13q14.2-14.3	儿童期眼部肿瘤，有染色体缺失者多有小头畸形、智力低下	AD
Prader-Willi 综合征（176270）	15q11-13	智力低下、肌张力低、性腺发育低下、肥胖手足小、身材矮	缺失的染色体都是父源的，2条15号染色体均来自父方
Angelman 综合征（234400）	15q11-13	面孔似"快乐木偶"、智力低下、肌张力低、过度笑容、癫痫	缺失的染色体都是母源的，2条15号染色体均来自母方
Miller-Dieker 综合征（247200）	17p13	智力及发育低下、无脑回、耳畸形、50％有先天心脏缺陷	可能有染色体缺失，缺失的染色体主要来自父方
Alagille 综合征（118450）	20p11	神经症状，学习困难，主动脉狭窄、肺动脉瓣狭窄、脊椎异常	AD
Di-George Sprintzen 综合征（188400）	22q11	胚胎第3、4咽囊和第4腮弓发育缺陷、甲状腺功能减退、免疫缺陷、特殊面容等	AD，母源缺失

六、常染色体断裂综合征

常染色体断裂综合征患者染色体易断裂重排，故亦称染色体不稳定性综合征。 主要是因DNA修复机制有缺陷，对各种致染色体断裂剂的敏感性高度增加。 患者体细胞常有标记染色体存在，易患白血病及其他恶性肿瘤。

（一）着色性干皮病

着色性干皮病（XP；OMIM♯278700~278750）呈常染色体隐性遗传，包括多种亚型，基因定位于19q13.2-q13.3。 发病率约为1/25万，女性略多于男性。

（二）　Bloom 综合征

Bloom 综合征（OMIM♯210900）呈常染色体隐性遗传，基因定位于 15q26.1。 犹太人患本病多见。 患者矮小，免疫缺陷，对阳光过敏，日照后面部出现蝶形红斑。 容易发生白血病、淋巴肉瘤和其他恶性肿瘤。 患者自发姐妹染色单体交换（SCE）增高，为正常人或 Fanconi 贫血患者的 10 倍，染色体重组多，四倍体多。 因 DNA 修复机制缺陷所致。

（三）　Fanconi 贫血

Fanconi 贫血（OMIM♯227650～227660）呈常染色体隐性遗传，包括多种亚型，基因定位于16q24.3。 发病率为 1/36 万，杂合子频率为 1/300。 儿童期全髓性病变，骨髓功能缺陷导致患者全血细胞减少、淋巴结萎缩、免疫缺陷、生长迟缓、肢体多发畸形。 易患白血病，发病率高于正常人群 20 倍，并易患恶性淋巴瘤。 患者特异性核酸内切酶功能低下，染色体自发断裂、重组、核内复制均增高。

（四）　共济失调性毛细血管扩张症

共济失调性毛细血管扩张症（OMIM♯208900）呈常染色体隐性遗传，基因定位于11q22-23。 发病率为 1/4 万。 患者表现为进行性小脑共济失调，结合膜和皮肤毛细血管扩张，严重免疫缺陷（IgA 水平低下或完全缺如最常见），恶性淋巴瘤和淋巴性白血病的发生率较高。 患者对 γ 射线敏感。 主要是由于缺乏 γ 核酸内切酶，不能把 γ 射线引起的损伤切除，从而导致 DNA 切除修复功能缺陷。 染色体 SCE 正常，但经 γ 射线照射后，SCE 和染色体断裂的频率增高。

第三节　Down 综合征

Down 综合征又称先天愚型，是发现最早、最常见的染色体畸变综合征，占小儿染色体病的 70%。 1866 年，由英国医生 Langdon Down 首先描述，故命名为 Down 综合征。本病具有母亲生育年龄偏大和单卵双生的一致性这两个特点，并很早就引起了一些人类遗传学家的注意。 例如，1932 年 Wardenburg 曾认为先天愚型患者千篇一律地都有一整组症状，这是否可能是一个具有特定染色体畸变的例子。 他建议检查先天愚型患者是否可能有"染色体缺陷"或"不分离"，又或"染色体重复"，但由于当时还没有合适的方法对他的这一结论加以验证，所以对先天愚型的研究未能深入下去。 直到建立了人类染色体分析技术后，1959 年春 Wardenburg 的建议终于被接受，法国的细胞遗传学家 Lejeune 等分析了 9 例先天愚型患儿经培养的成纤维细胞的染色体，首先证实此病为 21 三体。

一、发病率

本病新生儿的发病率是 1/1 000～2/1 000，发病率随母亲生育年龄的增加而增高，尤其是当母亲年龄＞35 岁时，发病率明显增高（见表 12-5）。

二、表型特征

Down 综合征患者有多种临床表现，主要表现为智力低下（患者的 IQ 在 20～60 之间，平均为 40～50 ）、发育迟缓和特殊面容。 一般情况下，Down 综合征患者最直接的表现是他们都具有明显的、与众不同的微小畸形特征（表 12-9）。 尽管一些患者都因具有这些典型的特征而易于被识别，但并不是所有的患者都表现出这些特征，而具有表中所列的所有特征的患者是非常罕见的。 因此，Down 综合征的一般特点包括：①这是一种很明确的综合征，尽管在症状上有所不同，但并不会影响诊断。 ②多数情况下，都是新发生的、散在的病例，家庭中很少有 1 个以上的该病患者。 ③单卵双生具有一致性，但偶尔也会有例外，这可能是由于在形成其中一个时，发生了染色体丢失。 ④男性患者没有生育力，而极少数女性患者可生育。 ⑤随母亲年龄增加该病的发病率也升高，尤其是当母亲年龄＞35 岁时发病率明显升高。 ⑥患者的预期寿命短，且患者到中年时大脑呈现淀粉样斑，与 Alzheimer 病相符，伴痴呆症状；易感染表明免疫功能缺陷，先天性心脏病的发生率也增加，用抗生素和心脏外科手术治疗可以延长患者的寿命。 ⑦表型特征的表现度不同。 ⑧急性白血病病死率增加了 20 倍，其原因尚不清楚。

表 12-9　Down 综合征的临床特征

特　征	频率(％)	特　征	频率(％)
斜眼裂	82	颈部皮肤松弛	81
腭窄	76	身材矮小	75
多动	73	鼻梁扁平	68
第 1、2 趾间距宽	68	手短而宽	64
颈短	61	齿畸形	61
内眦赘皮	59	第 5 指短	58
张口	58	第 5 指内弯	57
Brushfield 斑	56	舌有沟	55
通贯掌	53	耳廓畸形	50
舌外伸	47		

三、遗传分型

根据患者的核型组成不同，可将 Down 综合征分为 3 种遗传学类型。

（一）游离型（21 三体型）

游离型即标准型。 据统计，此型约占全部患者的 92.5%。 核型为 47，XX（XY），+21。 此型的发生绝大部分与父母核型无关，它是生殖细胞形成过程中，在减数分裂时不分离的结果。 其中不分离发生在母方的病例约占 95%，另 5% 见于父方，且主要为第 1 次减数分裂不分离。 减数分裂不分离的机制还有待进一步研究，可能与染色体支架蛋白-拓扑异构酶Ⅱ（topoⅡ）的活性改变有关。 极少部分是遗传而来的，即母亲是患者。 此外，不能排除某些表型正常的母亲实际是21三体细胞很少的嵌合体，如果其生殖细胞中嵌合21三体细胞，她们的子女就有可能遗传获得额外的21号染色体，特别是较年轻的、有过1个以上的21三体型孩子的母亲。 男性患者不能生育，没有遗传给下一代的问题。

（二）易位型

此型约占5%，增加的1条21号染色体并不独立存在，而是与D组或G组的1条染色体发生罗氏易位，染色体总数为46，其中1条是易位染色体。 最常见的是D/G易位，如

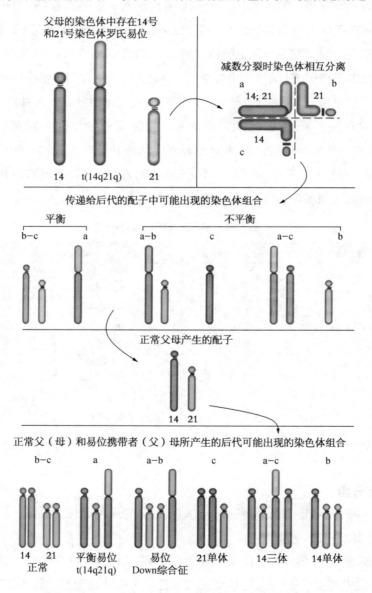

图12-1 14/21染色体平衡易位携带者及其子女核型图解

核型为 46，XX（XY），－14，＋t（14q21q），其次为 G/G 易位，如核型为 46，XX
（XY），－21，＋t（21q21q）。 患者的易位染色体如果是由亲代传递而来的，其双亲之一
通常是表型正常的染色体平衡易位携带者（balanced translocation carrier），其核型为 45，
－21，＋t(Dq21q)或 45，＋t(Gq21q)。 染色体平衡易位携带者在生殖细胞形成时，理论
上经减数分裂应产生 6 种类型的配子（图 12-1），但实际上只有 4 种配子形成，故与正常
个体婚配后，将产生 4 种核型的个体。 由此可见，染色体平衡易位携带者虽外表正常，但
其常有自然流产或死胎史，所生子女中，约 1/3 正常，1/3 为易位型先天愚型患儿，1/3 为
平衡易位携带者。 但如果父母之一是 21/21 平衡易位携带者时，1/2 胎儿将因核型为 21
单体而流产，1/2 核型为 46，－21，＋ t（21q21q），因此活婴将 100％为 21/21 易位型先
天愚型患儿（图 12-2）。 所以 21/21 平衡易位携带者不应生育。 低龄母亲与高龄母亲所
生 Down 综合征患儿中遗传性与非遗传性易位病例的发生率见表 12-10。

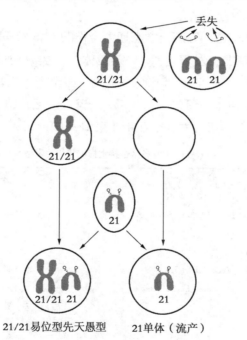

图 12-2　21/21 染色体平衡易位携带者及其子女核型图解

表 12-10　Down 综合征患儿中的易位发生率

总病人数	母亲年龄 30 岁以下易位人数			总病人数	母亲年龄 30 岁以上易位人数		
	散发性	遗传性	未检查双亲		散发性	遗传性	未检查双亲
1 431	69	32	14	1 058	7	5	4
总数	115＝8.04％			总数	16＝1.51％		

（三）嵌合型

此型较少见，约占 2％。 此型产生的原因：一是由于减数分裂不分离，继而因分裂后

期染色体行动迟缓引起超数的染色体发生丢失而形成含有 47，＋21/46 两个细胞系的嵌合体。 由此形成的嵌合体的发生率与标准的三体型一样，随母亲生育年龄的增加而增加；二是合子后（post-zygotic）有丝分裂不分离的结果。 如果第 1 次卵裂时发生不分离，就会产生 47，＋21 和 45，－21 两个细胞系，而后一种细胞很难存活，因此，导致嵌合体的不分离多半发生在以后的某次有丝分裂，所有嵌合体内都有正常的细胞系。 不分离发生得越晚，正常细胞系所占比例越多，则此患者症状越轻。 有研究表明，有丝分裂过程中不分离形成的嵌合体与母亲生育年龄无关，在发表的文章中由于有丝分裂不分离形成的嵌合体估计占 17％～30％。 因本型患者的体细胞中含有正常细胞系，故临床症状多数不如 21 三体型严重、典型。 如 47，＋21 细胞系比例＜9％时，一般不表现出临床症状。

四、分子机制

（一）21 号染色体的分子解剖学

2000 年 5 月，由日本、德国等国科学家通力合作的人类 21 号染色体 DNA 序列测定工作完成，论文在 *Nature* 杂志上发表。 21 号染色体是人类染色体中最小的一条，由 51×10^6 bp 组成，约长 46 cm，包含 600～1 000 个基因，占整个人类基因组的 1.7％。 用染色体显带技术显示，21 号染色体短臂分 1 区 3 带，长臂分 2 区，1 区仅有 1 带，2 区分 2 带，各带又可分出亚带，2 区 2 带可分为 3 个亚带（表 12-11）。

表 12-11　21q 各区带特定标记与相关表型

染色体分带	特定标记	相关的 21 三体表型
q11.1	D21S16　D21S13　D21S4	
q21	D21S52　D21S59　D21S1	智力发育迟缓（次要作用）
	D21S11　D21S8　D21S18	
	APP　D21S54	
q 22.1	D21S93　SOD1　D21S82	
	D21S58　D21S65　D21S17	
q22.2	D21S55	智力发育迟缓（主要作用）肌张力低下、关节松弛、身材矮小等 9 种外貌特征（面、手、足）
	D21S3　HMG14	6 种外貌特征（面、皮纹）
q22.3	ETS2　D21S15　MX-1 ½	先天性心脏疾患
	BCE1　D21S19　D21S42	
	CBS　CRYA1	
	PFKL　CD18　COL6A1 ½　S100B	

用细胞遗传学和分子生物学方法对多例 Down 综合征患者进行分析，结果表明有一短的重复序列导致部分 Down 综合征的表型。 现已证明这是大约为 400kb 的 DNA。 图 12-3 所示的是引起 Down 综合征部分表型的 DNA 序列及位于 21 号染色体上基因座的一些资料。

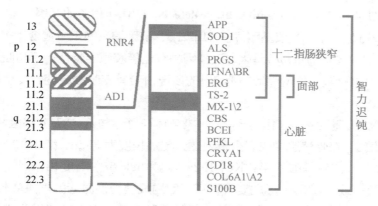

图 12-3　Down 综合征表型在 21 号染色体的区域定位

（二）21 号染色体上与 Down 综合征表型相关的基因

通过对部分 21 三体的基因型与表型关系的研究，现已将 Down 综合征的 24 种特征定位在 21 号染色体的 6 个小区域，其中 2 个区域尤为引人关注：①D21S55：表达 13 种特征的最小区域。13 种特征分别是：智力障碍、身材矮小、肌张力下降、关节松弛及 9 种外貌特征（包括鼻梁扁平、舌外伸、腭弓高、窄腭、耳廓畸形、手掌宽且短、第 5 指短且弯、足第 1 和第 2 趾间距宽）。②D21S55-MX1：表达 6 种外貌特征（眼裂斜、内眦赘皮、Brushfield 斑-虹膜周围小白斑、通贯手、指纹尺箕和小鱼际肌无侧环）的最小区域。D21S55 在 Down 综合征的发病机制中起重要作用，在 21q22.2 跨 0.4-3kb。D21S55 及 21 q22.3 远端被称为 Down 综合征关键区（Down syndrome critical region，DCR）。一些研究已显示与 Down 综合征发病有关的基因可能是一些结构基因或调控基因，但具体作用机制尚不太清楚。

1. 与智力发育迟缓相关的基因

（1）Down 综合征细胞黏附分子（Down syndrome cell adhesion molecule，*DSCAM*）基因：位于 21q22.2-22.3，长 75Mb，编码一种细胞黏附分子。该基因不同程度地表达在成人脑组织中，小鼠 *DSCAM* 基因的组织原位杂交显示该基因在中枢及外周神经中都有表达，提示 DSCAM 参与神经系统分化，并与 Down 综合征中枢和外周神经缺陷有关。反转录酶聚合酶链反应（RT-PCR）检测显示该基因也表达在人胚胎和 7.5～10 周胎儿心脏组织中，其过度表达与 Down 综合征的先天性心脏病发生也有关系。

（2）活性依赖性神经保护蛋白（activity-dependent neuro protective protein，*ADNP*）基因：*ADNP* 基因多在海马、大脑皮质和小脑中表达，ADNP 由 828 个氨基酸构成，PI 为 5.99，广泛分布于所有器官。经多项研究显示 ADNP 是一新型的热休克蛋白，它为 Down 综合征提供一个该机体所缺乏的保护作用。

（3）*DCR1* 基因：该基因位于 21q21.1-22.2，在胎儿及成人心脏中高度表达。一系列实验显示 DSCR1 在体内参与调节钙调磷酸酶（calcineurin）的活性，而钙调磷酸酶又可调节许多生理过程，如神经递质和激素释放、突触形成和基因转录等，因此推测 DSCR1 可能与 Down 综合征的学习和行为变化有关。

2. 与先天性心脏缺陷（congenital heart defects，CHD）相关的基因

（1）*COL6A1/2* 基因：该基因位于 21q22.3，该区编码的蛋白包含 1 个冯·威勒布兰德因子（*Von Willebrand factor*）基因，该基因具有连接胶原的特性，可与胶原Ⅵ四聚体连接构成特征性串珠状丝。Down 综合征编码的该蛋白若有氨基酸改变，发生先天性心脏缺陷的概率会增加。

（2）*KCNE-2* 基因：该基因位于 21 号染色体长臂，与 *KCNE-1* 基因相似。它在成人心脏中高度表达，在骨骼肌中也有少量表达，转录长度为 35kb，编码 123 个氨基酸残基的开放阅读框架。在氨基酸水平，KCNE-2 与人类 Isk 蛋白高度相似。Isk 是一种膜蛋白，当与 KCNQ-1 或 KCNE-1 形成复合物后，即构成被缓慢激活的电压依赖型 K^+ 通道。KCNE-2 位于细胞膜上，N-端位于细胞外，因与 Isk 相似程度高及亚细胞水平表达的组织特异性，可认为 KCNE-2 参与形成心脏电压依赖型 K^+ 通道，其异常可能与 CDH 有关。

3. 与白血病相关的基因　白血病在 Down 综合征患者中的发生率较正常人高约 20 倍，最常见的类型是急性淋巴细胞白血病（ALL）。FISH 检查显示：Down 综合征患者的 21 号染色体上的 21q11.2 和 21q22 两个区域有潜在的结构改变。在 6/8 的有明显白血病症状的 Down 综合征患者中发现 D21S65-D21S55 和 D21S19-D21S219/D21S220 间位点缺失或部分缺失。21q22 上的 *AML1* 基因易位也常产生白血病。*AML* 基因又称 *CBFα* 或 *PEBP2α* 基因，是异二聚体转录因子基因家族成员之一。在人类已鉴定出 3 个 *AML* 基因：*AML1* 位于 21q22.1，*AML2* 位于 1p36，*AML3* 位于 6p21。*AML1* 在造血中起关键作用，其表达有组织特异性，通过可变剪切产生编码区大小不同的一组 mRNA（188～480 个氨基酸残基），其中一些蛋白质在体内可以抑制肿瘤生长和来自畸胎瘤胚胎干细胞（ES cell）分化。

4. 与肌张力低下相关的基因　肌张力低下几乎出现于所有 Down 综合征患者中，其发生主要与位于 21 号染色体上 DCR 区（Down 综合征关键区）D21S335 和 D21S337 之间的 *MNBH/DYRK1* 基因有关。*MNBH* 基因由 17 个外显子组成，跨越 150kb，通过不同启动方式产生 2 种转录单位—— MNBHa 和 MNBHb。MNBHa 在各组织中广泛表达，而 MNBHb 只表达于心脏和骨骼肌中。虽然这 2 种启动方式在成人心脏和骨骼肌中都存在，但由 TATA 式启动子开始的表达只被控制在肌肉组织中。MNBHb 在肌肉组织中表达模式提示 *MNBH* 与影响大多数 Down 综合征患者的肌张力低下的病理生理有关。

Down 综合征还伴有其他疾病，如内分泌异常、肠道异常和免疫缺陷、耳聋等先天性缺陷，其基因型与表型的关系尚待研究。

21 号染色体 DNA 测序的完成，无疑将加快 21 号染色体基因功能的研究，对揭示 Down 综合征及其他疾病的分子病因，更快、更精确地诊断 Down 综合征，并且在分子病理学上进行干预性治疗，都具有深刻的意义。

五、诊断、治疗及预防

（一）诊断

1. 临床筛查　Down 综合征临床诊断的正确率甚高，90% 以上的病例根据典型的

Down 综合征面容及智力低下即可做出诊断。 如 Down 综合征在新生儿期除特殊面容外还有肌张力低、第三囟门、通贯手、小指短而内弯、小指一条褶纹、足跖沟、足第 1 和第 2 趾间距宽（草鞋足）等易被观察的临床指征。 但新生儿期患儿有时面容不够典型，又难以观察智力反应，故易被忽视而漏诊，所以还应进行染色体分析予以确诊，这将对遗传咨询提供依据，特别是查出易位型患者，追查其家系染色体，检出平衡易位携带者，可预防患儿的再出生。

2. 染色体检查　绝大部分为 21 三体型，少数为嵌合型和易位型。 染色体检查对本病的诊断是决定性的。 如先天性智力低下还可由其他类型染色体病引起。

3. 血液学改变　Down 综合征患者白细胞计数正常，中性粒细胞数相对增多，分叶少且呈核左移。 新生儿在感染时易出现类白血病反应，血红蛋白 F 和血红蛋白 A_2 升高，无须治疗，能自发恢复，但常在 1～2 年后出现真正的白血病。

4. 酶的改变　过氧化物歧化酶（SOD-1）基因位于 21q22。 21 三体综合征患者细胞中 SOD-1 的含量较正常人高 50%，中性粒细胞的碱性磷酸酶活性也较正常人高 50%，其基因也定位于 21 号染色体上。

（二）治疗

目前，对促进智力发育无特效药物，可试用 γ-氨酪酸、谷氨酸、维生素 B_6、叶酸等，对促进小儿精神活动、提高智商可能有一些作用。 对有先天性心脏病患者，可用抗生素和心脏外科手术治疗以延长患者的寿命。

（三）预防

（1）为防止 Down 综合征患儿的出生，对以下人群应做产前检查：①35 岁以上的孕妇；②30 岁以下且生过 Down 综合征患儿的孕妇；③其双亲之一是平衡易位携带者；④其双亲之一是嵌合体者。 取妊娠 16～20 周的羊水细胞或 9～12 周的绒毛膜细胞做染色体检查。 如胎儿为 21 三体，则应终止妊娠。

（2）为防止 Down 综合征患儿的出生，对以下人群应做染色体检查：①年龄在 30 岁以下且生过 21 三体患儿；②一级亲属中有 Down 综合征患者或有平衡易位携带者的妇女。 如孕妇为平衡易位携带者应做产前检查。 21/21 易位携带者不应生育。

（3）育龄妇女妊娠前后应避免接受较大剂量 X 线照射；不随便服用化学药物；预防病毒感染。

（四）预后

3/4 的 Down 综合征胎儿在怀孕期已自发流产，且大部分发生在妊娠 3 个月内，仅约 1/4 胎儿能活到出生。 患者智力低下，缺乏抽象思维能力，精神运动性发育缺陷，但许多患者经过训练可以学会读和写，以及一些基本的生活技能，如穿衣、吃饭、上厕所等。 一些人还可以达到接近边缘的社会适应力。 但绝大部分患者都不能靠自己在社会上活动。 Down 综合征患者在 30 多岁时智能便开始下降，通常伴随着社交能力的逐渐丧失和情绪衰退，这些表现是阿尔茨海默（Alzheimer）病的症状，但这些症状出现过早。 随着医疗水平的不断提高，现在的 Down 综合征患者的生存期比以前感染未能控制时要长，许多人可以活到成年。

（五）遗传咨询

Down 综合征中极大部分为典型的三体型，发生率随母亲生育年龄的增加而增高，因此高龄孕妇（＞35 岁）应做产前诊断。多年来，在美国、加拿大等发达国家对＞35 岁孕妇普遍都做产前诊断，以预防 Down 综合征患儿的出生。但由于绝大部分孕妇在 35 岁以下，而事实上未经产前诊断的 35 岁以下的孕妇所生的 Down 综合征患儿占了 80%，不可能对全部孕妇做羊水穿刺检查。所以近些年来，国外提出于孕中期用孕妇血清标记物筛查 Down 综合征胎儿。由于 Down 综合征胎儿的孕妇血清的甲胎蛋白（AFP）及雌三醇（UE3）低于平均水平，绒毛膜促性腺激素（hCG）高于平均水平，因此对妊娠期（妊娠 15～21 周）的孕妇测定此 3 项值，即所谓的"三联筛查"，再结合孕妇年龄，计算出危险度，以决定是否行产前诊断。其检出率为 48% ~ 83%，假阳性率约为 5%。1995 年，Wallance 等发现在孕早期（妊娠 11～13 周）Down 综合征胎儿的母血清中二聚体抑制素 A（由黄体和胎盘分泌的一种异二聚糖蛋白）含量明显升高，也可筛查 Down 综合征胎儿，是一种敏感、特异的新方法，且可提早诊断，减轻孕妇痛苦，比三联筛查更具优越性，其检出率为 65%，假阳性率为 4%。Down 综合征的再发风险，总的来讲为 1%，对女性孕育年龄较大者，再发风险无明显增高（仍可参考表 12-5）。但对于＜30 岁的年轻孕妇来讲，其胎儿再发风险增高，约为 1.4%，原因不明，推测年轻孕妇的生殖细胞中可能嵌合有 21 三体细胞。

对于各种平衡易位型携带者，其遗传后果也不完全相同。Dq21q 平衡易位携带者理论上通过减数分裂可以形成 6 种配子，但受精后除不能发育者外，仅可产生 3 种胎儿：正常胎儿、平衡易位者和易位型三体患儿，即产生患儿的风险为 33.3%。但实际风险较低，其再发风险可根据经验估计，这与双亲哪一方为携带者有关。Dq21q 易位携带者若是母亲，产生患儿的风险为 10% ~ 15%；如为父亲，则风险为 5% 或更小。21q22q 易位的情况与之大体相同，但易位染色体由父方传递的概率比 D/G 易位高，风险率＜10%。21q21q 易位携带者虽不常见，但尤为重要，因为其只能产生三体或单体的合子，即不可能有正常表型的胎儿；因单体不能存活，故此种易位型携带者的后代将 100% 为三体型患儿，所以 21q21q 携带者不宜生育。从上述几种易位型携带者子代再发风险率看，均明显高于典型的三体型，尤其是 21q21q 携带者。因此，检测平衡易位携带者的双亲具有重要意义。

第四节 性染色体病

性染色体病（sex chromosome disease）是指性染色体 X 或 Y 发生数目或结构异常所引起的疾病。性染色体虽然只有 1 对，但性染色体病约占染色体病的 1/3；新生儿中性染色体病的发病率列于表 12-12，总发病率为 1/500。 性染色体病的表型与性染色体有关。 一般而言，因 X 染色体失活、Y 染色体外显基因少，使性染色体不平衡的临床表现减少到最低限度，故没有常染色体病严重。 除 Turner 综合征（45，X）及个别患者外，大多在婴儿期无明显临床表现，要到青春期因第二性征发育障碍或异常才就诊。

表 12-12　性染色体异常发病率

性别	疾　病	核　　型	近似发病率
男	Klinefelter 综合征	47，XXY	1/1 000
		48，XXXY	1/25 000
		其他（48，XXYY、49，XXXYY、嵌合型）	1/10 000
	XYY 综合征	47，XYY	1/1 000
	其他 X 或 Y 染色体异常		1/1 500
	XX 男性	46，XX	1/20 000
总　计			1/400
女	Turner 综合征	45，X	1/10 000
		46，X，i(Xq)	1/50 000
		其他（缺失，嵌合）	1/15 000
	X 三体综合征	47，XXX	1/1 000
	其他 X 染色体异常		1/3 000
	XY 女性	46，XY	1/20 000
	雄激素不敏感综合征	46，XY	1/20 000
总　计			1/650

一、性染色体的数目异常

（一）Klinefelter 综合征

本病因 1942 年 Klinefelter 等首先报道而命名，也称先天性睾丸发育不全或原发性小睾丸症。 1956 年，Bradbury 等证明这类患者体细胞间期有一个 Barr 小体（正常男性 Barr 小体为阴性）；1959 年，Jacob 等证实其核型为 47，XXY。 因此，本病亦称为 XXY 综合征。

1. 发病率　本病发病率相当高，在男性新生儿中占 1/1 000～2/1 000，在身高 180 cm 以上的男性中占 1/260，在精神病患者或刑事收容者中占 1/100，在不育的男性中占 1/10。

2. 临床表现　以身材高、睾丸小、第二性征发育差及不育为特征。 患者四肢修长、身材高、胡须和阴毛稀少、成年后体表脂肪堆积似女性；音调较高，喉结不明显；约 25% 病例有乳房发育，皮肤细嫩；外阴多数正常无畸形，6% 病例伴尿道下裂或隐睾。 新生儿期睾丸大小正常，但至青春期时睾丸小而硬，体积为正常人的 1/3；睾丸精小管基膜增厚，呈玻璃样变性，无精子。 典型病例的血浆睾酮仅为正常人的一半；个别患者睾酮正常，血中雌激素增多。 少数患者可伴骨髓异常、先天性心脏病，智能正常或有轻度低下。 一些患者有精神异常或精神分裂症倾向。 就不同核型患者临床表现分析，个别嵌合型患者可生育；X 染色体数目越多，性征和智力发育障碍越严重，伴有的体格异常更多见。 此外，患者易患糖尿病、甲状腺疾病、哮喘和乳腺癌。

3. 核型与遗传学 80％～90％的病例为 47，XXY；10％～15％为嵌合型，常见的有 46，XY/47，XXY、46，XY/48，XXXY 等。 此外，还有 48，XXXY、49，XXXXY、48，XXYY 等。 嵌合型患者中若 46，XY 的正常细胞比例大时临床表现轻，可有生育能力。 本病额外的染色体由细胞分裂时染色体的不分离产生，约 1/2 病例来自父方第 1 次减数分裂不分离，1/3 来自母方的第 1 次减数分裂，余为母方的第 2 次减数分裂或合子的有丝分裂不分离；母亲年龄在母方第 1 次减数分裂时发生染色体不分离的病例中是增加的，但其余病例可能与母亲年龄无关。

4. 治疗 在染色体分析确诊后，于青春期用雄激素替代治疗，以维持男性表型，改善患者心理状态。 若疗效不佳，不必久用。 男性乳房发育，可手术切除。 凡具 Y 染色体而性腺发育不良者，易有性腺恶变，应给予重视。

（二）XYY 综合征

本病于 1961 年由 Sandburg 等首次报道。 本病的发生率为 1/900，核型为 47，XYY，额外的 Y 染色体肯定来自父方精子形成过程中第 2 次减数分裂时发生 Y 染色体的不分离。 XYY 男性的表型一般正常，患者身材高大，常超过 180 cm，偶尔可见尿道下裂、隐睾、睾丸发育不全并有生精过程障碍和生育力下降；大多数患者可以生育，个别患者生育 XYY 的子代，但大多生育正常子代。

（三）多 X 综合征

1959 年，Jacob 首先发现 1 例 47，XXX 女性，称为"超雌"。 本病发病率在新生女婴中为 1/1 000。 X 三体女性可无明显异常，约 70％患者的青春期第二性征发育正常，并可生育；另外 30％患者的卵巢功能低下，原发或继发闭经，过早绝经，乳房发育不良。 1/3 患者可伴先天畸形，如先天性心脏病、髋脱位；部分患者可有精神缺陷。 约 2/3 患者智力稍低。 X 染色体越多，智力发育越迟缓，畸形亦越多见。 核型多数为 47，XXX，少数为 46，XX/47，XXX，极少数为 48，XXXX、49，XXXXX。 体细胞间期核内 X 小体数目增多，额外的 X 染色体几乎都来自母方减数分裂的不分离，且主要在第 1 次，母亲年龄增加的影响见于来自母方第 1 次减数分裂不分离的病例。

（四）Turner 综合征

本病于 1938 年由 Turner 首先报道并命名，也称为女性先天性性腺发育不全或先天性卵巢发育不全综合征，又称为 45，X 或 45，X 综合征。 1954 年，Polani 证实患者细胞核 X 小体阴性；1959 年，Ford 证明其核型为 45，X。

1. 发病率 在新生女婴中发病率约为 1/5 000，但在自发流产胎儿中可高达 18％～20％，在怀孕胎儿中占 1.4％，其中 99％流产，即在宫内不易存活。

2. 临床表现 典型患者以性发育幼稚、身材矮小（身高 120～140 cm）、肘外翻为特征。 患者出生体重轻，新生儿期脚背有淋巴样肿，十分特殊；面容：内眦赘皮，上睑下垂，小颌，后发际低；约50%有蹼颈，乳间距宽，第4、5掌骨短，皮肤色素痣增多，性腺为纤维条索状，无滤泡，子宫、外生殖器及乳房为幼稚型。 此外，约50%患者有主动脉狭窄和马蹄肾等畸形。 患者常因身材矮小或原发闭经就诊。 智力可正常，但低于同胞，或轻度障碍。

3. 核型和遗传学 约55%的病例为45，X，还有各种嵌合型和结构异常的核型，最常见的嵌合型为45，X/46，XX，结构异常为46，X，i(Xq)。 一般来说，嵌合型的临床表现较轻，轻者可能有生育力，而有Y染色体的嵌合型可表现出男性化的特征。 身材矮小和其他Turner体征主要是由X短臂单体性决定的，但卵巢发育不全和不育则更多与长臂单体性有关。

本病的单个X染色体大多来自母方，也即约75%的染色体丢失发生在父方，约10%的丢失发生在合子后卵裂早期。

4. 预后及治疗 除少数患者由于严重畸形在新生儿期死亡外，一般均能存活。 青春期用女性激素治疗可以促进第二性征和生殖器官的发育，月经来潮，改善患者的心理状态，但不能促进长高和解决生育问题。 有人用低剂量雌、雄激素和生长激素治疗本病患者的矮小身材，每种药在短期内或许有效，但对大量患者的治疗尚在研究中。

二、X染色体的结构异常

常见的X染色体结构异常包括各种缺失、易位和等臂染色体。 它们的临床表现多样，主要取决于涉及染色体上的哪些区段异常，因为不同的区段载有不同的基因，缺失导致的体征也不同。

（一）X短臂缺失

Xp远端缺失（XXp-）患者有诸如身材矮小等Turner综合征的特征，但性腺功能正常。 Xp缺失如包括整个短臂，则患者既有Turner综合征的体征，又有性腺发育不全。有研究显示，Xp11片段对卵巢的发育具有重要作用，此片段缺失会引起不孕。 X染色体长臂等臂染色体［X，i（Xq）］的临床表现与此类似，因为也缺失了整个短臂。

（二）X长臂缺失

X长臂缺失（XXq-）在q22远端以远者，一般仅有性腺发育不全、原发闭经、不育，而无其他诸如身材矮小等Turner综合征体征。 缺失范围较大，包括长臂近端者，除性腺发育不全外，一些患者还有其他体征。 X染色体短臂等臂染色体［X，i（Xp）］与此类似。 Xq中间缺失累及q13-q26者性腺功能正常，但有其他体征，可见中段缺失与Turner综合征体征出现有关。

通常部分缺失、形成环状或等臂染色体的X染色体均选择性地失活，从而保证有1条正常的X染色体。

第五节　染色体异常携带者

染色体异常携带者是指带有染色体结构异常，但染色体物质的总量基本上仍为二倍体的表型正常个体，也即表型正常的平衡的染色体结构重排者。主要可分为易位、倒位两类，迄今已记载 1 600 余种，我国已记载有 1 200 余种，几乎涉及每号染色体的每个区带。其共同的临床特征是在婚后引起不育、流产、死产、新生儿死亡、生育畸形和智力低下儿等。有些类型的携带者生育染色体异常患儿的可能性甚至高达 100％。在不育与流产夫妇中，染色体异常携带者占 3％～6％。根据广泛的群体调查，欧美携带者发生率为 0.25％，即 200 对夫妇中就有 1 对夫妇的一方为携带者；我国的携带者发生率为 0.47％，即 106 对夫妇中就有 1 对夫妇的一方为携带者。因此，为了防止染色体病患儿的出生，检出携带者、进行产前诊断，在我国具有重要意义。

一、相互易位携带者

（一）非同源染色体相互易位

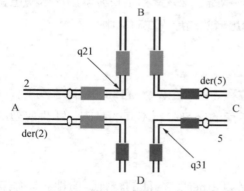

图 12-4　相互易位染色体在减数分裂中期 I 形成四射体图解

如果夫妇中的一方为某一非同源染色体间的相互易位携带者，如 46，XX（XY），t（2；5）（q21；q31）携带者，根据配子形成中同源染色体节段相互配对的特性，在第 1 次减数分裂中期将形成相互易位型的四射体（图 12-4）。经过分离与交换，理论上至少将形成 18 种类型的配子。它们分别与正常的配子相结合，则可形成 18 种类型的合子（表 12-13），其中仅 1 种正常，1 种为表型正常的平衡易位型携带者，其余 16 种均不正常。

表 12-13　相互易位携带者产生的 18 种配子及与正常配子受精后的合子类型

分离后配子类型		与正常配子受精后产生的合子类型
对位	AB　CD	46，XX（XY）
	AD　CB	46，XX（XY），−2，−5，+der（2），+der（5），t（2；5）（q21；q31）
邻位 1	AB　CB	46，XX（XY），−5，+der（5），t（2；5）（q21；q31）
	AD　CD	46，XX（XY），−2，+der（2），t（2；5）（q21；q31）
邻位 2	AB　AD	46，XX（XY），−5，+der（2），t（2；5）（q21；q31）
	CB　CD	46，XX（XY），−2，+der（5），t（2；5）（q21；q31）
	*AB　AB	46，XX（XY），+2，−5
	*CD　CD	46，XX（XY），−2，+5

续表

分离后配子类型		与正常配子受精后产生的合子类型
	*CB CB	46, XX（XY），−2, −5, +2der（5），t（2；5）（q21；q31）
	*AD AD	46, XX（XY），−2, −5, +2der（2），t（2；5）（q21；q31）
3：1	AB CB CD	47, XX（XY），+der（5），t（2；5）（q21；q31）
	AD	45, XX（XY），−2, −5, +der（2），t（2；5）（q21；q31）
	CB CD AD	47, XX（XY），−2, +der（2），+der（5），t（2；5）（q21；q31）
	AB	45, XX（XY），−5
	CD AD AB	47, XX（XY），+der（2），t（2；5）（q21；q31）
	CB	45, XX（XY），−2, −5, +der（5），t（2；5）（q21；q31）
	AD AB CB	47, XX（XY），−5, +der（2），+der（5），t（2；5）（q21；q31）
	CD	45, XX（XY），−2

注：＊着丝粒与互换点之间发生交换。

（二）同源染色体间的相互易位

按照分离定律，同源染色体间的相互易位不可能形成正常配子，也不能分娩正常的后代。但在配子形成的减数分裂中，却可形成易位圈，经过在易位圈中的奇数互换，可形成4种类型的配子，其中3种具有部分重复和缺失的染色体，1种为正常配子，即可形成正常的后代。因此，在遗传咨询中不能简单地根据分离比率劝止妊娠，而应建议在宫内诊断的监护下选择生育正常胎儿。

二、罗氏易位携带者

（一）同源罗氏易位

如果夫妇中一方为同源染色体之间的罗氏易位携带者，如 t（13q；13q）、t（14q；14q）、t（15q；15q）、t（21q；21q）、t（22q；22q），在配子形成中仅能产生两种类型的配子，其与正常配子相结合，则形成三体型和单体型的合子。

（二）非同源罗氏易位

夫妇中一方为非同源罗氏易位携带者时，其配子在形成过程中，根据染色体的同源节段相互配对的规律，1条易位的染色体和2条未易位的染色体配对，即3条染色体配对形成三价体。三价体不同的分离形式可形成6种不同的配子，受精后则形成6种合子，其中只有1种可发育为正常个体，1种为与亲代类似的携带者，其余4种均为染色体异常患者或流产胚胎。

三、倒位携带者

由于臂间倒位和臂内倒位在减数分裂中形成不同的染色体结构重排，因此，两者有不同的遗传效应及与之相应的临床表现。

（一）臂间倒位携带者

根据在配子形成中同源染色体的同源节段相互配对的规律，在第1次减数分裂中将形成特有的倒位圈，经过在倒位圈内的奇数互换，理论上将形成4种不同的配子

（图 12-5）。 其中 1 种具有正常染色体，1 种具有倒位染色体，其余 2 种均带有部分重复和缺失的染色体。 由于这些异常染色体仅含 1 个着丝粒，属稳定性畸变，会干扰胚胎早期的有丝分裂。 因此，其遗传效应主要决定于重复和缺失片段的长短及其所含基因的致死效应。 一般来说，对曾报道过三体型或单体型活婴的 7、8、9、13、14、18、21、22 号和 X 染色体来说，其倒位片段越短，则重复和缺失的部分越长，配子和合子正常发育的可能性越小，临床上表现为婚后不育、月经期延长、早期流产，以及死产的比例越高，分娩出畸形儿的可能性越低；若倒位片段越长，则重复和缺失的部分越短，其配子和合子正常发育的可能性越大，分娩出畸形胎儿的风险率越高。 因而对后者必须加强宫内诊断，以防止染色体病患儿的出生。 对其他染色体来说，除了倒位片段的长短以外，更重要的是应考虑重复和缺失片段上所携带基因的致死效应。

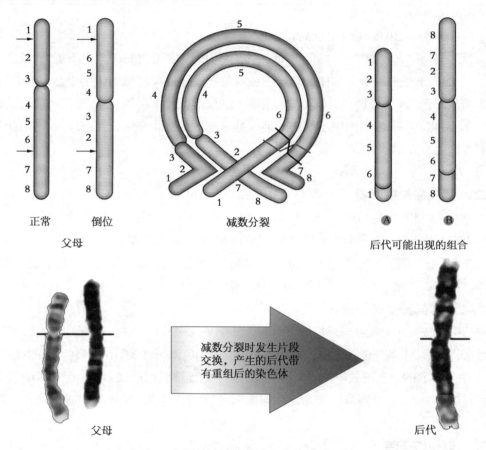

图 12-5　臂间倒位染色体在减数分裂时的遗传效应

（二）臂内倒位携带者

根据在配子形成中同源染色体的同源节段相互配对的规律，在第 1 次减数分裂中期将形成特有的倒位圈。 倒位圈内发生的奇数互换，将形成 4 种不同的配子（图 12-6）。 其中 1 种含有正常染色体，1 种含有倒位染色体，其余 2 种分别含有部分重复和缺失的无着丝粒片段或双着丝粒染色体。 重复和缺失片段的大小及其所含基因的致死作用，使得半数配子的形成出现障碍，或产生半数畸形或无功能的配子，致使婚后多年不孕。 同时，双着丝粒染色体和无着丝粒片段在有丝分裂中是一种不稳定性畸变，因为双着丝粒染色体在合子的早期分裂中形成染色体桥，这将使合子在早期卵裂中致死。 但由于流产发生的时期过早，临床上往往仅可观察到月经期延长、多年不孕，而无明显的停经史。 无着丝粒片段在合子卵裂中，将被丢失而造成单体型胚胎。 大量群体资料表明，除 X、21 和 22 号染色体单体以外，其他的单体均不可能发育成熟，常常在妊娠头 3 个月内发生流产。

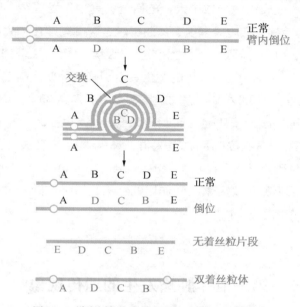

图 12-6 臂内倒位染色体在减数分裂时的遗传效应

综上所述，婚后多年不孕、月经期延长、早期流产、分娩出倒位携带者或正常儿，都是臂内倒位携带者遗传效应的主要临床表现。 因此，除 21、22 号和 X 染色体的倒位携带者外，一般可不做宫内诊断。

（刘　雯）

第十三章　肿瘤与遗传

肿瘤（tumor）是指细胞增殖失控而导致大量细胞集合所形成的肿块。 长期以来，科学家们对肿瘤的发生、发展和诊治做了大量的研究，其中最为复杂、最有争议的是肿瘤的发生问题。 许多环境因素（如电离辐射、黄曲霉素、病毒等理化和生物学因素）已被证实能诱使机体发生肿瘤，可见环境是肿瘤发生的重要因素。 但大量研究也表明，肿瘤的发生与遗传因素密切相关。 例如，一些肿瘤的发生具有明确的种族倾向性：日本人患松果体瘤者比其他民族高十几倍。 中国人鼻咽癌的发病率比印度人高 30 倍，比日本人高 60 倍，而且这种高发病率并不随中国人移居他国而明显降低。 世界上 80％左右的鼻咽癌发生在我国，持广东方言的居民是鼻咽癌的最高发人群，鼻咽癌因而又被称为"广东瘤（Canton tumor）"。 可见遗传因素是诱导肿瘤发生的重要原因。 事实上，同许多其他疾病一样，肿瘤的发生也是遗传因素和环境因素共同作用的结果，只是在同一肿瘤的发生中，遗传因素或环境因素所起的作用不等而已。

第一节　肿瘤发生的遗传现象

细胞遗传学的奠基人之一、德国学者 Theodor Boveri（1862—1915）可以称为肿瘤遗传学的先驱。 在 1914 年出版的《恶性肿瘤的起源》（*Zur Frage der Entstehung Maligner Tumours*）一书中，Boveri 明确提出："肿瘤生长的基础是染色体的特异组合，这种染色体异常遗传给子代细胞，又将导致子代细胞生长的失控。"Boveri 提出肿瘤发生的染色体不平衡假说，试图解释肿瘤细胞的恶性增长。 这是肿瘤的染色体畸变学说的雏形，有着非常重要的意义。 双生子调查、系谱分析、遗传流行病学和染色体分析都已证实肿瘤的发生具有明显的遗传基础。 它们有的呈单基因遗传，有的呈多基因遗传，有的与染色体畸变有关，有的构成了遗传综合征的一部分。

肿瘤与其他遗传病发生的比较可用图 13-1 表示。

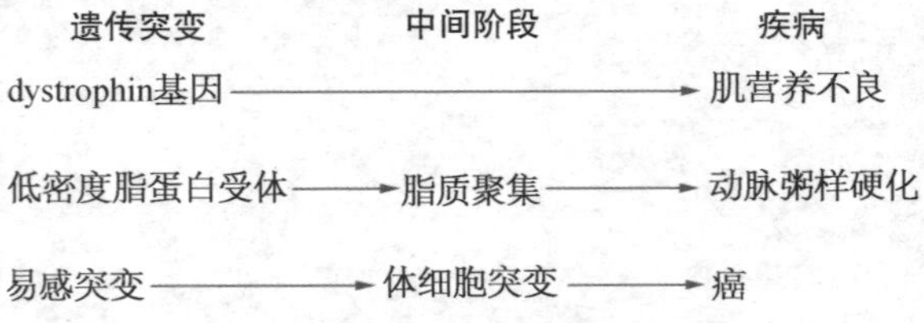

遗传突变	中间阶段	疾病
dystrophin基因 ——————————————→		肌营养不良
低密度脂蛋白受体 ——→	脂质聚集 ——→	动脉粥样硬化
易感突变 ——→	体细胞突变 ——→	癌

图 13-1　三类遗传病发生过程的比较

一、 单基因遗传的肿瘤

人类单基因遗传的肿瘤种类虽然不少，但在全部人类肿瘤中所占的比例不大。 其中较为多见的有视网膜母细胞瘤、肾母细胞瘤、神经母细胞瘤、皮肤鳞癌、嗜铬细胞瘤、多发性神经纤维瘤等。 视网膜母细胞瘤是一种眼部的肿瘤，每 20 000 个活婴中即有 1 个罹患此病，呈常染色体显性遗传，发病年龄较早（常在 4 岁以内），多累及双眼。 此外，在人群中还有一种视网膜母细胞瘤呈散发状态，发病年龄较晚，且多为单侧性，与遗传的关系不大。

二、 多基因遗传的肿瘤

属多基因遗传的肿瘤大多是一些常见的恶性肿瘤，这些肿瘤的发生是遗传因素和环境因素共同作用的结果，环境因素往往起主要作用。 例如，乳腺癌、胃癌、肺癌、前列腺癌、子宫颈癌等，患者一级亲属的患病率都显著高于群体患病率。

对肺癌的研究提示，吸烟为该病的主要诱因，但也与遗传因素有关。 例如，芳香烃羟化酶（AHH）的活性与肺癌易感性相关联。 AHH 是一种氧化酶，又是一种诱导酶，其诱导活性的高低受遗传控制。 AHH 的诱导活性在人群中具有遗传多态性，人群中 45 % 呈低诱导，46 % 呈中等诱导，9 % 呈高诱导。 肺癌患者几乎没有低诱导表型，而高诱导表型达 30 %。 已知 AHH 可与体内其他氧化酶一起，使吸入体内的多环碳氢化合物活化为致癌环氧化物。 提示 AHH 活性高者易将香烟中的多环碳氢化合物活化为致癌物，故易患肺癌。 目前认为，AHH 诱导的多态性是肺癌易感性的重要遗传因素。

三、 染色体畸变与肿瘤发生的关系

自 1960 年 Nowell 与 Hungerford 首次证明特征性的染色体改变（Ph 染色体）与肿瘤［慢性粒细胞白血病（chronic myelogenous leukemia，CML）］相关以来，这方面的研究特别引人注目。 人们不仅认识到染色体异常是肿瘤细胞的一大特征，还对肿瘤发生的染色体机制做了大量探索。

大多数恶性肿瘤细胞的染色体为非整倍体，而且在同一肿瘤内染色体数目波动的幅度较大。 恶性肿瘤发展到一定阶段往往出现 1～2 个比较突出的细胞系，细胞系内全部细胞的染色体数目和结构都相同。 在某种肿瘤内，如果某种细胞系生长占优势或细胞百分数占多数，此细胞系就称为该肿瘤的干系（stemline）。 干系的染色体数目称为众数（model number）。 细胞生长处于劣势的其他核型的细胞系称为旁系（sideline）。

在正常组织中，干系就是以 46 为众数的细胞系，其众数的百分比一般可达 98 %～100 %。 在恶性肿瘤中，众数可以是 46（多为假二倍体），也可为其他数目。 但众数细胞百分比较低，一般为 20 %～30 %。

在肿瘤细胞内常见到结构异常的染色体，如果一种异常的染色体较多地出现在某种肿瘤的细胞内，就称为标记染色体（marker chromosome）。 在一个干系内的标记染色体往往相同，说明肿瘤起源于同一个祖细胞。 标记染色体是恶性肿瘤的特点之一，可分为特异性与非特异性标记染色体两种。

特异性标记染色体是指经常出现于同一种肿瘤内的标记染色体。 比较突出的例子是CML 中的费城染色体（Philadelphia chromosome），即 Ph 小体。 Ph 小体是第 22 号染色体长臂缺失所形成的畸变染色体，其断裂段易位于 9 号染色体长臂末端（图 13-2）。 CML 患者中95％为 Ph 阳性，且发现于 CML 早期患者的骨髓细胞中，故有早期诊断的价值。 据报道，化疗后 Ph 小体可消失。 因此，Ph 小体的有无又可作为判定治疗效果的一种指标。

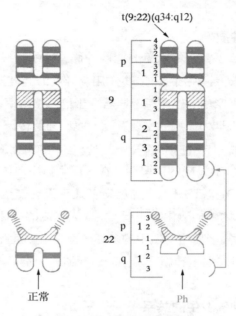

图 13-2　Ph 小体形成的机制

此外，还有一些肿瘤特异的染色体标记。 例如，视网膜母细胞瘤的 i（6p）、del（13）（q14.1qq14.1），Burkitt 淋巴瘤的 t（8；14）（q24；q32），甲状腺瘤的 inv（10）（q11q21）等。

有些染色体异常不属于某种肿瘤所特有，即同一种肿瘤内可能有不同的染色体异常；或同一类的染色体可出现于不同肿瘤中。 另一方面，由于显带技术的应用，人们注意到了标记染色体的形成机制，还注意到了像 Ph 小体这种标记染色体在 CML 不同病期的变化现象，使得人们联想到染色体的某些变化（如染色体重排断裂点、脆性部位等）可能是肿瘤发生的原因。

四、易患肿瘤的倾向性

某些遗传缺陷或疾病具有易患某些肿瘤的倾向性，称为肿瘤的遗传易感性。 肿瘤有时成为这些遗传性缺陷或疾病的一部分。 如共济失调性毛细血管扩张症患者易患白血病或淋巴瘤；18 三体型综合征易患肾母细胞瘤；Bruton 型无丙种球蛋白血症患者易患白血病的风险是正常人的近千倍。

第二节 肿瘤基因

一、肿瘤基因

当细胞的生长与分化失去了控制即形成了肿瘤。现已发现近 100 个肿瘤相关基因（cancer-causing gene），或简称肿瘤基因（cancer gene），它们编码了参与调节细胞生长与分化的关键蛋白。关于这些蛋白在细胞的生长与分化中的功能及其交互作用的研究越来越深入，也奠定了肿瘤发生机制研究的基础（图 13-3）。这些基因首先编码了调节（其他）细胞生长与分化的生长因子（growth factor），如血小板源生长因子（platelet-derived growth factor，PDGF）、表皮生长因子（epidermal growth factor，EGF）；生长因子与细胞表面的生长因子受体（growth factor receptor）特异结合，启动细胞内的信号转导（signal transduction）过程，包括激活一些蛋白激酶（protein kinase），如 src 酪氨酸激酶（src tyrosine kinase）、丝裂素活化蛋白（mitogen-activated protein kinase，MAPK）和 JunK 等；激酶通过调控靶蛋白，调节细胞的生长与分化相关基因的表达，进一步调节细胞的行为。

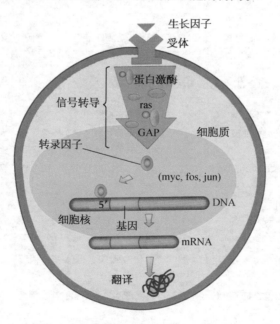

图 13-3 肿瘤基因所编码蛋白的功能图解

上述过程中任何一个编码关键蛋白基因的突变会影响到细胞某一进程，而突变的不断积累（一系列的基因突变）将使细胞克隆脱离正常细胞群体形成肿瘤，这也就是所谓的肿瘤发生的多次打击（multi-hit concept of carcinogenesis）。结肠癌的发生进程是这一假说的例证之一。

二、肿瘤基因的主要类型

一般肿瘤基因分为 3 种类型：抑制细胞增殖的肿瘤抑制基因（tumor suppressor gene，TSG）、促进细胞增殖的肿瘤癌基因（oncogene，onc）和参与 DNA 修复的基因（表 13-1）。

表 13-1　TSG 和 DNA 修复基因的功能及其相关的肿瘤

基因	相关的遗传性癌变综合征	发现存在体细胞突变的肿瘤	编码蛋白的功能
TSG			
RB1	家族性视网膜母细胞瘤	视网膜母细胞瘤、骨瘤、小细胞肺癌、乳腺癌、前列腺癌、膀胱癌、胰腺癌、食管癌等	调控细胞周期，转录调控子；与 E2F 结合
TP53（即 *p53*）	Li-Fraumeni 综合征	近50%种类的癌（例如，前列腺癌、神经瘤）	转录因子；调控细胞周期和凋亡
p16/NK4A	家族性黑素瘤、家族性胰腺癌	近25%～30%种类的癌（例如，乳腺癌、肺癌、胰腺癌、膀胱癌）	Cdk 抑制因子（例如，cdk4、cdk6）
p14^{Arf}（*p19^{Arf}*）	家族性黑素瘤?	近 15%种类的癌	稳定 Mdm-2、P53 蛋白；改变 *p16/NK4A* 基因的读码框
APC	家族性结肠息肉（FAP）、Gardner 综合征、Turcot 综合征	结肠癌、硬纤维瘤	调节胞质溶胶中的 β-catenin 水平；与微管结合
WT-1	WAGR 综合征、Denys-Drash 综合征	Wilms 瘤	转录因子
NF-1	神经纤维瘤 I 型	黑素瘤、神经瘤	p21ras-GTP 酶
NF-2	神经纤维瘤 II 型	神经鞘瘤、脑（脊）膜瘤、室管膜瘤	连接细胞骨架成并膜
VHL	Von Hippel-Lindau 综合征	肾癌（清晰细胞型）、成血管细胞瘤	调控蛋白质的稳定性
TSC1	结节性硬化	未知	未知；定位细胞质颗粒
TSC2	结节性硬化	未知	可能为 Rap1 和 rab5 的 GTP 酶激活蛋白；高尔基体定位
MEN-1	多发性内分泌腺瘤 I 型	甲状旁腺瘤、垂体瘤、胰腺腺瘤	未知
PTCH	Gorlin 综合征、遗传性基底细胞癌综合征	基底细胞皮肤癌、成神经管细胞瘤	声波刺激因子的转膜受体；光面蛋白质的负调控子
PTEN/MMAC1	Cowden 综合征；家族性青少年型息肉综合征（散发病例）	胶质瘤、乳腺癌、前列腺癌、甲状腺滤泡癌、头颈鳞癌	磷酸肌醇 3-磷酸酶；蛋白质酪氨酸酶
DPC4	家族性青少年型息肉综合征	近50%的胰腺癌，近 10%～15%的结肠癌，其他癌中罕见	TGF-β 信号转导途径的转录因子

基因	相关的遗传性癌变综合征	发现存在体细胞突变的肿瘤	编码蛋白的功能
E-CAD	家族性扩散型胃癌	扩散型胃癌、小叶乳腺癌，其他癌（如卵巢癌）中罕见	细胞粘连分子
LKB1/STK1	Peutz-Jeghers 综合征	极少数结肠癌	丝氨酸/苏氨酸蛋白激酶
EXT1	遗传性多发性外生骨疣	未知	糖基转移酶；延长硫酸乙酰肝素链
EXT2	遗传性多发性外生骨疣	未知	糖基转移酶；延长硫酸乙酰肝素链
DNA 修复基因			
MSH2，MLH1，PMS1，PMS2，MSH6	遗传性非息肉型结肠癌	结肠癌、胃癌、子宫内膜癌	DNA 错配修复
BRCA1	遗传性乳腺癌及卵巢癌	近10%的卵巢癌，极少数乳腺癌	DNA 修复；形成 Rad51 和 BRCA2 复合体；调控转录
BRCA2	遗传性乳腺癌（包括女性和男性）及胰腺癌（？）等	极少数胰腺癌等？	DNA 修复；形成 Rad51 和 BRCA1 复合体
ATM	毛细血管扩张性共济失调	乳腺癌	蛋白激酶，在 DNA 损伤时磷酸化 BRCA1
XPA	着色性干皮病	皮肤癌	核苷酸剪切修复

（一）TSG

家族性视网膜母细胞瘤基因（RB1 基因）是第 1 个被确定的 TSG。这是一类控制细胞分裂、防止肿瘤形成的基因。TSG 的作用特征是，经遗传的肿瘤抑制基因突变在个体水平是显性的（即杂合子可发展为肿瘤），但在细胞水平则往往是隐性的（即杂合子并不发展成肿瘤）。

Knudson 用二次突变假说（two-hit hypothesis）来解释这一现象。同时也解释了视网膜母细胞瘤的家族性（早发）与散发性（晚发）这一临床现象。二次突变假说认为，家族性视网膜母细胞瘤家族连续传递时，已经携带了 1 个生殖细胞系（germline）的突变，此时若在体细胞（如视网膜细胞）内再发生 1 次体细胞突变，即产生肿瘤。这种事件较易发生，所以患者发病年龄较早；而散发性的视网膜母细胞瘤是由于 1 个细胞内的 2 次体细胞突变而产生的，发生率较低或不易发生，所以患者发病年龄一般较晚（图 13-4）。

TSG 所编码蛋白的总的功能是通过调控细胞周期，防止异常增殖的细胞转变为肿瘤。如 RB1 所编码的蛋白 pRB 有两种状态，一种是磷酸化程度高的 pRB（失活状态），另一种是磷酸化程度低的 pRB（活化状态）。这是由细胞周期蛋白（cyclin）/CDK 所调控的。磷酸化程度低的 pRB 与 E2F 相结合，磷酸化程度高的 pRB 与 E2F 相分离；E2F 被激活，而 E2F 的激活是细胞进入 S 期所必需的。所以 pRB 可以使细胞周期过程终止。RB1 功能缺失型突变（如基因缺失或 5′ 高甲基化），可以使 pRB 功能缺失，失去对细胞周期的控制，导致肿瘤发生。

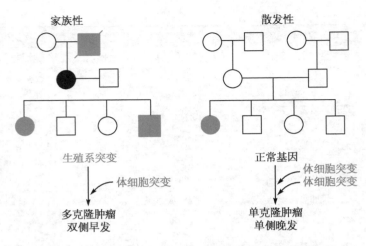

图 13-4   家族性肿瘤与散发性肿瘤的比较及二次突变假说的解释

1. *RB1* 基因   视网膜母细胞瘤是婴儿视网膜发生的恶性肿瘤，发病率约 1/20 000 个活婴。   大约 40% 的视网膜母细胞瘤是遗传性的，子代通过生殖细胞遗传 1 个突变的 *RB1* 基因。   如果在 1 个视网膜细胞中发生 1 次体细胞突变，剩下的另一个正常等位基因失活则可产生肿瘤。   患病的幼童大多双眼均受累，家族性视网膜母细胞瘤往往表现为显性遗传及外显不全。   另有约 60% 的视网膜母细胞瘤是散发性的，这些病例的视网膜母细胞，往往 1 个细胞中的 2 个 *RB1* 等位基因因体细胞突变而失活。   由于这种情况的发生比较稀有，所以往往发病时只表现为单侧肿瘤，而且比家族性视网膜母细胞瘤发病年龄要晚。

RB1 基因已定位于 13q14.1-q14.2，全长约 200 kb，有 27 个外显子，基因编码 924 个氨基酸残基的核磷蛋白（p110^{RB11}），相对分子质量为 110 kb。   *RB1* 基因编码的蛋白调控着细胞的分裂与增殖，它可结合于 E2F 蛋白并使其失活，而 E2F 蛋白属一种转录因子。它是细胞分裂由 G1 期到 S 期的一个必要蛋白质。   *RB1* 基因不仅在视网膜细胞中表达，也在其他组织中有表达。

2. *p53*   p53 和 RB1 都是一类细胞周期的调控因子。   它们使细胞维持在静止期其至使细胞产生自杀作用，除非有合适的条件使细胞进入周期过程。   p53 的功能形式为 1 个四聚体，*p53* 基因座上的 2 个等位基因均参与编码四聚体中的亚基，1 个 *p53* 等位基因的突变可以使整个 p53 的活性丧失，*p53* 的基因突变就表现为"显性负突变（dominant negatives）"的特征。相反，RB1 蛋白为 1 个单聚体，*RB1* 座位上 1 个等位基因的突变几乎不产生什么影响，即 *RB1* 的突变对野生型来说是隐性的，这就与呈显性的癌基因和 *p53* 基因的显性失活突变完全不同。   与 *RB1* 基因类似，多数 TSG 对野生型来讲是隐性的。

p53 基因定位于 17p13.1，其编码的蛋白质含 375 个氨基酸残基，N 端 73 个氨基酸残基为调控活性区域，其中含与 mdm-2 细胞周期蛋白结合的区域。   *p53* 基因受 *mdm-2* 基因编码蛋白的调控，缺失 p53 功能的肿瘤组织有高表达的 *mdm-2* 基因。   另外还有一些与 *p53* 相关的基因在人类肿瘤细胞中也发生突变，Cipl 蛋白的合成受 p53 的控制，肿瘤组织

也发现它的突变，*p16* 基因也有突变发生。 所以许多人类肿瘤有控制细胞周期（即起负调节作用）的基因的突变，如 *RB1*、*p53*、*mdm-2*、*Cipl*、*p16* 和 *cyclin D*。 因此，细胞周期控制因子的失活对肿瘤的发生是很重要的。

3. 杂合性丢失 *RB1* 基因被定位于 13q14.1-q14.2，某些视网膜母细胞瘤患者遗传性的突变就是由于此区域的缺失或易位。 通过对 *RB1* 与家族性视网膜母细胞瘤患者基因座附近 DNA 多态性的研究发现，这些患者其他组织或正常组织细胞中许多基因座是杂合的，但相同的基因座在肿瘤组织中却是纯合的，所以肿瘤组织中的 DNA 样品只含有 1 对 13 号同源染色体中 1 条染色体上的等位基因，表现出杂合性丢失（loss of heterozygosity，LOH）或缺陷基因的完全表现。 在家族性视网膜母细胞瘤中，这个缺陷的或获得保留的异常 13 号染色体往往从其患病的双亲中遗传而来。 单个等位基因的缺失可以产生杂合性丢失，减数分裂时的重组或交换及染色体不分离也是产生杂合性丢失的可能原因。 微卫星 DNA 或短串重复（STR）DNA 多态性现象方便了对杂合性丢失的研究并用于基因诊断。 1992 年，Weissenbach 等以 STR 为标记的第 2 代连锁图取代了限制性（内切酶）片段长度多态性（RFLP）的人类基因组连锁图。 STR 呈孟德尔式遗传及有很高的杂合度，在基因诊断中很有价值。 对于 TSG，可以利用其附近的连锁的微卫星 DNA 多态标记检测杂合性丢失情况。 杂合性丢失在 Wilms 瘤等许多肿瘤中均有发现，包括遗传性和散发性肿瘤。 杂合性丢失的发生同时也暗示了旁边可能存在 1 个 TSG，从而可以进行新的 TSG 的研究。

（二）癌基因

癌基因通俗地说就是肿瘤基因（cancer gene），从功能上来说它们和 TSG 在肿瘤的发生中起相反的作用（表 13-2）。

表 13-2　TSG 与癌基因主要特征的比较

特　征	TSG	癌基因
正常功能	调控细胞生长和增殖，诱导凋亡	促进细胞生长和增殖
突变（细胞水平）	隐性（需 2 个拷贝都突变）	显性（仅需 1 个拷贝突变）
突变效应	功能缺失型	功能获得型
生殖细胞突变引起遗传性肿瘤	可在一些 TSG 中发生	偶发

癌基因是一类影响正常细胞生长和发育的基因。 如果癌基因发生改变或过量表达，就会引起细胞失控性生长，最终转为恶性。 许多癌基因是由正常的原癌基因（proto-oncogene，pro-onc）突变而来。 原癌基因是一类控制细胞增殖与分化的基因。 目前已经确定了数十种人类癌基因（家族），包括与之对应的正常的原癌基因（表 13-3）。

许多已定性的人类癌基因与从致瘤的 RNA 病毒中分离出的病毒癌基因（viral oncogene，v-onc）有关联。 从病毒中分离出的遗传物质可以使正常细胞发生转化而恶变，因而基因在肿瘤的发生中起关键作用。 一类称为反转录病毒（retrovirus）的 RNA 病毒在反转录酶（reverse transcriptase）的作用下可将 RNA 反转录为 DNA，这种病毒 DNA 可以

表 13-3　癌基因举例

癌基因	损　伤	肿　瘤	原癌基因
生长因子			
SIS		神经蚀质瘤/纤维肉瘤	PDGF B-链
KS3	DNA 转染	Kaposi 肉瘤	FGF 家族成员
HST	DNA 转染	胃癌	FGF 家族成员
生长因子受体			
RET	重排	甲状腺癌 Men 2A、Men 2B	酪氨酸蛋白激酶 GDNFR
MET	重排	MNNG 治疗的人骨癌细胞系	酪氨酸蛋白激酶 HGF/SFR
NEU	点突变	神经母细胞瘤	酪氨酸蛋白激酶
	扩增	乳腺癌	
信号转导			
H-RAS	点突变	结肠癌、肺癌、胰腺癌	GTP 酶
K-RAS	点突变	急性粒细胞白血病、甲状腺癌、黑素瘤	GTP 酶
N-RAS	点突变	癌、黑素瘤	GTP 酶
BCR/ABL	染色体易位	慢性粒细胞白血病	酪氨酸蛋白激酶
SRC		结肠癌	酪氨酸蛋白激酶
转录因子			
N-MYC	基因扩增	神经母细胞瘤、肺癌	转录因子
L-MYC	基因扩增	肺癌	转录因子
FOS		骨瘤	转录因子 APl

整合（integrate）到作为宿主的人的染色体 DNA 中进行表达。 当从 Rous 肉瘤病毒中得到 src 癌基因时发现，src 癌基因并不是真正的病毒基因，而是由一个祖先的病毒经转导（transduction）而携带出的宿主基因，这个相应的宿主基因就是第 1 个被发现的原癌基因。 相对于病毒癌基因，细胞中正常的原癌基因又被称为细胞癌基因（cell oncogene，c-onc）。 后来发现许多原癌基因都有其相应的 RNA 肿瘤病毒。 DNA 肿瘤病毒（如 SV40 和多形瘤病毒）的癌基因，不是从原癌基因转导而来，而是病毒本身的基因。 原癌基因在进化上有高度的保守性。 例如，原癌基因 H-ras 和其对应的蛋白质在酵母和人等生物体中均有发现，表明其蛋白对维持基本的生命活动是必不可少的。 原癌基因的蛋白产物在信号转导和细胞生长的调控方面起重要作用，当这些调节或转导发生改变时，细胞即可能发生恶性转化。

（三）原癌基因的激活

1. 基因突变　早期的一个重要发现是对从膀胱癌细胞系的 ras 癌基因的分析得来的：癌基因与对应的原癌基因仅有一个碱基的差异，即第 12 位密码子 GGC 突变为 GTC，使甘氨酸变为缬氨酸，这种肿瘤体细胞中的点突变产生了能刺激细胞发生转化的异常蛋白。 癌基因在细胞水平呈显性，一个等位基因的突变足以使正常细胞发生恶变。 Ras 蛋白是一种位于细胞膜内部，存在于细胞膜上的信号转导蛋白。 当它被细胞外因子激活时，便会从

GDP 状态变为有活性的 GTP 状态，产生刺激细胞生长的信号。 而突变的 Ras 蛋白始终处于被激活的 GTP 活性状态。 现已在许多肿瘤中发现了 *ras* 基因的点突变。

2. 染色体易位　结构性突变仅仅是可诱导原癌基因活性的几种机制之一。 表 13-4 列出了原癌基因激活的几种机制。 染色体易位在许多癌变中是原癌基因激活的普遍机制。

表 13-4　原癌基因激活的机制

机　　制	被激活的基因类型	结　　果
调节突变	生长因子基因	表达或分泌的增加
结构突变	生长因子受体，信号转导蛋白	持续的细胞增殖信号
易位，反转录病毒插入	核内癌基因	过量表达
基因扩增	核内癌基因	过量表达

在慢性粒细胞白血病(CML)中，可在造血干细胞中观察到 9 号染色体与 22 号染色体的易位，结果 22 号染色体上的裂点簇区（breakpoint cluster region，BCR）基因易位到 9 号染色体原癌基因 *abl* 处。 BCR DNA 序列与 *abl* 序列相连编码形成一个嵌合蛋白，它比正常的 abl 蛋白要长，但酪氨酸激酶活性增强。 尽管正常 abl 蛋白与 BCR 蛋白的功能还不清楚，但嵌合蛋白被认为改变了恶性造血细胞中 abl 正常蛋白的功能和表达。 用反转录病毒载体构建的 *BCR-abl* 融合基因导入正常鼠的骨髓中，结果实验鼠发生了血细胞癌，其中也包括 CML，这个结果表明 Ph 染色体的这种易位可能是引起癌变的原因。

在 Burkitt 淋巴瘤的 t（8；14）易位中，*c-myc* 癌基因由 8 号染色体易位到 14 号染色体的 Ig 重链基因附近，易位使 *c-myc* 置于 Ig H 链基因活跃的启动子控制之下。 因而易位的 *c-myc* 基因转录活性明显增高，增多的 myc 蛋白使一些控制生长的基因活化，最终导致细胞恶变。

细胞遗传学上的变化为肿瘤的标记，并且晚期肿瘤或更恶性化的肿瘤及浸润阶段的肿瘤比早期肿瘤更常见。 许多肿瘤发生方面的细胞遗传学研究来自白血病，研究的焦点在于这些异常的细胞遗传学及分子基础，现在看来其中的许多异常涉及原癌基因，并且可能激活了原癌基因的表达。

3. 基因扩增　在肿瘤细胞尤其是神经系统肿瘤中经常可以看到基因扩增（gene amplification）现象。 扩增的 DNA 片段在细胞遗传学上往往以两种方式存在且可以检测到，即均染区（homogeneously staining region，HSR）和双微体（double minutes）。 前者是在染色体的某一位置上可以看到的串联扩增现象，后者则是一个独立存在的小染色体。 在神经母细胞瘤的染色体显带中，可以看到一个比正常染色体加长的不显带的均匀染色区。 均染区及双微体是如何及为何产生的目前还不太清楚。 研究发现，被扩增的区域包括原癌基因的过量拷贝，如在 40% 的神经母细胞瘤细胞中，*N-myc* 原癌基因被扩增了 200 倍以上。 这种基因扩增被认为可产生原癌基因的过量表达。

第三节　肿瘤的多步骤发生和癌基因组解剖计划

如果说一个原癌基因的突变或激活、TSG 两个等位基因的失活足以引起恶性化的肿瘤，那实在是过于简单了。 实际上，肿瘤的形成是一个多步骤发生的过程，涉及多种相关基因包括癌基因和 TSG 的变异。 一种肿瘤会有多种基因的变化，而同一种基因的改变也会在不同种类肿瘤的发生中起作用，大多数肿瘤的发生与癌基因的活化和 TSG 的失活有关。 图 13-5 是一个以结肠癌为例的肿瘤多步骤发生的模式图。

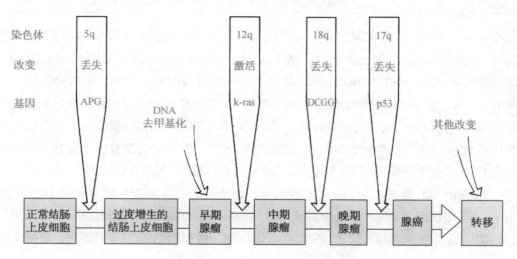

图 13-5　结肠癌多步骤发生及相关基因改变的模式图

诚然，肿瘤的发生演变同致癌或促癌因子、营养、激素、机体免疫状态及机体遗传因素均有密切关系，但从正常细胞一旦恶变为癌细胞后，只复制出与恶变后类似的癌细胞，并具有浸润和转移特性来说，癌变的本质是遗传物质或遗传信息的变化。 因此，不论从理论或实践来考虑肿瘤研究，肿瘤基础研究的中心无疑应为肿瘤遗传学。 于是，美国国立卫生研究院（NIH）在 20 世纪 90 年代发起了一项有关肿瘤研究的宏伟计划：癌基因组解剖计划（cancer genome anatomy project，CGAP），同时建立了 CGAP 网页（http://www. ncbi. nlm. nih. gov/ncicgap）。 CGAP 的目标是采用创造性的技术，全面透彻地理解肿瘤的分子生物学机制，并以此为基础确定与肿瘤相关的所有基因及这些基因的改变。 CGAP 的最终目的是提供一种建立在患者与相关疾病分子特征基础之上的治疗方法。 为了达到这种分析目的，CGAP 为全社会提供技术、信息（数据和分析工具）、资源（克隆与文库）和各种研究方法。

（左　伋）

第十四章 出 生 缺 陷

出生缺陷（birth defect）也称为先天畸形（congenital malformation），是指患儿在出生时即在外形或体内所形成的（非分娩损伤所引起的）可识别的结构或功能缺陷。 出生缺陷的发生原因比较复杂，有些与遗传因素有关，有些与环境因素有关，有些则是遗传与环境因素共同作用的结果。 出生缺陷一般不包括代谢缺陷。

人体形成的过程即为形态发生，涉及非常复杂的细胞生物学机制，尽管对所涉及的机制还知之甚少，但科学界已开始了大量的研究。 在许多出生缺陷的发生发展过程中，遗传因素起到了非常重要的作用。 有 2 400 种异形综合征（dysmorphic syndrome）是由于单基因缺陷引起的病变，其中至少有 500 个基因已经被克隆，另有 200 个基因已经被定位。

第一节　出生缺陷的发生率

估计有 50％的人类妊娠在"孕妇"没有知觉的情况下丢失了"胚胎"。 在所知道的妊娠中 15％在 12 周因自发流产而终止了妊娠；进一步的研究显示，因自发流产而终止妊娠的"胎儿"中 80％~85％具有大体形态结构上的异常，这些异常包括"胚囊"里完全缺乏胚胎、非常扭曲的身体及某一器官系统的缺失等。 三体、单体、三倍体等染色体异常是50％自发流产发生的原因。

一、 先天畸形和围产期死亡率

围产期死亡包括妊娠 28 周后的死产和出生后 1 周内死亡的婴儿。 在所有围产期死亡中，25％~30％死于严重的结构畸形，其中 80％明确与遗传因素有关。 在发展中国家，由于结构畸形引起的围产期死亡相对较少，而环境因素引起的围产期死亡则相对较多。

二、 新生儿发病率

已经在全世界范围内开展了新生儿的畸形调查。 新生儿畸形包括严重畸形（major anomaly）和轻度畸形（minor anomaly）。 所谓严重畸形是指严重影响患者某些功能或社会接收度的畸形，而轻度畸形往往是指没有医学上或外观意义上的畸形。 但所谓严重畸形和轻度畸形也不是绝对的，如腹股沟疝有时不那么严重，有时则会导致肠的绞窄，需要外科手术加以处理。

调查显示，新生儿中有 2‰～3‰ 在出生时有严重畸形，考虑到某些畸形在出生时未被觉察（如脑的畸形），新生儿严重畸形的真实发生率是 5‰，轻度畸形的发生率为 10‰（表 14-1，表 14-2）。 严重畸形的后果取决于出生缺陷的严重程度及是否采取了治疗措施。 一般而言，25％在早期死亡，25％具有严重的智能或身体上的残疾，50％经过治疗后预后良好。

表 14-1　常见严重的先天性结构畸形的发病率

系统和畸形	发病率/1 000 出生
心血管系统	10
室间隔缺损（ventricular septal defect）	2.5
房间隔缺损（atrial septal defect）	1
动脉导管未闭（patent ductus arteriosus）	1
法洛四联症（tetralogy of Fallot）	1
中枢神经系统	10
无脑畸形（anencephaly）	1
脑积水（hydrocephaly）	1
小头畸形（microcephaly）	1
隐性脊柱裂（lumbosacral spina bifida）	2
胃肠道系统	4
唇/腭裂（cleft lip/palate）	1.5
膈肌先天缺损（diaphragmatic hernia）	0.5
食管闭锁（esophageal atresia）	0.3
肛门闭锁（imperforate anus）	0.2
肢体	2
横向截肢（transverse amputation）	0.2
泌尿生殖系统	4
双侧肾发育不全（bilateral renal agenesis）	2
多囊肾（polycystic kidneys）（婴儿型）	0.02
膀胱外翻（bladder exstrophy）	0.03

表 14-2　结构畸形的发病率

畸　　形	发病率(％)
自发流产	
前 3 个月	80～85
第 2 个 3 个月	25
所有儿童	
出生时出现严重畸形	2～3
后来出现严重畸形	2
轻度畸形	10
围产期死亡	25
出生后第 1 年死亡	25
1～9 岁死亡	20
10～15 岁死亡	7.5

三、儿童死亡率

先天畸形是儿童期死亡的重要原因，在婴儿期25％的死亡原因是严重的结构畸形；1～9岁间下降到20％；10～15岁间又下降到7.5％（见表14-2）。

第二节　出生缺陷的临床特征

一、出生缺陷的分类

（一）简单畸形

简单畸形（simple abnormalities）可能是以遗传为基础的，也可能是非遗传性的。畸形学家将简单畸形分为畸形、畸化、变形和发育不良（图14-1）。

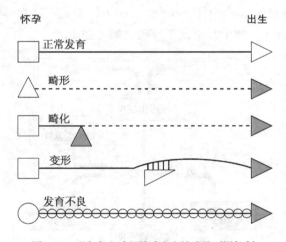

图14-1　形态发生过程导致出生缺陷的不同机制

1．畸形　畸形（malformation）是指某一器官或器官的某一部分原发性缺失，其基本原因是发育过程中的遗传缺陷，导致发育过程的阻滞或方向错误。常见的例子包括房间隔缺损和（或）室间隔缺损在内的先天性心脏病、唇裂和（或）腭裂、神经管缺损等。许多仅涉及单个器官的畸形显示呈多基因遗传，是基因和环境因子之间的交互作用的结果。多发性畸形更可能是由于染色体畸变。

2．畸化　畸化（disruption）是指环境因子干扰了正常的发育过程导致器官或组织的异常，有时也称为继发性畸形。环境因子包括缺血（ischemia）、感染（infection）和外伤（trauma）等。

3．变形　变形（deformation）是指一种因为不正常的机械力扭曲牵拉正常的结构所形成的缺陷。例如，由于羊水减少（oligohydramnios）或孪生使宫内拥挤或子宫异常而导致的髋部转位、畸形脚（talipes）。变形常发生于妊娠的后期，所以有进行治疗的可能，因为器官的基本结构是正常的。根据定义，变形是非遗传性的，但遗传因素会成为变形发生的易感因子。

4．发育异常　发育异常（dysplasia）是指细胞不正常地形成组织。这一异常可出现于机体所有特定的组织中，如有一种骨骼发育异常（thanatophoric dysplasia）是由于成纤维细胞生长因子受体 3（fibroblast growth factor receptor 3，FGFR3）基因突变所致，患者全身骨骼都出现发育异常。相似的一个例子是外胚层发育异常（ectodermal dysplasia），异常存在于由外胚层起源的多种组织中，如毛发、牙齿、皮肤、指甲等。大多数发育异常是由单基因缺陷引起的。

（二）多发性畸形

1．序列征　序列征（sequence）是指由单个因素引发的级联反应（cascade）而导致的单一器官缺陷。如在 Potter 序列征（Potter sequence）发生中，羊水的慢性渗漏或胎儿尿液排出缺陷使羊水过少（oligohydramnios），这导致胎儿压迫（fetal compression），表现为被压扁的面部特征（squashed facial features）、髋部转位、畸形脚、肺发育不全（pulmonary hypoplasia），新生儿常死于呼吸衰竭（图 14-2）。

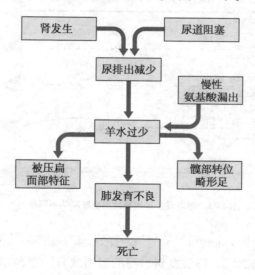

图 14-2　Potter 序列征

2．综合征　虽然综合征（syndrome）一词的使用十分宽泛，但在理论上，综合征是指已知致病病因，并具有一定的可识别的畸形模式（pattern）。如染色体畸变引起的 Down 综合征、单基因缺陷引起的 Van der Woude 综合征等。已认识的多发性畸形综合征有数千种，这在临床上称为畸形学（dysmorphology）。根据关键的异常特征所建立的庞大数据库有助于多发性畸形综合征的临床诊断。尽管如此，还是有许多畸形不能进行诊断，也无法进行预测或再发风险评估。

3．关联征　关联征（association）是几种畸形在发生机制上并不能用上述的序列征、综合征发生的机制来解释，但又非随机地一起发生。关联征的名字通常是首字母缩略词，如 VATER 关联征是脊椎的（vertebral）、直肠的（anal）、气管食管（tracheoesophageal）、肾脏（renal）畸形的总称。 一般认为，关联征的发生与遗传因素没有关系，所以再发风险低。

二、出生缺陷的诊断

由于完全防止畸形的发生几乎是不可能的，故胎儿宫内早期诊断是预防的必要补充。随着医学的发展，越来越多的畸形可以在出生前做出明确诊断，有些畸形还可进行宫内治疗。 曾生育过严重畸形儿的孕妇，多次发生自然流产、死胎、死产的孕妇，孕早期服用过致畸药物或有过致畸感染或接触过较多射线的孕妇，长期处于污染环境及羊水过多或过少的孕妇，均应进行宫内诊断。

产前出生缺陷的诊断方法主要包括：①通过羊膜囊穿刺吸取羊水分析胎儿的代谢状况、胎儿的染色体组成、基因是否有缺陷等。 ②通过绒毛膜活检分析胚体细胞的染色体组成。 ③在 B 超的引导下将胎儿镜插入羊膜腔中直接观察胎儿的体表（四肢、五官、手指、脚趾和生殖器官等）是否发生畸形，并可以通过活检钳采集胎儿的皮肤组织和血液等样本做进一步检查。 ④B 超检查是一种简便易行且安全可靠的宫内诊断方法，可在荧屏上清楚地看到胎儿的影像，不仅能诊断胎儿外部畸形，还可诊断某些明显的内脏畸形（先天性心脏病、内脏外翻、多囊肾、神经管缺陷、无脑儿、脑积水、水肿儿、葡萄胎等）。 ⑤将水溶性造影剂注入羊膜腔，便可在 X 线荧屏上观察胎儿的大小和外部畸形。 如果将某种脂溶性造影剂注入羊膜腔，使其吸附于胎儿体表，便可在 X 线下清楚地观察胎儿的外部畸形。 ⑥脐带穿刺是在 B 超引导下于孕中期、孕晚期（17～32 周）经母腹抽取胎儿静脉血用于染色体或血液学各种检查，亦可作为因羊水细胞培养失败，或错过绒毛和羊水取样时机的补充。

第三节 常见的出生缺陷

一、神经管缺陷

在胚胎发育的第 4 周，中枢神经系统形成一个与表面外胚层脱离的、关闭的、位于胚体背部中轴线上的神经管。 神经管的头部发育增大形成脑，其余部分仍保持管状，形成脊髓。 如果由于某种原因神经沟未能关闭，神经组织就依然露在外面，这样的缺损可长达胚胎身体的全长，也可以只局限于一小区域，通常称为开放性神经管缺陷。 如果局限于脊髓的部分，这种异常通常就称为脊髓裂（myeloschisis），而头端部分的未关闭则称为无脑儿（anencephaly）。 脊髓裂必然合并脊柱裂（spina bifida）。 无脑儿和各种类型的脊柱裂是常见的神经管缺陷畸形（图 14-3），其他为裸脑、脑膨出和脑积水等。

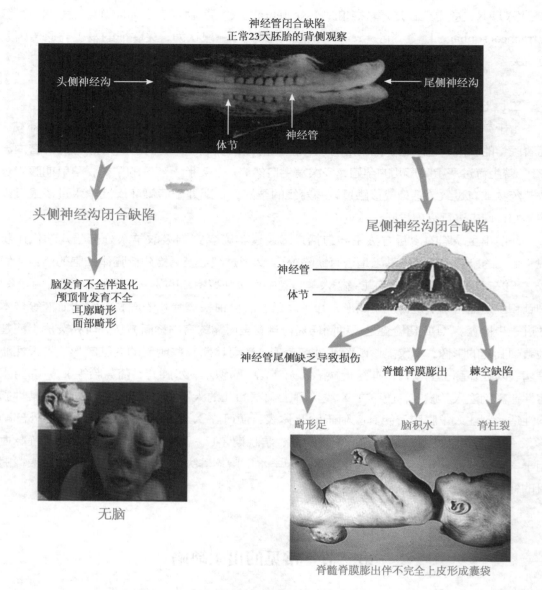

图 14-3　各种类型脊柱裂示意图

神经管缺陷的病因比较复杂。 有遗传因素（多基因遗传）和环境因素（叶酸缺乏、高热、酒精及药物致畸等），以及这些因素共同干扰神经管的闭合。 本病常造成死胎、死产和瘫痪。

（一）脊柱裂

脊柱裂包括许多缺陷。 从字面上解释，它表示一个分裂的脊柱，其最简单的形式是脊椎的背部没有互相合并。 这样的异常往往位于腰骶部，外面有皮肤覆盖着，并且除了在患部的表面有一小簇毛外，常不引起注意，称为隐性脊柱裂（spina bifida occulta）。 在这种情况下，脊髓和脊神经通常是正常的，没有神经症状。

如果缺陷涉及一两个脊椎，则脊膜就从这个孔突出，在表面就能看到一个用皮肤包着的囊，称为脑脊膜突出；有时这个囊很大，不但包含着脊膜，而且还包含着脊髓及其神经，这种异常称为脊髓脊膜突；另一种脊柱裂是由神经沟没有关闭形成的，神经组织很广泛地露在表面，称为脊髓突出或脊髓裂。 偶尔，这种神经组织呈现过度的生长，而过多的组织通常在出生前不久或在出生后不久即坏死。

脊髓脊膜突出通常合并着延髓和一部分小脑向尾端移位到椎管。 上位的颈神经根往往从其椎间孔的水平向着尾端固定在骶部的脊髓下降。 由于枕骨大孔被延髓或小脑所阻塞，故脊髓脊膜突出往往合并脑积水。 这些异常的合并发生就称为 Arnold-Chaiari 畸形（Arnold-Chaiari malformation）。

（二）无脑儿

无脑儿的特点是神经管的头部没有合拢，并且在出生时脑是一块露在外面的变性组织。 这种缺损几乎总是通连到一个颈部开放的脊髓。 没有颅盖，因而使头部具有特别的外观：眼向前突出，没有颈部，脸面和胸部的表面处在一个平面上。 由于这种胎儿缺少吞咽的控制机构，故妊娠最后 2 个月的特点是羊水过多（hydramnios）。 在用 X 线检查胎儿时，这种异常能很容易被认出，因为没有颅盖。 无脑儿是一种常见的异常（1∶1 000），并且女性比男性多 4 倍，白种人比黑种人多 4 倍。

（三）神经管缺陷的产前诊断

对曾有过神经管缺陷生育史的孕妇、夫妇双方或一方有阳性家族史、常规产前检查有阳性发现者，都应该考虑实施产前诊断。

检查内容包括：①在妊娠 16～18 周，抽取孕妇静脉血检测其血清甲胎蛋白（AFP），当受试者血清 AFP 值高于标准值时，则可视为阳性；②妊娠 14～18 周即可做超声波检查，一般可明确诊断；③当孕母血清 AFP 测定结果 2 次阳性，而 B 超检查不能明确诊断时应做穿刺检查，最佳穿刺时间为妊娠 16～20 周，将穿刺所取羊水进行 AFP 和乙酰胆碱酯酶检测；④妊娠 20 周后进行 X 线检查，可作为神经管缺陷的补充诊断；⑤其他实验室检查可辅助神经管缺陷的诊断。

二、先天性心脏病

先天性心脏病（congenital heart disease，CHD）简称先心病，是胎儿时期心脏、血管发育异常而致的畸形疾病，是少年儿童最常见的心脏病。 近年来，心血管外科的诊疗技术进展迅速，绝大多数先心病大血管畸形均能得到矫治，成功率逐步提高。

过去估计先心病发生率为 0.3% 左右，近年随着诊断水平的提高，据新近几个大系列的调查统计，存活新生儿中先心病发生率在 0.70%～1.17% 之间，平均为 0.8%，国内报道为 0.3%～1%。 先心病合并其他系统疾病依次为：肌肉系统（8.8%）、中枢神经系统（8.5%）、泌尿系统（5.3%）和消化系统（4.2%）。 由于在发生学上心脏和血液同源于中胚层血岛，故不少血液病（地中海贫血、凝血系统疾病等）均可伴有先心病。 其病因是遗传-环境相互作用的结果。

从遗传学的角度看，先心病的病因包括三大类：①多基因遗传所致的先心病，此类患者以心血管畸形为唯一的临床异常；②染色体畸变所致的先心病；③单基因遗传所致的先心病。 在后两类病变中，先心病患者多伴有心外其他系统的畸形或病损，常为其多系统损害的一个组成部分，仅极少数单基因遗传病以先心病为唯一病损。 据 Pexieder（1981）的统计，由遗传因素决定或与遗传有关的先心病占本病总数的 95% ~ 98%，而单纯由环境因素引起的先心病仅占 2% ~ 5%。 房间隔缺损、室间隔缺损、法洛四联症等为先心病常见类型。

（一） 房间隔缺损

房间隔缺损（atrial septal defect，ASD）简称房缺，是原始心房间隔在发生上吸收和融合时出现异常，左、右心房之间仍残留未闭的房间孔。 房缺可单独存在，也可与其他心血管畸形合并存在。 房缺约占先天性心脏病的 15%，发生率为 0.7% ~ 0.9%。 约84%的病例为单独出现。 按缺损部位可分为 6 类：①中央型房缺：也称为卵圆孔型、Ⅱ 孔型房缺，为最常见的类型，位于房间隔中心，此型占 76%；②上腔型房缺：也称为静脉窦型，位于房间隔后上方，缺损与上腔静脉入口没有明确的界限，常合并右上肺静脉畸形引流，此型占 3.5%；③下腔型房缺：位于房间隔后下方，没有完整的房间隔边缘，左心房后壁构成缺损的后缘，此型占 12%；④原发孔房缺：又称 Ⅰ 孔型房缺，常为心内膜垫缺损的一部分，呈半月形，常伴二尖瓣或（和）三尖瓣裂，形成二尖瓣或（和）三尖瓣关闭不全，此型也称为部分型房室管畸形；⑤冠状窦型房缺：是由于胚胎时冠状窦与左房分隔不全或全无分隔，使左心房的血能经冠状窦入右心房，此型常伴有左上腔静脉存在；⑥混合型房缺：有两种以上缺损同时存在。 房缺伴先天性或后天性二尖瓣狭窄者称为 Lutembacher 综合征。

典型病例只需经过心脏听诊、X 线、心电图和超声心动图无创检查就能明确诊断，无须进行右心导管或心脏造影检查，但当合并肺动脉高压时应做右心导管检查测定肺动脉压力，估计手术危险性和预后。 本病主要的治疗方法是手术修补。

（二） 室间隔缺损

室间隔缺损（ventricular septal defect，VSD）简称室缺，是常见的先心病。 群体发生率为 1.2‰ ~ 3.1‰，占先心病的 25% ~ 44%。 女性患病率稍高，但男女性别间无显著差异。 室间隔在胚胎期发育不全，形成异常血流交通，在心室水平产生左向右的血流分流，它通常是单独存在，但也可以是某种复杂心脏畸形的组成部分。 本病也是合并其他系统出生缺陷最多的一种先心病，24% ~ 50%的室缺伴心外畸形，包括骨骼畸形（15%）、先天愚型（15%）、肾畸形（8%）、唇或腭裂（8%）等。 根据胚胎发育情况可将室缺分为膜部缺损、漏斗部缺损和肌部缺损三大类型，其中膜部缺损最多见，而肌部缺损最少见。 从临床实用角度，各型又可分出若干亚型。 缺损大小可从筛孔状到整个室间隔缺如。 一般缺损直径多在 10 mm 左右，大者可达 20 mm。 室缺与邻近组织的关系最主要是与传导组织的解剖关系，希氏束（又称房室束）与膜部缺损的后下角关系密切，它总是隐行于肌肉之中，而缺损边缘的纤维环中无传导组织。

根据病史、体征、X 线和心电图检查，再结合超声心动图、心导管检查和心血管造影，可明确诊断。 外科手术修补是本病的主要治疗方法。

（三）法洛四联症

法洛四联症（tetralogy of Fallot）也称发绀四联症，是一种常见的先天性心脏病（占 12%～14%），在发绀型心脏畸形中占首位（50%～90%），人群发病率为 0.3‰～1‰，其病理基础是一种属于大血管圆锥动脉干转位的发育畸形，主要缺陷包括肺动脉狭窄、室间隔缺损、升主动脉骑跨及右心室肥厚。

根据临床表现和心电图、X 线、超声心动图、右心室导管及右心室造影检查可明确诊断。

第四节　出生缺陷的病理生理学

一、出生缺陷的发生因素

（一）遗传因素与出生缺陷

许多先天畸形的原因已经明确，但还有多达 50% 的先天畸形尚不清楚其原因。 遗传因素引起的出生缺陷包括染色体畸变及单基因突变（表 14-3）。

表 14-3　出生缺陷的原因

原　因	发生率(%)
遗传性因素	30～40
染色体	6
单基因	7.5
多基因	20～30
环境性因素	5～10
药物和化学制剂	2
感染	2
母亲疾病	2
物理因素	1
不明原因	50
总计	100

1．染色体畸变　染色体畸变是 6% 可识别先天畸形的原因。 一般而言，常染色体任何可被检测到的不平衡，如重复、缺失、三体、单体等都将引起严重的结构和发育上的畸形，导致妊娠早期的流产；常见的染色体畸变引起的疾病如 Down 综合征、Turner 综合征、Klinefelter 综合征、猫叫综合征等。 遗传不平衡是导致这类畸形发生的原因。

2．单基因缺陷　所有先天畸形中的 7%～8% 是由于单基因突变引起的（表 14-4），部分病例仅涉及单器官的畸形，但也可以引起涉及多系统、多器官的多发性畸形。确定单基因缺陷与先天缺陷的关系，不仅有助于了解畸形发生的机制，对于正确的遗传咨询也非常重要。

表 14-4　常见出生缺陷的遗传方式

出生缺陷	遗传方式	畸　形
单一系统畸形		
中枢神经系统		
脑积水（hydrocephalus）	XR	
巨脑畸形综合征（megalencephaly）	AD	
小头畸形（microcephaly）	AD/AR	
视觉系统		
无虹膜（aniridia）	AD	
白内障（cataract）	AD/AR	
小眼畸形（microphthalmia）	AD/AR	
肢体		
短指畸形（brachydactyly）	AD	
缺指畸形（ectrodactyly）	AD/AR/XR	
多指（趾）畸形（polydactyly）	AD	
其他		
婴儿型多囊肾	AR	
多发性畸形		
Apert	AD	颅面畸形、并指
EEC	AD	外胚层发育异常、缺指、唇/腭裂
Meckel	AR	脑膨出、多指、多囊肾
Roberts	AR	唇/腭裂、海豹肢畸形
Van der Woude	AD	唇/腭裂、先天性唇凹

3．多基因遗传　绝大多数出生缺陷是多基因遗传的，包括一些累及心脏、中枢神经系统、肾脏的单一畸形。在这种情况下，基于流行病学的研究可以得到经验风险。因此，对于已经生有 1 个患儿的夫妇再生育时可以得到再发风险的评估。

（二）环境因素与出生缺陷

环境因素的致畸作用早在 20 世纪 40 年代就已被确认，能引起出生缺陷的环境因素统称为致畸剂。影响胚胎发育的环境有 3 个方面，即母体周围的外环境、母体的内环境和胚体周围的微环境。这 3 个层次的环境中引起胚胎畸形的因素均称为环境致畸剂。外环境中的致畸剂有的可穿过内环境和微环境直接作用于胚体，有的则通过改变内环境和微环境而间接作用于胚体。环境致畸剂主要有生物性致畸剂、物理性致畸剂、致畸性药物、致畸性化学物质和其他致畸剂。

1．生物性致畸剂　包括各种传染性病原体，特别是病毒。虽然胚胎或胎儿对这些微生物的侵袭有一定的抵抗力，但有些可导致流产，有些则产生出生缺陷或疾病。有些致畸微生物可穿过胎盘屏障直接作用于胚体，有些则作用于母体和胎盘，引起母体发热、缺氧、脱水、酸中毒等，或干扰胎盘的转运功能，破坏胎盘屏障，从而间接地影响胚胎发育。 目前已经确定对人类胚胎有致畸作用的生物因子有风疹病毒、水痘病毒、巨细胞病毒、单纯疱疹病毒、弓形虫、梅毒螺旋体等。

（1）风疹病毒（rubella virus）：是传染性致畸剂最突出的例子。 前4周受感染，致畸危险为61%，5~8周时为26%，9~10周时为6%。 风疹病毒诱发的出生缺陷除白内障外，还有耳聋（破坏内耳柯蒂器）和心脏畸形（动脉导管未闭、心房和心室间隔缺损）。此外，偶尔有脉络膜视网膜炎、青光眼、小眼、小头、智能发育不全和牙釉质缺损等。 上述这些畸形的发生与胚胎在不同发育时期受病毒感染有关。 在妊娠第6周感染病毒，则产生白内障；第9周感染产生耳聋；第5~10周感染引起心脏畸形；第6~9周感染引起牙釉质缺损；第4~6个月感染引起中枢神经系统的异常。

（2）水痘病毒（chickenpox virus）：妊娠头16周感染水痘病毒可致畸，包括眼的缺陷如白内障、小眼球、视神经萎缩及脑损伤和肢体发育不全等。 分娩前4天孕妇感染水痘病毒，可导致20%的新生儿死亡。

（3）巨细胞病毒（cytomegalovirus）：巨细胞病毒感染主要损害中枢神经系统，产生小头、脑积水、微小脑回、小脑发育不全、脑软化、脑钙化和脑的囊性损害等畸形。 除中枢神经系统外，亦有报道各种眼的异常（如脉络膜视网膜炎、视神经萎缩）、先天性心脏病、脐疝、腹股沟疝、畸形足、腹直肌分离和肝脾大。 本病通常是致死性的，存活的病例则因脑膜脑炎而有严重的智能发育不全。 由于妊娠妇女感染巨细胞病毒无可见的症状，故尚无法知道胚胎发育早期或晚期感染有何差异。 可能在妊娠早期（头3个月）感染时，胚胎不能存活而引起流产，而在妊娠后期感染，则发生上述畸形。 进行病毒分离和尿中脱落细胞查找病毒包涵体，均可证明感染的存在。

（4）弓形虫（toxoplasma）：弓形虫感染主要表现为眼的疾患，90%有脉络膜炎，50%~60%有癫痫、小头和脑积水。 即使感染得到控制，也常遗留眼或脑的损害。 弓形虫在我国孕妇中感染率不太高，但易感者多，免疫者少，是一种重要的致畸微生物。 弓形虫可能在我国微生物致畸因素中居于首位，应当引起重视。

（5）除上述几种比较肯定致畸的生物因素外，还有母亲感染单纯疱疹病毒、亚洲流感病毒、流行性腮腺炎、脊髓灰质炎、麻疹病毒、柯萨奇病毒等病毒和梅毒螺旋体引起胎儿出生缺陷的报道。 单纯疱疹病毒的感染通常发生在妊娠晚期，可能大多数在临分娩时。 在出生前数周被感染的胎儿有小头、小眼、视网膜发育异常、肝脾大和智能发育不全等表现；如分娩时胎儿在母体产道中受感染则发生炎症反应（如脉络膜视网膜炎）。

2．物理性致畸剂 目前已确认的对人类有致畸作用的物理因子有射线、机械性压迫和损伤等。 另外，高温、严寒、微波等在动物确有致畸作用，但对人类的致畸作用尚证据不足。

（1）辐射中离子电磁辐射有较强的致畸作用，包括 α、β、γ 和 X 射线，其致畸作用与各射线的穿透力有关。日常，人们都或多或少地接触射线，有的人还因居住环境或职业关系可能接触更多的射线，但对其致畸作用要具体分析。非电离性辐射，包括短波、微波及紫外线等，其致畸作用较弱。其中紫外线对 DNA 修复机制有缺陷的患者是一种致突变因子。

（2）一般情况下，诊断性 X 线检查对胎儿的危害不大，但也与照射部位有关，如胆囊造影胎儿接受 0.000006 Sv（注：Sv 是剂量当量单位，1 Sv＝100 rem），而钠灌肠造影检查，由于直接照射骨盆，则可使胎儿接受 0.0035 Sv。另外，治疗剂量要大得多。治疗脑肿瘤、乳腺癌（单侧）均可使胎儿接受 0.09 Sv，治疗肺癌可接受 0.25 Sv。因此，用于治疗的 X 线有致畸的危险。

（3）各种组织对不同的放射性核素吸收量不同，如口服 5 mci 的 ^{131}I，甲状腺可接受 100 Sv，而性腺只接受 0.12 Sv；口服 4 mci ^{32}P，有 1.0 Sv 进入骨髓、肝、脾，而其他部位则不超过 0.1 Sv。胎儿对放射性核素的吸收程度还与胎龄有关。例如，胎儿在第 10 周，从血液循环中结合的碘比母亲甲状腺结合的还要多。因此，如孕妇必须用放射性碘进行诊断时，应在胎龄第 5～6 周之前进行，即在胎儿甲状腺分化之前完成。

X 线、同位素及其他外源性离子辐射对分裂细胞的影响，包括杀伤细胞、抑制有丝分裂、改变细胞的正常迁移和彼此联系，以及造成染色体畸变和基因突变等。植入前期，大剂量照射可导致胚胎死亡，这是由于致死性染色体畸变或细胞分化受损所致。胚胎 2 周后的任何时期接受超过 1.0 Sv 的射线，均可造成器官畸形或生长受阻，其中以中枢神经系统最为敏感，0.25 Sv 时就可发生小头畸形、智力低下。有实验证明，不伴有神经系统异常的其他畸形，并非由辐射引起。此剂量目前为大多数所接受的致畸剂量标准，胎儿接受 0.25 Sv 以上的照射，有致畸危险。美国学者大多数以 0.1 Sv 作为阈值来推断致畸危险。有时尽管不发生畸形，但轻微的损伤可引起智商降低，将来如果发生癌变也很难排除与辐射的关系。

3. 致畸性药物 20 世纪 60 年代"反应停事件"后，药物的致畸作用引起了人类的普遍重视，并开始对药物进行严格的致畸检测。反应停（thalidomide）通用名沙利度胺，60 年代在欧洲和日本曾广泛用于治疗妊娠呕吐，广受孕妇欢迎，但结果却是导致大量残肢畸形儿［俗称海豹肢（phocomelia）］的出生，酿成了举世震惊的"反应停事件"。据报道，"反应停"在德国造成的先天畸形占 20%。

（1）多数抗肿瘤药物有明显的致畸作用，如氨基蝶呤可引起无脑、小头及四肢畸形；白消安、苯丁酸氮芥、环磷酰胺、6-巯基嘌呤等均能引起多种畸形。

（2）某些抗生素也有致畸作用，如孕期大剂量服用四环素可引起胎儿牙釉质发育不全，大剂量应用链霉素可引起先天性耳聋，大剂量应用新生霉素可引起先天性白内障和短指畸形等。

（3）某些抗惊厥药物，如唑烷、乙内酰脲、三甲双酮有致畸作用。三甲双酮会造成患儿智力低下、发育缓慢、面部发育不良、唇腭裂、房间隔缺损及两性畸形等。

（4）某些抗凝血药，如华法林、肝素也有致畸作用。华法林可引起胎儿软骨发育不良，多表现为低出生体重及智力低下，中枢神经系统有异常。早孕妇女服用此类药，约1/3胎儿发生畸形。

（5）碘化钾和^{131}I可引起先天性甲状腺肿。丙硫氧嘧啶干扰胎儿甲状腺的形成，所以可引起先天性甲状腺肿。

（6）雄激素去甲睾酮衍生物用于避孕，可使女胎男性化；雌激素复合物氯蔗酚胺可致畸，使非整倍体增加，胎儿可出现椎骨、心脏、肢体的畸形；皮质激素有诱发缺肢、先天性心脏病的报道；胰岛素可使神经管缺陷增多，还可造成先心病和肢体缺陷。

4. "三废"、农药、食品添加剂和防腐剂 在工业"三废（废气、废水、固体废弃物）"、农药、食品添加剂和防腐剂中，含有一些有致畸作用的化学物质。目前已经确认对人类有致畸作用的化学物质有：某些多环芳香碳氢化合物，某些亚硝基化合物，某些烷基和苯类化合物，某些农药如敌枯双，某些重金属如铅、砷、镉、汞等。研究表明，有些化学物质对动物有明显的致畸作用。

5. 酗酒、吸烟、吸毒、缺氧、严重营养不良 酗酒、吸烟、吸毒、缺氧、严重营养不良等因素均有一定的致畸作用。孕期过量饮酒可引起多种畸形，称为胎儿酒精综合征（fetal alcohol syndrome），其主要表现是发育迟缓、小头、小眼、短眼裂、眼距小等。流行病学调查显示，吸烟者所生的新生儿平均体重明显低于不吸烟者，且吸烟越多其新生儿的体重越轻。一天吸烟10支的孕妇，其胎儿出现畸形的危险性增加90%。吸烟引起胎儿畸形主要是由于尼古丁使胎盘血管收缩，胎儿缺血，使胎儿缺氧。另外，吸烟所产生的其他有害物质，如氰酸盐，也可影响胎儿的正常发育。吸烟不仅引起胎儿出生缺陷，严重者可导致胎儿死亡和流产。

（三）环境因素与遗传因素在畸形中的相互作用

在畸形的发生中，环境因素与遗传因素的相互作用是非常明显的，不仅表现在环境致畸剂通过引起染色体畸变和基因突变而导致出生缺陷，而且表现在胚胎的遗传特性，即基因型决定和影响胚胎对致畸剂的易感程度。流行病学调查显示，在同一地区同一自然条件下，同时怀孕的孕妇在一次风疹流行中都受到了感染，但其新生儿有的出现畸形，有的却完全正常。原因在于每个胚胎对风疹病毒的易感性不同。决定这种易感性的主要因素是胚体结构和生化特性，而这又取决于胚体的遗传特性。对致畸剂的种间差异更是如此，如可的松对小白鼠有明显的致畸作用（主要引起腭裂），但对猪、猴等则几乎无致畸作用。人类和其他灵长类动物对沙利度胺非常敏感，可引起残肢畸形，但对其他哺乳动物几乎无致畸作用。

在环境因素与遗传因素相互作用引起的出生缺陷中，衡量遗传因素所起作用的指标称为遗传度。某种畸形的遗传度越高，说明遗传因素在该畸形发生中的作用越大。

二、致畸剂诱发发育异常的机制

（一）影响致畸发生的因素

在致畸剂作用下，是否发生畸形，结果如何，还取决于下列一些因素：①孕妇对致畸剂的易感性，在个体之间存在着差异。②胎儿发育的不同阶段，对致畸剂的敏感性不同，大多数致畸剂有其特定的作用阶段。③致畸剂的作用机制有所不同。例如，有些致畸药物可抑制酶或受体的活性；有些是干扰分裂时期纺锤体的形成；还有些封闭能源并抑制能量的产生，进而抑制正常形态发生所需的代谢过程。许多药物和病毒对某种组织、器官有特别亲和性，故特别易侵及某种组织和器官，如所谓亲神经性或亲心脏性等，它们会损伤一些特定的器官，影响其发育。④致畸剂的损伤与剂量有关，通常剂量越大，毒性越大。理论上讲，应该有安全剂量。但实际上，由于致畸过程具有多方面的决定因素，难以一概而论，故已经确定的致畸剂在妊娠期间应绝对避免。⑤致畸剂的作用后果，包括胎儿死亡、生长发育延迟、畸形或功能缺陷。究竟出现何种后果，则取决于致畸剂、母体及胎儿、胎盘的相互作用。

（二）致畸剂作用的机制

1. 诱发基因突变和染色体畸变 有些外来化合物作用于生殖细胞或体细胞，都可诱发基因突变和染色体畸变，以致 DNA 的结构和功能受损，造成胚胎正常发育障碍，出现畸形，并具有遗传性。但也有不同的看法，有人观察到发生染色体畸变的细胞，与透过胎盘的外源性化学物接触后，一般 24 小时内已消失。即使存在稳定的畸变，如小缺失、倒位和相互易位等，经过几个细胞分裂周期也不再存在，故认为染色体畸变或突变可能并非致畸的直接原因，而与外源化学物对胚胎组织中 DNA 损害引起的 DNA 合成减少有关。

2. 致畸物的细胞毒性作用 由于致畸物对细胞基因复制、转录和翻译或细胞分裂等过程的干扰，影响细胞的增殖，即表现出细胞毒性作用，引起某些组织细胞死亡，因此在出生时形成畸形。如果接触致畸物的剂量较低，也可引起细胞死亡，但速度及数量可被存活细胞的增殖所补偿，故出生时未能形成畸形。若致畸物剂量较高，在短期内造成大量细胞死亡，胚胎出现无法代偿的严重损伤，则表现出胚胎致死作用。

3. 细胞分化过程的某一特定阶段、步骤或环节受到干扰 此种机制与上述细胞毒性作用引起坏死机制不同。例如，除草醚（nitrofen）的立体结构与甲状腺激素相似，可引起心脏、膈、肾畸形和肺发育不全，其作用机制主要是干扰甲状腺激素功能。除草醚在母体及胚胎体内代谢产物为 4-羟基-2,5-二氯-4′-氨基二苯基醚（4-hydroxy-2,5-dichloro-4′-aminodiphenyl ether），具有甲状腺激素 T_3 的活性，T_3 不能透过胎盘，但此种代谢物能透过胎盘，以致引起胚胎早熟及心脏等畸形。

在细胞分化增殖过程中，一些重要酶类的抑制或破坏，将影响胚胎正常发育过程，并引起畸形，如核糖核酸酶、DNA 聚合酶和碳酸苷酶等。

4．母体及胎盘稳态受干扰 母体必需的某种营养素（如维生素 A 和叶酸的缺乏）、某些重要营养素拮抗物的作用［如乙二胺四乙酸（EDTA），为某些微量元素的拮抗物］、母体营养失调（如蛋白质和热能供给不足）、营养素由母体至胚胎的转运受阻、子宫和胎盘血液循环障碍（包括高血压症和接触 5-羟色胺、麦角胺、肾上腺素等作用于血管的化学物）等都可破坏母体及胎盘稳态，造成畸形，甚至导致胚胎死亡和生长迟缓。

5．非特异性发育毒性作用 非特异性发育毒性作用也是发育毒性作用机制之一。 此机制主要与生长迟缓和胚胎死亡有关，不涉及畸形作用。 此种非特异性细胞毒性作用的特点是对全部胚胎组织细胞基本生命现象的干扰。 一旦细胞内能量代谢的降低超过一定程度，全部组织将受到损害，并引起胚胎全面生长迟缓，甚至胚胎死亡，不存在靶部位或靶组织，也不可能有部分组织受损与畸形儿出生。

（杨　玲）

第十五章　表观遗传与疾病

表观遗传学（epigenetics）是近年来兴起的一门研究生物体或细胞表观遗传变异的遗传学分支学科，主要研究在没有 DNA 序列变化的基础上，基因表达的可遗传性的改变。在细胞中除了 DNA 和 RNA 序列以外，还有许多调控基因的信息，它们虽然本身不改变基因的序列，但是可以通过基因修饰、蛋白质修饰、蛋白质与蛋白质及 DNA 与其他分子的相互作用，而影响和调节基因的功能和特性，并且通过细胞分裂和增殖周期影响遗传。 表观遗传学补充了"中心法则"所忽略的两个问题，即哪些因素决定了基因的正常转录和翻译，以及核酸并不是存储遗传信息的唯一载体。 这一迅速发展的学科在分子水平揭示了复杂的临床现象，为解开生命奥秘及征服疾病带来希望。

第一节　表观遗传概述

一、表观遗传学及其与遗传学的关系

（一）表观遗传学的定义

表观遗传学是研究在 DNA 序列不发生改变的条件下，由于 DNA 甲基化（DNA methylation）和羟甲基化等、组蛋白甲基化和乙酰化等、染色质结构、非编码 RNA 等改变，使基因表达发生可遗传的变化，并最终导致表型变异的遗传学机制。 DNA 和组蛋白上的各种修饰又称为表观遗传修饰（epigenetic modification）。 大量研究表明，表观遗传修饰与胚胎发育、细胞分化及疾病发生等密切相关。 表观遗传学已成为生物学的重要分支，推动遗传学快速发展，成为生命科学领域的研究前沿。

DNA 甲基化异常与许多疾病发生有关。 DNA 甲基化与基因印记（gene imprinting）有关。 基因印记异常可导致 Angelman 综合征、Silver-Russell 综合征、Prader-Willi 综合征及 Beckwith-Wiedemann 综合征等多种综合征。 基因印记还与糖尿病、精神分裂症、自闭症及肿瘤等有关。 DNA 甲基转移酶可催化 DNA 甲基化形成。 DNA 甲基转移酶突变可使基因组 DNA 甲基化异常，进而导致 ICF 综合征、白血病等。 *MeCP2* 基因编码甲基结合域（methyl-binding domain，MBD）蛋白，该基因突变与雷特综合征（Rett syndrome）相关。 DNA 甲基化水平升高可导致基因沉默。 在肿瘤中，DNA 甲基化异常可使基因表达谱发生异常改变，使癌基因表达升高，抑癌基因表达下降；DNA 低甲基化还可使染色体不稳定，导致肿瘤发生发展。 此外，组蛋白修饰异常也与疾病发生有关。 组蛋白乙酰

化、甲基化异常可严重扰乱基因表达，导致肿瘤、神经系统疾病发生。组蛋白修饰还可与DNA甲基化修饰协同作用，共同促进疾病发生发展。

非编码RNA主要包括微小RNA（microRNA，miRNA）和长链非编码RNA（long noncoding RNA，lncRNA）。miRNA通过与mRNA配对，可导致mRNA降解，抑制mRNA翻译等。miRNA异常可导致肿瘤、糖尿病、心血管疾病等发生发展。lncRNA可通过在蛋白编码基因上游启动子区发生转录，干扰下游基因的表达，或通过抑制RNA聚合酶Ⅱ，介导染色质重构及组蛋白修饰，影响下游基因表达，在肿瘤发生中发挥重要作用。

综上所述，表观遗传修饰改变与许多疾病的发生密切相关。随着表观遗传学研究不断深入，大量疾病发病机制将逐渐阐明，表观遗传学将在疾病诊疗和新药研发中发挥越来越重要的作用。

（二）表观遗传学与遗传学的区别和联系

经典遗传学是以基因序列突变或染色体变异为基础的，关注基因遗传和序列变异与表型变异的关系，但是表观遗传学并不关注基因序列变异，而主要聚集于DNA甲基化、组蛋白修饰、非编码RNA、基因表达调控及遗传表型的变化，两者的遗传基础和研究重点不同。

经典遗传提供了合成生命所需的模板序列，而表观遗传提供了对模板序列的精确调控，指导模板序列何时、何地、以何种方式进行转录和翻译。因此，表观遗传和经典遗传构成生命遗传的两个方面，两者既相互区别又相互依存，从而构成完整的生命遗传体系。

整个基因组表达通过DNA精确地复制、转录和翻译，保证遗传信息的稳定性和连续性；同时又通过表观遗传学机制，使基因组在内、外环境条件下选择性地表达信息，最终形成遗传性状。在整个生命过程中，表观遗传机制能对环境刺激，如激素、生长因子等做出适当反应，而不伴有DNA序列改变。表观遗传学把遗传和环境因素有机结合起来，使基因组不仅具有很强的稳定性，而且具有精确的反应性和强大的适应性。

二、表观遗传学的研究内容

在人类认识自身生命现象的过程中，人类基因组测序项目的完成是具有里程碑式重要意义的事件。然而比基因组测序项目更复杂、更有挑战性的是研究人类功能基因组。研究功能基因组将有助于人类理解基因表达调控的分子机制，为解释生命现象、阐明发病机制等提供坚实的理论基础。表观遗传学研究DNA序列改变之外的遗传信息，聚焦于基因表达的分子调控机制，对于研究功能基因组具有基础性作用。

在真核细胞中，细胞核内的主要物质有DNA序列、蛋白及RNA等。蛋白质包括组蛋白和非组蛋白，RNA包括编码的和非编码的RNA。从广义上讲，除了研究DNA序列改变，DNA序列上的各种修饰、组蛋白共价修饰、非组蛋白修饰及非编码RNA（主要是miRNA和lncRNA）等均属于表观遗传学的研究内容。但是，从目前主要的研究情况来看，表观遗传学的研究内容主要有 DNA 甲基化、羟甲基化、组蛋白共价修饰和非编码 RNA 等。根据基因的转录前后，可将 DNA 甲基化、基因印记、组蛋白共价修饰和染色质重塑等归为基因选择性转录表达的调控；将非编码 RNA 归为基因转录后的调控。

（一）基因选择性转录表达的调控

真核生物的遗传信息主要存储于细胞核内，细胞核内的主要物质是染色质，染色质主要由 DNA 和蛋白质组成。DNA 上的共价修饰主要是甲基基团修饰，形成 DNA 甲基化。此外，近年来还发现 DNA 上有羟甲基、甲酰基及羧基等修饰。蛋白质包括组蛋白和非组蛋白两类。

1. DNA 甲基化　DNA 甲基化是常见的表观遗传现象，是指在 DNA 甲基转移酶（DNMT）的作用下，将甲基基团添加到 DNA 分子的碱基上。常见的 DNA 甲基化发生在胞嘧啶（C）第 5 位碳原子和甲基间的共价结合，胞嘧啶由此成为 5-甲基胞嘧啶（5-mC），5-mC 在 TET（TET1，TET2，TET3）羟基化酶作用下可转化为 5-羟甲基胞嘧啶（5-hmC），5-hmC 还可进一步转化为 5-fC、5-caC 等（图 15-1）。

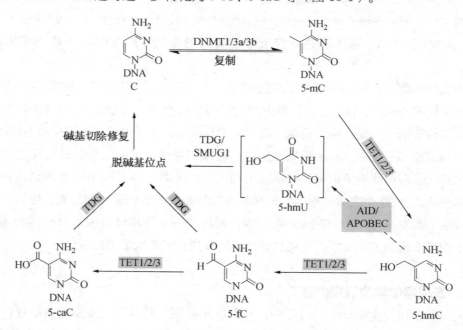

图 15-1　C→5-mC→5-hmC→5-fC→5-caC 转化

哺乳动物基因组 DNA 中 5-mC 占胞嘧啶总量的 2%～7%，约 70% 的 5-mC 存在于 CpG 二核苷序列。在结构基因的 5′ 端调控区域，CpG 二联核苷常常以成簇串联的形式排列。这种富含 CpG 二联核苷的区域称为 CpG 岛（CpG island）。CpG 岛具有以下特征：①CpG岛主要位于基因的启动子区及其上下游附近。②CpG 岛一般是非甲基化的，看家基因的启动子大部分会有 CpG 岛，且保持非甲基化状态。通常组织特异表达的基因 CpG 含量较少，且处于甲基化状态，其表达活性受到调控，且在大多数组织中的表达被抑制。

③启动子区 CpG 甲基化可导致基因表观遗传沉默。　启动子区 CpG 岛甲基化可能会在空间上阻碍转录因子复合物和 DNA 结合。　因此，启动子 DNA 甲基化与基因表达沉默相关，而非甲基化与基因活化相关。　④启动子区 CpG 甲基化程度与转录水平相关。　基因表达水平较低时，其转录可因启动子区甲基化增强而进一步抑制，当启动子被增强子、组蛋白修饰或其他转录因子激活时，其转录功能可恢复。　因此，启动子区 CpG 甲基化与增强子、组蛋白修饰、转录因子协调作用，调控基因精确转录。

DNA 甲基化分为维持性甲基化和构建性甲基化。　维持性甲基化是指在甲基化的 DNA 模板指导下使新合成链被甲基化。　当一个甲基化的 DNA 双链复制时，新合成的 DNA 双链呈半甲基化，即保留链会有完整的甲基化标记，新合成链呈非甲基化状态，这时在 DNMT1 的作用下，以保留链的甲基化位置为指导新合成链甲基化。　构建性甲基化是指无须模板指导完成的甲基化，是由不依赖半甲基化模板链而从头合成 5-mC 的甲基化，其催化酶通常是 DNMT3a 和 DNMT3b。

DNA 甲基化在生命过程中扮演着非常重要的功能。　在胚胎发育和分化过程中，DNA 序列基本不变，但在特异性组织和器官中基因表达有特定模式，这与 DNA 甲基化有密切关系。　甲基化模式建立于配子形成期，并在发育进程中不断变化，通过甲基化与去甲基化维持甲基化模式的动态平衡。　此外，DNA 甲基化还与其他生命过程，如 X 染色体失活、管家基因高表达、印记基因组织特异表达、肿瘤发生等相关。　X 染色体失活能很好地实现体内 X 染色体上基因表达剂量的平衡；管家基因的低甲基化使其具有持续的表达活性；印记基因的高甲基化使其具有不同于经典孟德尔式遗传方式，在组织中特异表达；DNA 甲基化异常可促使肿瘤发生，使癌基因激活，而抑癌基因沉默。　表 15-1 列出了常见肿瘤的甲基化异常基因。　因此，DNA 甲基化在生命过程中扮演着非常重要的生物学功能。

表 15-1　常见肿瘤 DNA 甲基化异常基因

肿　瘤	DNA 高甲基化基因	DNA 低甲基化基因
神经胶质瘤（glioma）	*MGMT*	*LINE-1*，*POTEH*
头颈部癌（head and neck cancer）	*miRNA-137*，*ESR1*，*HIC1*，*p16*	*LATS2*
肺癌（lung cancer）	*RASSF1A*	—
食管癌（esophageal cancer）	*p14*，*p15*，*p16*，*p21*，*p27*，*p57*，*p73*，*PAX6*	—
胃癌（stomach cancer）	*BNIP3*，*DAPK*，*EphA1*	*Claudin-4*，*S100A6*
结肠癌（colorectal cancer）	*fibulin-3b*，*p16*，*RASSF1A*，*SFRP2*，*DSC3*，*IGFBP3*，*EVL*，*hMLH1*，*PPARG*，*MGMT*，*RARβ2*	*LINE-1*，*IGF2*
胃肠道间质瘤（gastrointestinal stromal tumor）	*REC8*，*PAX3*，*p16*	—
肝细胞癌（hepatocellular carcinoma）	*RASSF1A*，*CADM1*，*WIF-1*，*RELN*	—
肾细胞癌（renal cell carcinoma）	*HOXA5*，*MSH2*，*hsa-miR-9*	—
神经母细胞瘤（neuroblastoma）	*CASP8*，*TMS1*，*APAF1*	—

肿　瘤	DNA 高甲基化基因	DNA 低甲基化基因
乳腺癌（breast cancer）	*Endoglin*，*RASSF1A*，*CDO1*	—
宫颈癌（cervical cancer）	*APC1A*	—
子宫内膜癌（endometrioid cancer）	*CDH1*	—
卵巢癌（ovarian cancer）	*TMCO5*，*PTPRN*，*GUCY2C*	*GREB1*，*TGIF*，*TOB1*，*HERV-K*
滋养叶瘤（trophoblastic tumor）	*ASPP1*	—
黑素瘤（melanoma）	—	*LINE-1*
急性髓细胞白血病（acute myeloid leukemia）	*CEBPA*	—
多发性骨髓瘤（multiple myeloma）	*p16*	—

2. 基因印记　对于大多数基因来说，来自父本和母本的等位基因都是同时表达或关闭的。基因印记打破了这种平衡，使来自父本或母本的等位基因选择性地表达。有些印记基因，在来源于父本的基因组中表达，而来源于母本的等位基因不表达；另一些印记基因正好相反。例如，胰岛素样生长因子 2 基因（*Igf2*）只表达源自父亲的等位基因，母源等位基因的表达被抑制。相反，源自父亲的胰岛素样生长因子 2 受体（*Igf2r*）的等位基因不表达，只表达母源等位基因。基因组印记主要与 DNA 甲基化、染色质结构、DNA 复制时机、非编码 RNA 的调节有关。基因组印记的主要特点是：①基因组印记遍布基因组，但通常聚集成簇，形成染色体印记区；②印记基因的内含子小，雄性印记基因重组率高于雌性印记基因；③印记基因通常组织特异性表达。

3. 组蛋白修饰　组蛋白是染色质的基本成分之一。组蛋白是碱性蛋白质，可以和酸性的 DNA 紧密结合，在细胞中大量存在，用聚丙烯酰胺凝胶电泳可以将组蛋白分为 5 种，5 种组蛋白又可分为核小体核心组蛋白（H2A、H2B、H3、H4）和核小体连接组蛋白（H1）两大类。核心组蛋白在进化上十分保守，分别由 102～135 个氨基酸组成，对形成 DNA 盘绕的核小体结构起关键性作用。

组蛋白共价修饰可影响组蛋白与 DNA 双链的亲和性，从而改变染色质的松散或密集状态。DNA 变松散后，使调控蛋白（如转录因子），可结合到 DNA 上，DNA 变密集后，可妨碍调控蛋白结合。通过染色质松紧程度的变化可调节基因的表达。另一方面，组蛋白共价修饰，还可以通过招募转录因子等到其附近，调控基因转录。组蛋白共价修饰是一种非常精细的基因表达调控。研究得较为深入的组蛋白共价修饰，主要有组蛋白乙酰化和甲基化。常见的组蛋白乙酰化和甲基化修饰位点见图 15-2。此外，组蛋白还有磷酸化、泛素化、Sumo 化等。组蛋白的各种共价修饰相互协调，并与 DNA 甲基化一起精确调控基因转录。

组蛋白乙酰化是由组蛋白乙酰基转移酶（histone acetyltransferase，HAT）和组蛋白去乙酰化酶（histone deacetylase，HDAC）协调进行的。HAT 可将组蛋白 H2A、H3、H4 的 N 端末尾的赖氨酸加上乙酰基，而 HDAC 的功能正好相反。不同位置赖氨酸的乙酰化修饰需要不同的酶来完成（表 15-2）。组蛋白乙酰化通常与基因转录激活有关，乙酰基转移酶家族可

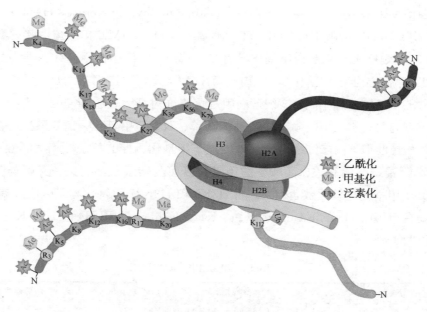

图 15-2　组蛋白常见的修饰位点

作为转录激活因子调控基因表达。 去乙酰化酶家族则与染色体易位、转录调控、基因沉默、细胞周期、细胞分化和增殖及细胞凋亡相关。 乙酰化修饰大多在组蛋白 H3 的 K9、K14、K18、K23、K27、K56 和 H4 的 K5、K8、K12、K16 等位点（见图 15-2）。

表 15-2　组蛋白乙酰化酶

家　族	生物体	相关复合物	特异底物
GNAT			
Gcn5	酿酒酵母	SAGA, SLIK（SALSA）, ADA, HAT-A2	H2B, H3,（H4）
GCN5	果蝇	SAGA, ATAC	H3, H4
GCN5	人	STAGA, TFTC	H3,（H4, H2B）
PCAF	人	PCAF	H3, H4
Hat1	酿酒酵母-人	HAT-B, NuB4, HAT-A3	H4,（H2A）
Elp3	酿酒酵母	延长子（elongator）	H3, H4,（H2A, H2B）
Hpa2	酿酒酵母	HAT-B	H3, H4
MYST			
Esa1	酿酒酵母	NuA4, piccolo NuA4	H2A, H4,（H2B, H3）
Sas2	酿酒酵母	SAS, NuA4	H4,（H2A, H3）
Sas3	酿酒酵母	NuA3	H3,（H4, H2A）
Tip60	人	Tip60, NuA4	H2A, H4,（H3）
MOF	果蝇	MSL	H4,（H2A, H3）
MOZ	人	MSL	H3, H4
MORF	人	MSL	H3, H4
HBO1	人	ORC	H3, H4
p300/CBP			
p300	人		H2A, H2B, H3, H4
CBP	人		H2A, H2B, H3, H4

组蛋白甲基化是由组蛋白甲基转移酶（histone methyltransferase，HMT）和组蛋白去甲基化酶（histone demethylase，HDMT）协调进行的。HMT 和组蛋白赖氨酸去甲基化酶见表 15-3 和表 15-4。组蛋白甲基化具有以下特点：①组蛋白甲基化主要发生在赖氨酸和精氨酸上，赖氨酸上的甲基化是可逆的，精氨酸上是否可逆仍不清楚；②组蛋白上赖氨酸和精氨酸的甲基转移酶不同；③组蛋白甲基化修饰对基因表达调控的作用和甲基化位点及甲基化程度有关；④组蛋白赖氨酸残基能够单、双、三甲基化，精氨酸残基能够单、双甲基化，并与其他组蛋白修饰组合极大地增加了甲基化调控的复杂性和灵活性；⑤精氨酸甲基化与基因转录激活有关，而赖氨酸甲基化既可与转录激活有关，又可与转录抑制有关，如 H3K4 甲基化与基因激活相关，而 H3K9 和 H3K27 甲基化与基因沉默有关。甲基化修饰主要在组蛋白 H3 的 K4、K9、K14、K17、K36、K79 和 H4 的 R3、K5、K17、K20 等位点（见图 15-2）。

表 15-3　组蛋白甲基转移酶

分　类	基　因	特异性底物
组蛋白赖氨酸甲基转移酶	SUV39-H1/KMT1A，SUV39-H2/KMT1B	H3K9me2,3
	G9a/KTM1C，EuHMTase/GLP/KMT1D	H3K9me1,2
	ESET/SETDB1/KMT1E	H3K9me2,3
	CLL8/KMT1F	H3K9
	MLL1/KMT，MLL2/KMT2，MLL3/KMT2C，MLL4/KMT2D，MLL5/KMT2E	H3K4me1,2,3
	hSET1A/KMT2F，hSET1B/KMT2G	H3K4me1,2,3
	ASH1/KMT2H，SET2/KMT3A	H3K4
	NSD1/KMT3B，NSD2	H3K36me2,3
	SMYD2/KMT3C	H3K36me2,H3K4me
	SMYD3	H3K4me2,3
	DOT1L/KMT4	H3K79
	SUV4-20H1/KMT5B，SUV4-20H2/KMT5C	H4K20me2,3
	EZH1，EZH2/KMT6	H3K27me2,3
	SET7-9/KMT7	H3K4me1
	RIZ1/KMT8	H3K9me
组蛋白精氨酸甲基转移酶		
PRMT Ⅰ	PRMT1，PRMT3，PRMT4，PRMT6，PRMT8	H4 mono di-symmetric
PRMT Ⅱ	PRMT5，PRMT7，PRMT9	H4 mono di-symmetric

4. 染色质重塑　真核细胞内线性的 DNA 链必须以染色质形式包装在空间非常狭小的细胞核内。染色质的结构改变与基因的转录、DNA 复制、DNA 修复、DNA 重组及基因表达等基本的生物学过程紧密相关。引起染色质动态变化的主要因素包括 ATP 依赖的染色质重塑及不依赖于 ATP 水解的 DNA 甲基化、组蛋白修饰、染色质构象变化等。

在真核细胞内，为了保证染色质内的 DNA 与蛋白质的动态结合，细胞内产生了一系列特定的染色质重塑复合物，又称为重塑子（remodeling factor）。重塑子利用 ATP 的能

表 15-4 组蛋白赖氨酸去甲基化酶

家　族	基　因	特异性底物
KDM1	*LSD1/KDM1A*，*LSD2/KDM1B*	H3K4me1/2，H3K9me1/2
KDM2	*FBXL11A/JHDM1A/KDM2A*	H3K36me1/2
	FBXL10B/JHDM1B/KDM2B	H3K36me1/2
KDM3	*JMJD1A*，*JHDM2A/KDM3A*	H3K9me1/2
	JMJD1B/JHDM2B/KDM3B	H3K9me
KDM4	*JMJD2A/JHDM3A/KDM4A*	H3K9/K36me2/3
	JMJD2B/KDM4B	H3K9/K36me2/3
	JMJD2C/GASC1/KDM4C	H3K9/K36me2/3
	JMJD2D/KDM4D	H3K9me2/3
KDM5	*JARID1A/RBP2/KDM5A*	H3K4me2/3
	JARID1B/PLU1/KDM5B	H3K4me1/2/3
	JARID1C/SMCX/KDM5C	H3K4me2/3
	JARID1D/SMCY/KDM5D	H3K4me2/3
KDM6	*UTX/KDM6A*，*JMJD3/KDM6B*	H3K27me2/3，H3K27me2/3，

量通过滑动、重建、移除核小体等方式改变组蛋白与 DNA 的结合状态，使蛋白质因子易于接近目标 DNA。重塑子具有以下特性：①与核小体高度亲和，甚至强于 DNA 序列与组蛋白的亲和性；②拥有识别共价组蛋白修饰的结构域；③拥有相似的依赖于 DNA 的 ATP 酶结构域，该结构域能破坏组蛋白与 DNA 的接触，也是染色质重塑过程所必需的元件；④拥有可以调控 ATP 酶结构域的蛋白；⑤拥有可以与其他的染色质或转录因子相互作用的结构域或蛋白质；⑤每类重塑子均包含独特的 ATP 酶结构域，所有重塑子家族均包含 SWI2/SNF2-family ATP 酶亚基。

（二）基因转录后的调控

随着功能基因组研究的深入，基因的表达调控研究已经逐渐从单基因调控模式拓展到多基因模式，从单因素研究拓展到多因素协同，甚至向构建系统的调控网络发展。近年来，大量研究表明，基因表达不仅在转录水平受到调控，而且转录后的调控也具有十分重要的意义。转录后调控主要包括 lncRNA 调控和 miRNA 调控。

1．lncRNA lncRNA 是一类长度超过 200 核苷酸的 RNA 分子，它们不编码蛋白质，以 RNA 的形式在多种层面上调控基因的表达水平。lncRNA 来源主要有：①蛋白编码基因的结构中断从而形成一段 lncRNA；②染色质重排：即两个未转录的基因与另一个独立的基因融合，从而产生含多个外显子的 lncRNA；③非编码基因在复制过程中的反移位产生 lncRNA；④局部的复制子串联产生 lncRNA；⑤基因中插入一个转座成分而产生有功能的 lncRNA。

lncRNA 的主要功能有：①通过在蛋白编码基因上游启动子区发生转录，干扰下游基因的表达；②通过抑制 RNA 聚合酶 II 或者介导染色质重构以及组蛋白修饰，影响下游基因表达；③通过与蛋白编码基因的转录本形成互补双链，进而干扰 mRNA 的剪切，从而产生不同的剪切形式；④通过结合到特定的蛋白质，调节蛋白活性，或改变蛋白的胞质定位；⑤作为结构组分，与蛋白形成核酸蛋白复合体；⑥作为小分子 RNA，调控基因转录。

目前发现 lncRNA 与肿瘤等复杂疾病发生有关。

2. miRNA　　miRNA 是在真核生物中发现的一类内源性的具有转录后调控功能的单链非编码 RNA，长度为 21～25 个核苷酸。 miRNA 从 DNA 转录而来，但是不翻译成蛋白，由初级转录产物的发夹结构单链 RNA 前体经过 Dicer 酶加工而成。 miRNA 在其产生过程中经历了 3 种形式的变化：pri-miRNA、pre-miRNA、成熟的 miRNA。 miRNA 与靶基因 mRNA 之间的配对程度决定了 miRNA 抑制靶 mRNA 的方式：当 miRNA 与靶 mRNA 之间不完全配对时，miRNA 可能通过抑制翻译发挥功能；当 miRNA 与靶 mRNA 之间完全配对时，通过类似于 siRNA 干扰的机制导致靶 mRNA 的切割和降解。 大部分 miRNA 与靶 mRNA 之间不完全配对，主要通过影响蛋白表达水平，而不影响靶 mRNA 的稳定性。 miRNA 与细胞发育分化、细胞增殖凋亡及疾病发生有关。

三、表观遗传学与医学的关系

表观遗传学是研究在不改变 DNA 序列的情况下，染色质发生改变，导致基因表达发生变化的分子机制及这种变化在有丝分裂和减数分裂过程中如何遗传给子代。 表观遗传调控具有时空特异性、动态可逆调节等重要特征。 从表观遗传调控的新视角研究疾病的发生机制，对正确认识肿瘤等复杂疾病发生机制具有十分重要的意义。

目前，研究发现表观遗传调控异常与肿瘤、代谢性疾病、衰老相关疾病、干细胞发育等相关。

（一）表观遗传与肿瘤发生

大量研究表明，表观遗传改变与肿瘤发生密切相关。 表观遗传学研究有助于我们加深对肿瘤发病机制的理解，并在肿瘤诊断、预防和治疗等方面发挥重要作用。

DNA 甲基化和羟甲基化与肿瘤发生密切相关。 甲基化异常可导致基因表达谱异常，使癌基因转录激活，而抑癌基因转录失活，促使肿瘤发生发展。 而且 DNA 甲基化异常通常早于临床病理改变，DNA 甲基化异常有望成为肿瘤早期诊断的指标之一。 组蛋白修饰在许多人类肿瘤中经常发生变化，阐明肿瘤中组蛋白修饰特征将有助于理解肿瘤发生的分子机制。

miRNA 在调节基因表达中具有重要功能，在肿瘤形成过程中经常表达异常，进而导致其靶基因表达异常。 miRNA 在肿瘤的分子分型、预后或治疗中均起重要作用。 表观遗传学还可用于癌症治疗，针对表观遗传催化酶，如 DNMT、HAT、HDAC、HMT 及 HDMT 等的药物已取得重要进展。 有些表观遗传药物通过与其他药物相互作用，功能进一步增强，而且具有低毒性的重要特点，受到肿瘤治疗专家的关注。

（二）表观遗传与代谢性疾病

在代谢性疾病发展过程中，表观遗传调控起到重要作用。 糖尿病和肥胖是代谢性疾病的两个重要标志性病变，是与基因印记变化密切相关的综合征。 父系功能的丢失或母系功能丢失均与肥胖倾向相关。 在妊娠过程或生命初期，通过营养或生活方式干预会影响 DNA 甲基化和组蛋白修饰，从而可早期对肥胖症进行干预或控制。 2 型糖尿病与 DNA 甲基化密切相关，研究发现 DNA 甲基化在糖尿病与非糖尿病个体中存在明显差异。 组蛋白去乙酰化酶抑制剂是治疗糖尿病的潜在药物。

（三）　衰老及其相关疾病中的表观遗传

衰老不仅影响生物体的生理健康，而且它倾向于引发一系列与年龄增长有关的疾病。表观遗传改变是老龄化的主要原因，并可导致各种疾病发生。 虽然衰老本身并不被认为是疾病，但它也许是最常见的病因。 因此，通过表观干预和治疗延缓与衰老相关的表观遗传学变异，可能对人类疾病的发生发展产生巨大影响。 尽管早期发育过程与衰老位于寿命谱的前后两侧，早期发育过程与衰老及其相关疾病仍然联系紧密。 营养物质、激素分泌和生命早期代谢环境的作用，可能影响整个生命过程。 生命早期表观遗传的影响及其后续结果现已引起人们的广泛研究兴趣。

（四）　人类疾病中的干细胞表观遗传

以干细胞为基础的治疗方法可能可以有效治疗疾病，而表观遗传调控在干细胞分化和维持多能性过程中起到重要作用。 染色质修饰及动力学改变对维持胚胎干细胞多能性和分化能力十分重要。 事实上，一些表观遗传学疾病模型是通过将患者的细胞在体外诱导为多能干细胞（iPS 细胞）而建立起来的。 了解这些过程中的关键表观遗传学改变对于理解疾病的发病机制和指导治疗具有重要意义。 非编码 RNA 也参与了干细胞的更新和分化。表观遗传学和非编码 RNA 可以为干细胞重编程提供许多有用的工具，并可应用到疾病的治疗中去。

四、　表观遗传学的数据资源

随着表观遗传学研究的深入，表观遗传学研究受到各国科学家的极大重视。 继人类基因组计划之后，国际上出现了许多表观遗传学的研究计划。 其中具有较大国际影响力的研究计划如下。

（一）　国际人类表观基因组计划

DNA 甲基化所致基因表观遗传学转录失活已经成为肿瘤表观基因组学研究的重点内容。 基因组水平上研究 DNA 甲基化模式对于肿瘤疾病的诊断、治疗和预后判断具有重要的实用价值。 为此，人类表观基因组协会（HEC）于 2003 年宣布正式启动的人类表观基因组计划（human epigenetics project，HEP）。 HEP 项目旨在鉴定和分类人类基因组中甲基化变异位点。 应用重亚硫酸盐、基因组测序等技术，分析比较疾病和正常两种状态下，DNA 甲基化变化特征。 HEP 的实施标志着人类表观基因组学研究又跨上了一个新台阶。 HEP 网址是 http://www.epigenome.org/。

（二）　ENCODE 计划

DNA 元件百科全书（encyclopedia of DNA elements，简称 ENCODE 计划）是一个由美国国家人类基因组研究所在 2003 年 9 月发起的一项公共联合研究项目，旨在找出人类基因组中所有的功能元件。 这是完成人类基因组计划后国家人类基因组研究所开始的最重要的项目之一。 所有在该项目中产生的数据都会被迅速地在公共数据库中公开。 2012 年 9 月 5 日，该项目的初步结果被整理为 30 篇论文并发表于《自然》、《基因组生物学》及《基因组研究》中。 这些发表的论文显示人类基因组内的非编码 DNA 至少 80％是有生物学活性的，而不像之前认为的仅仅是"垃圾"。 这个结果非常重要，因为人类基因组中 98％的 DNA 是非编码的，意味着它们并不直接编码任何蛋白质序列。 ENCODE 计划网址是 http：//genome. ucsc. edu/ENCODE/。

（三）Roadmap 表观基因组计划

2007 年，美国国家卫生研究所（NIH）发起了 Roadmap 表观基因组计划。 该项计划的研究目标是发展各种细胞系和组织的表观基因组公共参考图谱。 这些表观基因组图谱主要用于提供研究人类发育、多样性和疾病中表观遗传学事件的公共资源。 类似于 Encode 计划，科学家在 Roadmap 表观基因组计划中也做了很多的努力，Roadmap 表观基因组计划和 ENCODE 计划也可相互作为一个非常好的补充。 Roadmap 表观基因组计划网址是 http：//www. roadmapepigenomics. org/。

第二节　肿瘤中的表观遗传变异

肿瘤是一个渐进的过程，它通过细胞机制选择上的失调给予其克隆上的优势，从而导致肿瘤生长，并且最终转移。 事实上，几乎所有的肿瘤都是由几种"标志性"的能力所定义的，这些能力包括抗细胞死亡、逃避生长抑制、增殖失控、新生血管形成、侵袭/转移和复制不朽等能力。 其他的异常控制过程，例如缺陷性分化和 DNA 损伤修复，也与肿瘤的形成相关联。 由于最初技术的限制及对于其他遗传模式中基因调控有限的理解，传统的研究工作侧重于对引起恶变的基因异常进行研究。 对于这些基因改变（拷贝数变异、基因突变、基因重排）的早期研究已经定义了肿瘤的发生机制，并孕育了靶向性治疗的产生，改善了某些肿瘤的治疗效果。 而在表观遗传方面，由于发展较晚，直到最近才证明，通过药物调控肿瘤表观遗传谱也可获得很好的治疗效果。 如今，诸如 5-氮杂胞苷（5-azacytidine）和地西他滨（decitabine）的临床治疗应用，已经证明了在肿瘤中靶向性的表观遗传改变可以对治疗产生明确的益处。 因此，理解遗传改变如何影响肿瘤表观遗传组，将会为开发更好的治疗策略提供新的可能性。

一直以来，人们认为肿瘤发生的过程伴随有大量遗传及表观遗传变异。 研究发现，肿瘤表观遗传学的改变与肿瘤从发生到发展转移过程中的各个方面都息息相关。 DNA 的甲基化和去甲基化，还有染色质组织的改变都会对肿瘤相关的表型产生影响。 近年来，新的测序技术的应用在肿瘤中发现了大量表观遗传调控因子的突变，其中有很多可能是驱动性突变（driver mutation），从而为肿瘤表观基因组与基因组的改变提供了关联机制（图 15-3）。 事实上，现在的肿瘤基因组分析的主要目标是从大量肿瘤基因组突变中真正

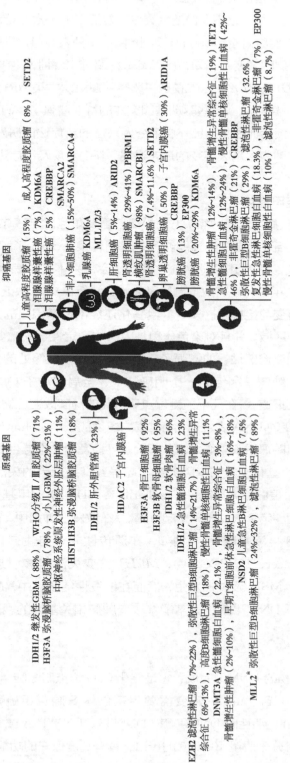

原癌基因

IDH1/2 继发性GBM（88%），WHO分级Ⅱ/Ⅲ胶质瘤（71%）
H3F3A 弥漫脑桥脑胶质瘤（78%），小儿LGBM（22%~31%），
中枢神经系统原发性胚层肿瘤（11%）
HIST1H3B 弥漫脑桥脑胶质瘤（18%）

IDH1/2 肝外胆管癌（23%）

HDAC2 子宫内膜癌

H3F3A 骨巨细胞瘤（92%）
H3F3B 软骨母细胞瘤（95%）
IDH1/2 软骨肉瘤（56%）
IDH1/2 急性髓细胞白血病（23%）
EZH2 滤泡性淋巴瘤（7%~22%），骨髓增生异常
综合征（6%~13%），高度B细胞淋巴瘤
DNMT3A 急性髓细胞白血病（22.1%），
骨髓增生性肿瘤（2%~10%），
MLL2* 弥散性巨型B细胞淋巴瘤（24%~32%），

弥散性巨型B细胞淋巴瘤（18%），
慢性骨髓单核细胞白血病（3%~8%），
骨髓增生异常综合征（16%~18%），
早期T细胞胸前休态性淋巴细胞白血病，
NSD2 儿童急性B淋巴细胞白血病（7.5%）
滤泡性淋巴瘤（89%）

抑癌基因

儿童高程度胶质瘤（15%），成人高程度胶质瘤（8%），SETD2
泪腺腺样囊性癌（7%）KDM6A
泪腺腺样囊性癌（5%）CREBBP
SMARCA2
非小细胞肺癌（15%~50%）SMARCA4
乳腺癌 KDM6A
MLL1/2/3
肝细胞癌（5%~14%）ARID2
肾透明细胞癌（29%~41%）PBRM1
横纹肌肉瘤（98%）SMARCB1
肾透明细胞癌（7.4%~11.6%）SETD2
卵巢透明细胞癌（50%），子宫内膜癌（30%）ARID1A
CREBBP
膀胱癌（13%）EP300
膀胱癌（20%~29%）KDM6A

骨髓增生性肿瘤（12%~14%），骨髓增生异常综合征（19%）TET2
急性髓细胞白血病（12%~24%），慢性骨髓单核细胞白血病（42%~
46%），非霍奇金淋巴瘤（21%）CREBBP
弥散性巨型B细胞淋巴瘤（29%），滤泡性淋巴瘤（32.6%）
复发性急性淋巴细胞白血病（18.3%），非霍奇金淋巴瘤（7%）EP300
慢性骨髓单核细胞白血病（10%），滤泡性淋巴瘤（8.7%）

图15-3　人类癌症中经常突变的表观遗传调控子

图示为癌症表观基因组突变中具有代表性的原癌基因和抑癌基因及在肿瘤组织中的突变频率。

* 表示该基因在肿瘤发生中的作用（原癌或抑癌）具有混合性或仍待确定。

地识别驱动性突变。 这些突变是由它们促进或"驱动"肿瘤形成的能力来定义的，并因此在肿瘤的发展过程中被选择。 相比之下，伴随性突变（包括了大多数被检测到的突变）则代表了对细胞生长优势没有直接或间接影响的基因事件。 多种表观遗传学驱动基因已经被发现，或者其为横跨多个肿瘤的突变（例如，*KDM6A* 在超过 12 种肿瘤中突变），或者是极易复发的基因突变（如 *IDH1 R132*），或者是在选择肿瘤组织学类型时有高相关性的突变（如 *MLL2* 在滤泡性淋巴瘤中）。 这些驱动基因突变的特性增强了我们对于其有利于肿瘤发生机制的理解，改善了预后评估，并且开启了令人兴奋的新疗法的研发。 在本节中，将介绍表观遗传调控元件在肿瘤中基因突变的最新进展、新的发现及治疗进展。

一、DNA 甲基化和羟甲基化

DNA 甲基化在发育和疾病（包括肿瘤）方面扮演着重要角色。 最早在 1975 年发现，CpG 岛甲基化作为 DNA 上相对稳定的修饰能够沉默基因转录。 现在了解到 DNA 甲基化要比想象中动态和复杂得多，基因组不同位点的甲基化会带来不同的表观遗传结果。 例如，基因启动子区域 CGI 的甲基化能有效抑制转录起始，然而在 CpG 缺乏的基因体里的甲基化可以帮助延伸及影响可变剪接模式。 DNA 甲基化还经常在基因组的重复富集区域发现，如反转录病毒的转座子区域，并且对染色体和基因组的稳定性至关重要。 然而，该表观遗传修饰在基因组的其他调控区域，如增强子、绝缘子及转录区等处的作用至今尚不明确。 DNA 甲基化异常是人肿瘤基因组的一个明确特征，全局启动子 CGI 高甲基化及非CGI 区域低甲基化已被广泛报道。 在几个关键位点甲基化的局部改变已被证明足以引起肿瘤。 重要的是，这些被改变的 DNA 表观遗传标志模式（如 5-mC，5-hmC）经常伴随着参与分化和干性维持的转录组的严重不平衡，因此起始了肿瘤发生并维持生长。

在分子机制上，DNA 甲基化能够和基因突变一起导致抑癌基因的失活。 例如，在遗传性胃癌中，编码 E-钙黏着蛋白肿瘤抑制子（cadherin 1，CDH1）的甲基化能够在第 1 个等位基因突变的情况下作为"第 2 次打击"引起胃癌。 在散发性肿瘤中，肿瘤抑制基因的遗传突变经常被 DNA 甲基化沉默取代。 例如，在遗传性非息肉性结肠癌（hereditary non-polyposis colorectal cancer，HNPCC）中，*MLH1* 突变失活能够引起微卫星不稳定（microsatellite instability，MSI）及肿瘤发生，然而在散发性结肠癌中，*MLH1* 经常被甲基化沉默。 这些数据显示，DNA 甲基化异常能够改变肿瘤相关基因的表达水平并促进肿瘤发生。

（一）DNMT3A

DNA 甲基化由哺乳动物的 DNMT 完成，它是催化 CpG 位点胞嘧啶甲基化的必需酶。5-胞嘧啶（5-cytosine，5-C）到 5-mC 的转变需要甲基供体 S-腺苷甲硫氨酸（S-adenosyl methionine，SAM）及具有催化活性的 DNMT 酶（DNMT1、DNMT3A 或 DNMT3B）的参与。 DNMT3A 是一个相对分子质量 102 000 的蛋白，具有高度保守的功能结构域：1 个 N 端的 PWWP 结构域、1 个半胱氨酸富集的 PHD 锌指结构域及 1 个 C 端的催化结构域。 在细胞内，DNMT3A 及其同源物 DNMT3B 形成复合体，并主要负责 DNA 从头（*de novo*）甲基化，特别是在早期发育过程中的印迹基因甲基化的建立。 DNMT 酶长久以来一直被怀疑在肿瘤发生中扮演角色。 例如，DNMT3A 和 DNMT3B 被发现在造血干细胞（hematopoietic stem cell，HSC）自我更新和分化（2 个被紧密调控的过程，如被扰动会引发肿瘤）中发挥作用。

DNMT3A 突变在多种急性髓细胞白血病（acute myeloid leukemia，AML）中被发现，发生率高达 22.1%。 大部分突变发生在酶活催化区的 R882 位点（60% ~ 64%），而且几乎都是杂合性。 *DNMT3A* 突变聚集在具有中度风险的细胞遗传背景和正常核型的 AML 患者中。 它们也与年龄增长、M4 和 M5 AML 亚型、更糟糕的整体生存期（overall survival，OS）、无复发生存期（recurrence-free survival，RFS）及诊断爆炸性增加相关联。 由于表观遗传调控改变经常会导致基因组不稳定，*DNMT3A* 突变可能会进一步推动疾病本身的发展。 最近的研究证明 *DNMT3A* R882 的突变可能是 AML 的发起性变异。

DNMT3A 突变发生在其他的髓性恶性肿瘤中也被报道，尽管频率较低。 例如，骨髓增生异常综合征（myelodysplastic syndrome，MDS；3% ~ 8%）、 骨髓增生性肿瘤（myeloproliferative neoplasm，MPN；2% ~ 10%）及早期 T 细胞前体急性淋巴细胞白血病（ETP-acute lymphoblastic leukaemia，ETP-ALL，16% ~ 18%）。 R882 也是在这些肿瘤中最频繁的突变位点（60%）。 在临床上，*DNMT3A* 突变也与年龄增加及各种类型的预后相关联，包括更差的 OS、无事件生存期（event-free survival，EFS）和无 AML 生存率。

DNMT3A R882 突变是功能缺失还是功能获得性突变，目前仍在争论中。 一项研究表明，*DNMT3A* 是一个原癌基因，因为它在一些肿瘤中过表达，敲除该基因后导致增殖和转移降低。 5-aza-dC 通过抑制 DNA 甲基化而间接抑制 *DNMT3A*，可导致细胞凋亡。 一些研究则证明突变的 DNMT3A（R882H）催化能力明显下降（约 50%），DNA 的体外结合能力也有所下降，暗示它可能通过显性失活机制表现功能缺失表型。 要理解这些肿瘤相关突变作用的具体机制还需要进一步的研究。

（二）TET2

TET 家族蛋白最早是在具有 t(10;11)(q22;q23)转位染色体的 AML 患者中发现的，而这种转位染色体会产生 MLL-TET1 融合蛋白。 2009 年，研究表明 TET 蛋白具有催化 DNA 中 CpG 位点 5-mC 转化成 5-hmC 的双加氧酶的活性，其催化活性依靠 2-酮戊二酸、氧、Fe^{2+} 和抗坏血酸做为辅基。 后续研究发现，TET 酶可能通过被动或主动途径负责 DNA 去甲基化。 例如，以 5-hmC 标志的 CpG 双核苷酸不能被 DNMT1 识别，因此通过细胞分裂，这些位点的甲基化被动缺失。 最近通过体外实验发现，TET 酶在主动去甲基化中扮演着更加重要的角色，TET 酶能够将 5-mC 转化成 5-hmC，将 5-hmC 转化成 5-fC，最后将 5-fC 转化成 5-caC。 5-caC 作为碱基切除修复酶的靶点完成去甲基化过程。 然而，

MLL-TET 融合蛋白如何导致 AML 的机制现在还不清楚。

相对于 TET1，TET2 在多种肿瘤中，如 AML、MDS 及 MPN 中，有更高频率的突变。在这些髓性肿瘤中，大部分 *TET2* 突变（55％）都是杂合性的。*TET2* 的复发突变（在同一位点的高频率突变）很少被报道，许多突变造成移码或停止密码子过早从而导致 *TET2* 失活。在髓性肿瘤中 *TET2* 突变与全局 5-hmC 水平降低显著相关，而且 *TET2* 缺失能够重塑髓性肿瘤的表型，这表明 *TET2* 缺失可能是白血病形成的关键性事件。尽管 *TET2* 突变与已知的髓性白血病驱动基因（*FLT3-ITD*，*RUNX1*，*CEBPA*）几乎没有关联，但它与 *NPM1* 和 *ASXL1* 突变有关，并且与 *IDH1* 或 *IDH2* 突变经常共同发生。而且 *TET2* 突变更经常地发生在正常核型和中度危险的 AML 中。不像 *DNMT3A* 突变，*TET2* 突变在白血病预后方面具有局限性。目前发表的大量研究发现，带有 *TET2* 突变的患者和不带 *TET2* 突变患者的 OS 或其他预后指标没有显著变化。

TET2 突变对 DNA 甲基化状态的影响现在还不很确定。除了 *TET2* 失活突变后预计的 5-mC 水平上升，一些研究也报道了全局甲基化的降低。然而，对特定基因启动子的分析显示出在 *TET2* 突变样本中的结果不一致性，经常表现出启动子特异的过甲基化而不是全局水平的低甲基化。这表明 TET2、DNA 甲基化状态和恶性转化之间的关系还不明确。总的来说，大量证据表明肿瘤中 *TET2* 失活可能不仅仅影响了 DNA 甲基化，还可能更多的是由于 *TET2* 与其他表观遗传调控子及发育相关的转录因子的相互作用扰乱导致的。

（三）IDH1/2

异柠檬酸脱氢酶 1（isocitrate dehydrogenase 1，IDH1）和异柠檬酸脱氢酶 2（IDH2）是两种同源的代谢酶，该酶将异柠檬酸转化成 α-酮戊二酸（α-ketoglutarate，α-KG），而将 $NADP^+$ 还原成 NADPH。IDH1 存在于胞质溶胶和过氧化物酶体中，而 IDH2 只存在于线粒体中。在对 22 名患者的肿瘤样本的全外显子组测序中，*IDH1* 复发突变最初发现于胶质母细胞瘤（glioblastoma，GBM；12％），更进一步的测序工作揭示突变最普遍发生在 WHO 分级 Ⅱ/Ⅲ 胶质瘤（71％）和继发性 GBM（88％），但在初发性 GBM 中不太常见（7％）。随后的研究表明 *IDH2* 突变也在 WHO 等级 Ⅱ/Ⅲ 神经胶质瘤中富集，尽管不那么频繁，但 *IDH1/2* 突变发生相互排斥，说明它们导致肿瘤的机制很可能是一致的。最近的数据还表明，*IDH1* 和 *IDH2* 突变分别与星形细胞瘤和少突胶质细胞瘤关联。*IDH* 突变与 *MGMT* 启动子过甲基化、*TP53* 突变、*1p/19q* 共缺失、*ATRX* 失活、低龄化及与较好的预后呈正相关，而与脑胶质瘤中的 *EGFR* 扩增呈负相关。在神经胶质瘤中被发现后，*IDH* 的高频突变在 *AML* 中也被发现（23％）。此外，*IDH* 复发性突变还出现在软骨肉瘤（56％）、胆管癌（23％）、黑素瘤（10％）和前列腺癌（2％）中。

到目前为止，所有在肿瘤中发现的 *IDH* 突变型都是杂合型且高度重复出现。IDH1-R132、IDH2-R172 和 IDH2-R140Q 残基的替换突变最为常见，R132（R/H，R/C，R/S，

R/G，R/L，R/V）和 R172（R/G，R/M，R/K）在其中占有相当大的比例。 这些位点的突变位于 IDH1 和 IDH2 的活性部位，并改变了 IDH 的酶活。 突变体的 IDH 可以催化产生大量的 2-羟基戊二型产物（2-hydroxyglutarate，2-HG），使得病变组织中 2-HG 浓度高于正常组织上百倍。 而 2-HG 的分子结构与常见代谢物 2-酮戊二酸（2-oxoglutaric acid，2-OG）十分相似。 所以异常高浓度的 2-HG 会和 2-OG 竞争结合那些以 2-OG 为辅基的催化酶，其中就包括上文提到的 TET 家族蛋白和 JMJC 家族的去甲基化酶，还有一些羟氧化酶。 因此，突变体 IDH 的影响是多效性的，它影响许多细胞过程，包括 DNA 甲基化、组蛋白甲基化、HIF1A 稳定性、胶原蛋白合成及代谢。 例如，在黑素瘤中 *IDH* 突变和 *TET2* 突变相似，可以影响全局水平上的 5-hmC，并且 5-hmC 模式的重建在黑素瘤细胞和斑马鱼的模型都可以抑制肿瘤侵袭和生长。 *IDH* 突变还会通过抑制羟氧化酶 PHD，使得HIF1A 稳定化，或是促使羟化胶原水平降低，导致 EMC 结构改变，以及调节 NADP/NADPH 的比例以改变代谢水平。

令人欣慰的是，针对 *IDH* 突变的小分子药物已经问世，其不仅在动物模型中被证实有促白血病分化的效果，而且在临床实验中表现良好。

二、组蛋白甲基化

近年来，发现了很多与组蛋白甲基化和去甲基化修饰相关的酶，包括甲基化转移酶EZH2、SETD2、MLL、NSD1/2，去甲基化转移酶 KDM6A 和 KDM1A 等，这些酶的突变与肿瘤发生具有很大的关联性。

（一）EZH2

EZH2/KMT6 是多梭子（polycomb）抑制复合物 2（polycomb repressive complex 2，PRC2）的酶活性成分，负责 H3K27 的甲基化和基因沉默。 PRC2 复合物的其他成分包括，与 EZH2 相互作用的组分胚胎外胚层发育（embryonic ectoderm development，EED）、SUZ12（suppressor of zeste 12 homologue）和 RBAP48/RBBP4。 这些 polycomb组分（PcG）蛋白在分化、细胞识别、干细胞塑性及增殖过程中发挥重要的调节作用。 因此，细胞中 PRC2 组分中任何一个组分的缺失都将产生重要的生理反应。

EZH2 基因的表达失调最早发现在乳腺癌和前列腺癌中，其水平的升高暗示 *EZH2* 可能是致癌基因。 这一发现在体内和体外均被验证，EZH2 的过表达造成癌细胞的增殖及原代成纤维细胞的转化。 最近的测序研究显示，各种类型的白血病和淋巴癌，包括滤泡性淋巴瘤（follicular lymphoma，FL；7% ~ 22%）、弥散性巨型 B 细胞淋巴瘤（diffuse large B-cell lymphoma，DLBCL；14% ~ 21.7%）、高度 B 细胞淋巴瘤（18%）、MDS/ MPN（myelodysplastic/myeloproliferative；6% ~ 13%）、慢性髓细胞单核细胞白血病（chronic myelomonocytic leukemia，CMML；11.1%）、T-ALL 和 AML 中 *EZH2* 有多处突变。有趣的是，其中高频出现了错义突变和截断突变，这种突变能够影响 EZH2 是否产生致癌功能。

基因组测序鉴定到在 FL、DLBCL 和其他淋巴样肿瘤中高频出现的杂合 Y641 突变（Y/F、Y/N、Y/H、Y/C）被认为是一个里程碑的发现。 *EZH2* 野生型和 Y641 突变体在体内和体外有非常显著的协同作用。 野生型的 EZH2 能够高效催化生成 H3K27 的一甲基化，而不是二甲基化和三甲基化。 而 EZH2Y641 突变体则能够催化 H3K27 的二甲基化和三甲基化，这些突变的总体结果是协同作用使得病变组织中的 H3K27 三甲基化大大提高，并导致有关的基因沉默。

特别是近期的研究结果显示，*EZH2* 突变引发的肿瘤可以作为小分子抑制剂的靶标（详见本节"表观遗传药物在肿瘤治疗中的应用"）。

（二）SETD2

在哺乳动物中，H3K36me3 主要的甲基化转移酶是 SETD2/KMT3A，该蛋白被鉴定为新的肿瘤抑制基因（tumor suppression gene，TSG）。 在肾透明细胞癌衍生细胞系中 *SETD2* 基因缺失很常见。 在乳腺癌中 SETD2 表达量降低并且伴随有 H3K36me3 水平的降低。 *SETD2* 突变在肾透明细胞癌相当普遍（7.4%～11.6%），以及儿童高程度胶质瘤（high grade glioma，HGG；15%）和成人高程度胶质瘤（8%）。 迄今为止的研究发现，*SETD2* 突变主要是移码或无义突变造成截断，进一步表明 *SETD2* 在这些肿瘤中是重要的肿瘤抑制基因。 另一项研究发现，SETD2 突变与肾透明细胞癌较差的癌特异性存活率（cancer specific survival，CSS）显著相关。 虽然 *SETD2* 失活表型效应尚未明确，最近的研究表明，*SETD2* 损失触发 MSI 并能通过 H3K36 甲基化改变增加全基因组突变率。

（三）MLL

哺乳动物混合系白血病（mixed lineage leukemia，*MLL*）家族基因编码了一系列有活性的（MLL1-4/KMT2A-D）和无活性的（MLL5/KMT2E）甲基化转移酶，都与肿瘤有关。 MLL1-4 负责甲基化 H3K4，并且与 WDR5、RbBP5、DPY-30 和 Ash2L 形成一个共同的核心。 值得注意的是，MLL1-2 连同 MENIN（MEN1）肿瘤抑制因子形成复合物。最近的证据表明，H3K27 去甲基化酶 KDM6A/ UTX 可以与 MLL2-4 形成复合物。

已知最早的 MLL 家族基因异位包括 *MLL1* 在 *11q23* 的频繁重排，重组涉及超过 40 个不同的相邻基因，发生在 60%～80%患有 ALL 或 AML 婴儿的基因组上。 自那时以来，在膀胱癌、肺癌及乳腺癌的 *MLL1* 基因上先后鉴定到几个错义和截断突变。 虽然 *MLL1* 在液体肿瘤中是一个主要的致癌基因，但是这些新的发现表明 MLL1 在某些固体肿瘤中也有作用。 在髓母细胞瘤和头颈部鳞状细胞癌（头颈部鳞癌）（head and neck squamous cell carcinoma，HNSCC）中 *MLL4* 也显示出截断突变。

值得注意的是，近期在 *MLL2* 和 *MLL3* 基因上鉴定到很多新的突变，显示出突变的多样性和肿瘤类型的多样性。 *MLL2* 和 *MLL3* 突变主要为无义突变或者移码突变，从而产生一个截短的缺乏 SET 结构域的蛋白。 *MLL1/4* 和 *MLL2/3* 突变说明 MLL 蛋白家族在肿瘤发生中的双重角色，这可能在很大程度上依赖于细胞环境。 另外此类突变已发现在多种肿瘤中，偶尔出现高频率，包括结肠癌（*MLL3*，14%～17%）、DLBCL

（*MLL2*，24％～32％）、FL（*MLL2*，89％）、AML、乳腺癌、神经母细胞瘤（GBM）、肾透明细胞癌（RCC）、前列腺癌、胰腺癌、膀胱癌、髓母细胞瘤及HNSCC。但因缺少功能性数据，目前这些突变的重要性尚未被表征。一项有趣的研究结果显示，在大肠癌，*MLL3* 突变与 MSI 的升高有关，但是没有具体阐明机制。无论如何，这些突变是进一步研究肿瘤的潜在靶点，特别是 MLL 蛋白家族是 HOX 和分化相关蛋白的重要调节因子。

（四）NSD1/2

组蛋白赖氨酸 N-甲基转移酶 NSD2 / MMSET，在15％～20％多发性骨髓瘤（multiple myeloma，MM）患者基因组［t（4；14）（p16.3；Q32）］中作为重排靶标。这种易位导致 NSD2 表达异常升高，这显示 *NSD2* 可能是致癌基因。随后的工作表明，在 MM KMS11 细胞系中敲低 NSD2 会导致细胞凋亡而重新过表达的野生型 NSD2，促进细胞增殖。此外，在小鼠胚胎成纤维细胞（MEF）过表达野生型 NSD2 足以转化肿瘤细胞。在功能上，NSD2 能够催化非甲基 H3K36 到一甲基化或二甲基化的形式，并伴随 H3K27me3 的降低，这是 *NSD2* 在致癌重新编程发挥作用的主要机制。事实上，另一项研究显示 NSD2 SET 催化活性是几个致癌通路（TGFA、MET、PAK1、RRAS2）转录激活必需的。在 *NSD2* 突变的肿瘤中还发现几种生物学通路发生显著改变：TP53 通路、细胞周期、DNA 修复、黏着及 Wnt 信号。

近日，测序揭示了 NSD2（E1099K）在 7.5％儿童 B-ALL 和其他淋巴组织肿瘤中具有高度回复突变。在软琼脂实验中的研究表明，NSD2 E1099K 增强克隆形成、H3K36me2 增加和 H3K27me3 减少。这一新发现有令人兴奋的治疗潜力。此外，甲基化转移酶 NSD1 在多种肿瘤也发现有突变，包括 HNSCC 和 AML。

（五）去甲基化酶（KDM）-KDM6A

在 KDM 中首批鉴定到的与肿瘤相关的基因突变是在 1 390 名患者肿瘤样品测序中鉴定到的 *KDM6A* 突变。值得注意的是，*KDM6A* 突变被发现普遍存在于固体和液体肿瘤，包括 AML、CML、T-ALL、MM、霍奇金淋巴瘤（Hodgkin lymphoma，HL）、移行上皮细胞癌（transitional cell carcinoma，TCC）、乳腺癌、结肠癌、食管癌、胰腺癌、子宫内膜、GBM、小细胞肺癌（small cell lung cancer，SCLC）、非小细胞肺癌（non-small cell lung cancer，NSCLC）和 RCC 中。*KDM6A* 突变也已发现在其他肿瘤如前列腺癌、髓母细胞瘤及腺样囊性癌。虽然这些突变在大多数肿瘤中发生频率很低，但是在膀胱癌是相当常见的（20％～29％）。此外，*KDM6A* 突变出现在膀胱癌早期，突变频率与发展阶段成反比。因此，KDM6A 失活可能是膀胱肿瘤发生早期的一个较为重要的驱动突变。然而，*KDM6A* 突变是否能够成为肿瘤预后评价指标尚未确定。

KDM6A 具有 1 401 氨基酸，含有数个 TPR 结构域和 1 个 JMJC 结构域，它是一类含 JMJC 结构域的 H3K27me3 去甲基化酶。早期的测序工作表明，大部分 *KDM6A* 突变主要是移码突变或者无义突变且多数发生在 JMJC 结构域之前，最有可能导致酶活丧失，也因此被认为是潜在的抑癌基因。 为了检验这一假设，研究者在 KDM6A 缺失的细胞系中重新表达野生型 KDM6A，并观察到细胞增殖显著的降低，但酶活缺失型的过表达则没有这样的功能。 在肿瘤中 H3K27 的甲基化失调可能会导致严重的后果，因为在分化过程中 H3K27 去甲基化 HOX 基因是必需的，而不能正常激活 HOX 基因则会导致分化受阻。 除了调节 HOX 基因，KDM6A 的催化活性也可以通过 HBP1 活化 RB 通路基因，从而进一步影响分化和细胞周期调控。

（六） 其他去甲基化酶

虽然 KDM6A 突变是去甲基化酶中最普遍和研究得最细致的，其他一些去甲基化酶在肿瘤中也鉴定到显著的突变，尽管频率比较低。 与众不同的是，RCC 中有许多去甲基化酶的突变，包括 KDM1A、KDM2B、KDM3A、KDM3B、KDM4A/B 和 KDM5C。 这些去甲基化酶的自然功能还未知，但这些研究结果显示 KDM1A、KDM4A-C 和 KDM5B 是潜在的致癌基因，而 KDM6A/B 和 KDM3B/C 则可能是抑癌基因。 另外，KDM2A/B 和 KDM5A 在某些情况下，可能分别具有致癌和抑癌作用。 然而，到目前为止，在去甲基化酶基因中还未鉴定到获得性功能突变。

三、组蛋白乙酰化

组蛋白尾巴上的赖氨酸残基也可能通过增加一个乙酰官能团产生另一种共价修饰。 这个过程导致了赖氨酸残基上的电荷中和，并削弱了组蛋白和带负电荷的 DNA 之间的静电相互作用。 因此，人们认为组蛋白乙酰化作为一个基因转录激活的"标志"，所产生的主要的结果就是一个更加"开放"的染色质结构。 现在，多项"染色质免疫共沉淀技术测序"研究已经证实了这一点，发现组蛋白乙酰化的位点多发生在增强子、启动子，甚至于活跃基因的整个转录区域。 此外，它可以直接改变染色质的状态，这些具体的组蛋白"标记"进一步招募"阅读器"类别（Bromo 或是 PHD 结构域）的重塑因子。

组蛋白乙酰化是由赖氨酸乙酰转移酶［K（lysine） acetyltransferase，KAT］催化的，其主要分为在细胞核中作用的 A 类及在细胞质和游离的组蛋白上作用的 B 类。 组蛋白乙酰化水平同时也被 HDAC 调节。 有趣的是，这些酶也能够修饰其他的非组蛋白（包括 p53，Rb 和 MYC）并可以作为转录辅助因子。 因此，乙酰化调控以多种方式参与肿瘤的发生。

（一） 乙酰化转移酶 （CREBBP 和 EP300）

CREB 结合蛋白（CREBBP）和 E1A 结合蛋白 p300（EP300）具有广泛的底物选择性，能够在体外乙酰化所有 4 种组蛋白。 事实上，这两种蛋白是高度保守的，在氨基酸水平上同源性为 63％。 因此，它们的许多功能相似，包括通过犬尿氨酸氨基转移酶（KAT）的活性进行染色质修饰，将关联的蛋白质（p53 和 Rb，E2F）乙酰化，以及作为转录因子和其他转录机制的支架能力。 尽管乙酰化是一类最早发现的表观遗传修饰，它们的生物学功能才刚刚开始被理解。

CREBBP 和 EP300 都被发现与肿瘤息息相关，20 世纪 90 年代中期，研究发现阔拇指巨趾综合征（Rubinstein-Taybi syndrome）存在 *CREBBP* 杂合突变，这是一种发育障碍症，并伴随着包括白血病和淋巴瘤在内的肿瘤的发病率增加。 大约在同一时间，EP300 被发现可以结合 E1A 病毒癌蛋白，证明发挥肿瘤抑制子的功能。 随着基因组学时代的到来，在越来越多的肿瘤中发现了这两种蛋白的突变。 例如，*CREBBP* 突变发生在非霍奇金淋巴瘤（NHL；21%）、DLBCL（29%）、FL（32.6%）、TCC（13%）、腺样囊性癌（ACC；7%）和复发性 ALL（18.3%）；*EP300* 突变发生频繁略低，发生于 NHL（7%）、DLBCL（10%）、FL（8.7%）、TCC（13%）、ACC 及复发性 ALL。 有趣的是，这两种基因的突变是相互排斥的，这表明它们功能的冗余性，至少部分情况下是这样的。 此外，鉴定到的大多数突变是杂合的，这表明这两个基因很可能是单剂量不足的肿瘤抑制基因，在小鼠模型上也证明了这一点。 与此同时，突变强烈集中在 KAT 催化结构域，其中一些突变使得其体外对于 H3K18 及非组蛋白底物 BCL6 和 p53 的乙酰转移酶活性降低。 因此，乙酰转移酶活性的破坏很可能是肿瘤形成的主要因素。

尽管研究者们发现了这些肿瘤特异性突变，但其导致癌变的机制仍然不清楚。 例如，在 SCLC 中，*CREBBP/P300* 突变虽然导致了体外酶活性降低，但并没有导致明显的基因表达改变。 由于 CREBBP 和 p300 的功能多样性，一些突变可能通过其他机制产生表型。 例如，最近的研究表明，这两种蛋白在双链断裂（double-strand break，DSB）位点对组蛋白 H3 和 H4 具有乙酰转移酶特异性，促进 SWI/SNF 染色质重塑复合体的招募。 最近，也有对于 CREBBP/EP300 相反功能的报道。 例如，EP300 实际上在黑素瘤细胞系中上调，抑制 KAT 活性，降低了黑素瘤细胞的生长。 因此我们需要进一步研究确定这两种蛋白的功能机制。

（二）Erasers（HDAC）

HDAC 的家族有四大类：Ⅰ类（细胞核），Ⅱ类（细胞核和细胞质），Ⅳ类（催化活性需要锌离子）。 Ⅲ类（sirtuins）在缺乏锌的条件下具有催化活性，与其他 HDAC 几乎没有同源性。 与乙酰转移酶相反，HDAC 家族的 18 个成员负责从组蛋白尾巴上的赖氨酸残基除去乙酰化基团，同时，HDAC 也可以去乙酰化非组蛋白底物。

研究发现 *HDAC* 与肿瘤的发生有关。 功能实验表明，这些 *HDAC* 是促原癌基因，敲除后细胞凋亡增加，增殖减少（Ⅰ类），血管发生和细胞迁移降低（Ⅱ级）。 最重要的是，这一功能与作为乙酰转移酶对应物相一致，乙酰转移酶被归于肿瘤抑制子。

因为 *HDAC* 在许多细胞背景下是原癌基因。 因此，在过去 10 年中，在开发 *HDAC* 的靶向抑制剂方面已做了大量工作。 伏立诺他是美国食品与药品监督管理局（FDA）批准的第 1 个 HDACi，现已用于治疗特定肿瘤，其他更具选择性的 HDACi 在早期试验中对减少细胞生长和促进细胞凋亡显示出很好的效果。 与此同时，近年来也有 *HDAC2*（结肠）、*HDAC4*（乳腺）和 *HDAC9*（前列腺）突变的报道，这可能影响 HDAC 抑制剂治疗的有效性和患者的预测总体反应。 最近研究表明，促凋亡基因 *APAF1* 很可能是 *HDAC2*

的抑制靶标，这为 HDACi 的疗效和在 *HDAC2* 突变细胞中的耐药性提供了明确机制。

四、染色质重塑

除了通过组蛋白末端共价修饰调控基因表达，ATP 依赖性的染色质重塑子也塑造染色质结构，影响基因表达模式。 几种多单元效应子具有该功能，包括 SWI/SNF、ISWI、INO80、SWR1 和 NURD/MI2/CDH 复合物。 在过去的几年中，研究发现 SWI/SNF 复合物的组成蛋白在肿瘤中经常失活，后续研究证实它们是表观遗传抑癌因子。

（一）SWI/SNF 复合物

SWI/SNF 复合物由 1 个或 2 个不同时出现的催化性 ATP 酶（SMARCA2/BRM 或 SMARCA4/BRG1）、一组保守的核心亚基（SMARCB1/SNF5、SMARCC1/BAF155、SMARCC2/BAF170）和其他不同的亚基组成。 BAF 和 PBAF 复合物是 2 种重要的与肿瘤相关的 SWI/SNF 复合物，分别包含不同时出现的 ARID1A 或 ARID1B 亚基和 PBRM1 或 BRD7 亚基。 SWI/ SNF 复合物通过滑动或插入组蛋白八聚体的方式使核小体平移，从而重塑染色质。 通过这些机制，SWI/SNF 复合物对转录调控具有重要功能，通过协调关键基因的表达在发育中发挥作用。

（二）AT 富集的交互式结构域

AT 富集的交互式结构域（*ARID*）基因超家族由 7 名成员（*ARID1 ~ ARID5*）组成，其中与肿瘤有关的有：*ARID1A/BAF250a*、*ARID1B/250B* 和 *ARID2/BAF200*。 *ARID1A* 突变被报道得最多，具有很高的突变率。 *ARID1* 突变最先发现于卵巢透明细胞癌（ovarian clear cell carcinoma，OCCC；50%）和子宫内膜癌（30%）。 随后，在其他多类肿瘤，包括髓母细胞瘤、乳腺癌、肺腺癌、肝细胞癌、胃癌、胰腺癌和神经母细胞瘤也都发现 *ARID1* 基因的突变。 有趣的是，大多数 *ARID1* 突变都是杂合性的，均匀分布在编码区，导致产生被截短的蛋白产物。 这表明它可能是单剂量不足的肿瘤抑制基因。 功能研究证实，ARID1A 部分敲除后细胞增殖和菌落形成增加、分化受损、细胞凋亡降低。 *ARID1B* 和 *ARID2* 的突变也有报道。 *ARID1B* 突变发生在神经母细胞瘤（7%）和肝细胞癌（HCC）（6.7%），在乳腺癌、胃癌和胰腺癌中也存在散发性突变。 这些突变通常发生移码和杂合性突变，表明它可能像 *ARID1A* 一样是一种肿瘤抑制子。 更有趣的发现是，*ARID2* 基因突变在丙型肝炎病毒（hepatitis C virus，HCV）相关的 HCC（14%）和相对于所有类型 HCC（5.8% ~ 6.5%）具有较强的富集性。

关于 ARID1A 失活如何通过 SWI/SNF 染色质重塑导致细胞恶性转化的机制目前尚不清楚。 已知，ARID1A 和 ARID1B 对于 SWI/SNF 特异性招募很重要，该过程部分依靠 ARID 结构域与 DNA 非特异性结合。 更重要的是，ARID1A 的 C 末端附近存在几个核激素受体结合位点，ARID1A 可能通过结合核激素受体帮助 SWI/SNF 特异性招募。 由此可见，在激素敏感的肿瘤（卵巢癌、乳腺癌）中 ARID1A 基因突变普遍发生可能不仅仅是巧合。 在干扰素信号响应中，ARID2 似乎通过结合到干扰素（IFN）诱导的启动子区域使染色质重塑，从而调节抗增殖信号。 如果这样，*ARID2* 突变可能在 HCV 感染过程中使得 IFN 相关的免疫过程丧失功能，从而加速肿瘤发生。

（三）SMARC

SWI/SNF 相关的基质关联的肌动蛋白依赖的染色质调节子（*SMARC*）基因，也称为 BRG1 相关因子，是肿瘤中被描述最清楚、突变最频繁的染色质重塑子之一。 这些基因编码数种 SWI/SNF 蛋白质，包括催化性 ATP 酶亚基（SMARCA2 或 SMARCA4）、保守的核心亚基（例如，SMARCB1、SMARCC1 和 SMARCC2）和变体亚基（例如，SMARCE1）。

SMARCB1 在几乎所有横纹肌肿瘤（一种常发于幼儿的肿瘤）中（98％）通过双等位基因突变、缺失和变异（截短、错义）失活。 最近，外显子组测序数据发现其他肿瘤和恶变前损伤中发现该基因突变，如肉瘤、胃癌、脑膜瘤、脊索瘤和肝母细胞瘤。 在 *SMARCB1* 缺失的小鼠模型中已经验证该蛋白质具有肿瘤抑制作用。 有趣的是，在 SWI/SNF ATP 酶 SMARCA4S 缺失的情况下 *MARCB1* 缺失小鼠不形成肿瘤，这表明 SMARCB1 失活引起的肿瘤发生是由于包含 SMARCA4 的 SWI/SNF 复合物的残基活性异常引起的。 此外，SMARCB1 失活引起的全局 H3K27me3 改变可能直接导致肿瘤发生，因为 EZH2 的同时缺失会阻止肿瘤发生。 进一步的机制研究发现了众多 SMARCB1 下游靶标，包括 RB、P16、细胞周期蛋白 D1 及 MYC，这些证据在 SMARCB1 失活肿瘤中提供了必要的机制和可能的治疗靶标。

SMARCA4，两个 SWI/SNF ATP 酶亚基之一，最先发现在 15％～50％的非小细胞肺癌（NSCLC）中表达缺失。 *SMARCA4* 突变也发生在 35％的 NSCLC 细胞系中，以及髓母细胞瘤、Burkitt 淋巴瘤、黑素瘤、肝癌、RCC、HNSCC、非典型性畸胎样横纹肌肉瘤（atypical rhabdoid/teratoid tumor，AT/RT）、胰腺癌、乳腺癌和前列腺癌。 大多数突变和缺失都是纯合的，虽然 1 个等位基因的缺失就足以驱动肿瘤发生。 例如，10％的 *SMARCA4* 杂合性突变小鼠发展成乳腺肿瘤，并没有第 2 个等位基因缺失。 功能性研究发现，SMARCA4 在细胞分化和细胞黏附/迁移方面扮演双重角色，可用于调节细胞迁移和降低潜在的入侵。

SMARCA2 是 SWI/SNF 复合物的另一个 ATP 酶亚基，是一个通过表观遗传沉默和突变失活经常性表达缺失的肿瘤抑制子。 小鼠模型研究已经表明，*SMARCA2* 缺失导致细胞增殖异常，包括整体重量提高和组织特异性生长增加。 这些小鼠表现出雄激素不依赖的前列腺细胞过度增殖。 在肺模型中，*SMARCA2* 的杂合或纯合缺失导致肿瘤形成。 其他研究已经提出了另一种 *SMARCA2* 或 *SMARCA4* 缺失导致致瘤性增强的机制，特别是通过转录因子 ZEB1 诱导上皮-间质转化（EMT）。 尽管表观遗传沉默是 *SMARCA2* 失活的主要机制，某些特定突变也被证明在某些肿瘤的发病机制中发挥重要作用。 最近，研究者们通过对 60 位 ACC 患者的全外显子组和全基因组测序发现 *SMARCA2* 体细胞非同义突变（5％）。 所有这些突变发生在编码解旋酶 C 结构域区域，该结构域参与基因转录调控。

其他 *SMARCA2* 突变也已在另一组群的黑素瘤患者中被报道。

（四）PBRM1/BAF180

PBRM1 具有乙酰化识别子功能，包含可结合乙酰化组蛋白的 6 个串联 Bromo 结构域，还有 2 个可介导蛋白-蛋白相互作用的苯芳香羟化酶（BAH）结构域及 1 个结合核小体 DNA 的高迁移率族（HMG）结构域，该因子是 SWI/SNF 重塑子中的特异组分。

在 29%～41%的透明细胞性肾细胞癌（CCRCC）患者中都有 *PBRM1/BAF180* 突变，已知的突变位点均匀地分布在编码区，多为移码和无义突变，可导致截短的蛋白产物，因此推测这些突变是失活突变。功能学研究证实，野生型的 PBRM1 蛋白可结合在 *CDKN1A/p21* 基因的启动子区，帮助 p21 转录活化，从而调控细胞周期（G1 阻滞）。在 CCRCC 中，*PBRM1* 突变与较差的肿瘤临床特征相关联。例如，携带有 *PBRM1* 突变的患者更多地表现为 III 期或 IV 期疾病，瘤体较大，分化程度低，肾周增加或淋巴管浸润。

此外，*PBRM1* 的较低频率的突变也已在其他许多肿瘤中被发现，包括 DLBCL、HNSCC、CLL、胃癌、胰腺癌和乳腺癌。

（五）BRD7

BRD7 是一种在乳腺癌中频繁缺失的 PBAF 特异性染色质重塑子。最近，这种基因的低频率突变在数种肿瘤中已被发现。在一段时间，BRD7 被认为是一种主要与 p53 共结合激活原癌基因诱导的衰老（oncogene-induced senescence，OIS）且重要的 SWI/SNF 肿瘤抑制子。事实上，*BRD7* 最早在功能确证筛选中作为 p53 依赖的 OIS 所需基因被发现。研究中发现 *p53* 的几个靶基因的诱导需要 BRD7，包括 *CDKN1A* 和 *MDM2*，同时 BRD7 具有抑制细胞周期从 G1 进入 S 期的能力。此外，最近的一项对于上皮性卵巢癌的研究显示，BRD7 可以独立于 p53 活性作为肿瘤抑制子，这可能是通过螯合细胞质中的 β 连环蛋白起作用。研究还发现，BRD7 在肿瘤细胞中的过表达有着强大的肿瘤抑制效果，导致细胞活力降低和侵袭/迁移减少。

五、组蛋白

除了上文提及的表观遗传调控因子的突变，近年来的研究还发现了组蛋白基因本身的重复突变。在结肠癌（HIST1H1B，4%）和 NHL（HIST1H1C，7%）中的连接组蛋白 H1 的突变是首先发现的组蛋白突变，但该突变频率很低，无重复性。而随后在小儿脑胶质瘤中发现的 *HIST1H3B* 和 *H3F3A*（编码组蛋白 H3.1 和 H3.3）的突变则有很高的重复性，并表现为杂合性。其中 *H3F3A* 突变高频发生在弥漫性内在脑桥胶质瘤（diffuse intrinsic pontine glioma，DIPG；78%）和小儿 GBM（22%～31%）中，其主要的突变位点是氨基酸残基 K27M 和 G34（G34/R 和 G 34/V）。有趣的是，这些位点的突变可改变发生在该残基本身或是附近的表观遗传修饰，如 H3K27me3 和 H3K36me3。另有研究发现，G34 位的突变可以影响 H3.3K36me3 识别子 ZMYND11 对 H3.3K36me3 的识别。另外，在小儿软骨母细胞瘤（chondroblastoma）还发现了 *H3F3A* 和 *H3F3B* 基因中的 K36M

突变，该突变可直接导致突变的 H3.3 缺失 K36 甲基化。

针对 K27M 突变的研究发现，该突变可绑定 H3K27 甲基化酶体 PRC2，从而抑制了 PRC2 在全基因组水平上的催化活性，导致 H3K27me3 的全面显著下调，并引起 DNA 甲基化分布的紊乱。 现在推测，这些表观遗传紊乱会导致下游基因表达及分化途径的出错，从而引发癌变。

目前研究已清楚表明，表观遗传修饰子突变在肿瘤中具有令人难以置信的多样性和广泛性。 事实上，测序数据显示，基因中存在的突变几乎涵盖了表观遗传学的所有方面，包括 DNA 甲基化、组蛋白共价修饰和染色质重塑。 几种肿瘤通过或至少部分通过被改变的表观遗传组［例如，低程度胶质瘤（low grade glioma，LGG）中的 *IDH1/2*，FL 中的 *MLL2*，RT 中的 *SMARCB1*］，依靠少数但功能强大的基因突变驱动肿瘤发生。 值得注意的是，一些肿瘤中染色质修饰子的改变非常广泛和普遍（ACC、CCRCC 和 TCC），它们主要通过表观遗传途径驱动。 DNA 甲基化调节子的突变具有强大的肿瘤特异性（胶质瘤、白血病），而组蛋白修饰子的基因突变（如 KDM6A）在许多肿瘤中广泛存在，然而这种意义并没有被完全理解。

尽管肿瘤表观遗传学领域相对较新，表观遗传调节基因中的驱动突变的发现已经使得预后和治疗取得了新进展。 已被发现的新的肿瘤亚型，或以前不知道的基因突变，使治疗方法更具差别性。 此外，数种新的靶向治疗药物目前正在开发中，并很有希望逆转某些基因活化突变（例如，*IDH1* 和 *EZH2*）引起的表型。 此外，即使驱动突变无法被直接靶向（例如，HDACi 和 DNMT 抑制剂），理解这些突变背后的表观遗传机制为治疗提供了新的潜力。

毫无疑问，我们处在肿瘤基因组学和表观遗传学快速发展的时代。 对于这两个领域交叉部分的研究清楚解释了肿瘤生物学的许多方面，并发现了肿瘤发生的许多新机制。 目前，在将这些早期发现转化为临床实践的道路上已快速前进，染色质修饰基因新突变的发现正在迅速加快。 随着新的表观遗传学疗法的不断发展，至少在某些肿瘤上，在不久的将来会出现大幅改善的疗效。 此外，对表观遗传改变与驱动基因突变关系的更进一步理解可能会发现参与肿瘤发生的新途径，或许它们可以被用来作为治疗干预肿瘤的新靶标。

六、 表观遗传药物在肿瘤治疗中的应用

肿瘤的发生过程中伴随着大量遗传突变和表观遗传变异。 如上文所述，近年来的肿瘤基因组测序项目中发现了大量表观遗传因子的突变，说明表观遗传紊乱会导致肿瘤的发生和发展。 然而与遗传突变不同，表观遗传变异主要导致染色质结构异常和下游基因转录失调。 特别是在细胞分化过程中的关键节点，表观遗传的变异可能会引起正常的分化过程失控。 例如，细胞去分化成为恶性细胞，成体干细胞不能正常分化转变为肿瘤干细胞，多分化途径中的某种途径分化受阻而导致另一种途径的分化过量等。 由于表观遗

传变异的可逆性，通过药物调节相关的表观遗传通路可能恢复这些变异，从而达到治疗肿瘤的效果。正是基于这种科学假想，近15年来，大量的表观遗传药物被开发并进入临床。其中有一部分药物由于较好的疗效，已通过FDA和国家食品药品监督管理局（SFDA）的审批，而另一些还处在临床试验的早期阶段。本节将讨论针对DNA甲基化、组蛋白甲基化酶、HDAC、HDMT，以及乙酰化识别子所开发的小分子抑制物在肿瘤治疗中的应用和前景。

（一）第1代肿瘤表观遗传靶向性药物

1．DNA甲基化抑制物在肿瘤中的应用 DNA甲基化是最早被关注的表观遗传修饰之一。如前所述，它是指经DNA甲基转移酶（DNMT1、DNMT3A和DNMT3B）催化胞嘧啶形成5-hmc的过程。在高等脊椎动物中DNA甲基化一般发生在CpG位点（即DNA序列中胞嘧啶后紧连鸟嘌呤的位点）。基因组中的部分CpG会成簇存在，形成富含胞嘧啶和鸟嘌呤的区域，又被称为CpG岛。已知，人类基因组中有1%～2%的序列是CpG岛，分布在半数以上的基因启动子区域附近，并且CpG岛的甲基化状态与其附近基因的转录活性成反比。而处于CpG岛以外的CpG双核苷酸主要分布于重复区域或是中性粒附近，剩下的CpG则分布于基因区或是基因间区。

在正常组织中，绝大多数CpG位点（80%～90%）已被甲基化，特别是CpG岛以外的CpG位点，但大部分的CpG岛区则体现出低甲基化状态。然而在肿瘤研究中发现，肿瘤组织中的DNA甲基化的特点是甲基化分布失衡，即全基因组水平上的低甲基化伴随着局部CpG岛的高甲基化。一般认为，这些高甲基化的CpG岛通过两种方式影响下游基因的表达：①CpG岛甲基化后抑制转录因子的结合，导致基因不能被正常激活；②甲基化的DNA特异性招募一些识别子，如MBD3和MeCP2等，来抑制下游基因的转录。研究发现在肿瘤中，很多抑癌基因的失活与其启动子区CpG岛的DNA甲基化相关，如*P15INK4b*、*P16INK4a*、*P14ARF*、*CDH1*及*EXT1*。由于与正常组织有明显差异，不同的肿瘤中特征性的CpG岛甲基化还可以作为有效的肿瘤检测手段，如*P15Ink4b*的甲基化可以作为诊断白血病及治疗的检测手段，而*P16INK4a*、*P14ARF*、*RASS1F*、*MGMT*、*TIMP3*的甲基化则是结肠癌的特征。另一方面，肿瘤中的全局DNA低甲基化的直接结果就是很多重复序列处（如SINE和LINE）的甲基化丢失，并造成这些地方的异常活化及基因组不稳定性，也间接导致肿瘤的高突变率。

正是由于表观遗传变异的可逆性，研究者认为由DNA甲基化造成的抑癌基因失活现象可以通过抑制DNA甲基化的方式重新恢复，而早期的大量实验也证实了这一点。现在已有的DNA甲基化抑制物主要分为两大类：核苷类似物（nucleoside analogs）和非核苷抑制物（non-nucleoside inhibitor）。前者的结构类似于核苷酸并已经被研究了很多年，而且已有被FDA认证的药物；而后者的结构则有很多种。下面将只讨论核苷类似物的作用机制及其临床应用。

最早发现的DNA甲基化抑制物是5位氮杂（5-Aza）胞嘧啶类似物，如5-azacytidine

（azacitidine）和 5-aza-2′-deoxycytidine（地西他滨，decitabine）。 在 1968 年，这两类化合物首先被作为抗代谢和细胞毒性药物应用在小鼠白血病模型的化疗实验中。 在 1977 年和 1978 年，P. G. Constantinides 和 P. A. Jones 等人发现了其抑制 DNA 甲基化的功效，并发现其可促小鼠胚胎成纤维细胞 C3H 10T1/2 C18 分化为有功能的肌管细胞。 虽然在当时，研究者还不清楚表观遗传如何参与调控细胞分化，但是这些却可能是人为干扰表观遗传信号以影响细胞分化并抑制癌细胞生长的最早的实验证据。

在分子层面上，这些 5-Aza 胞嘧啶类似物都是在其类胞嘧啶环的 5 位以氮原子（N）替代了胞嘧啶环中可被甲基化的碳原子（C），由于其核糖环的不同可以分为脱氧核糖核苷或是核糖核苷两种类似物。 当这些 5-Aza 被运输入细胞中后，它们会首先被磷酸化成三磷酸化的活性状态，并且在 DNA/RNA 合成过程中被聚合酶误认为是（脱氧）核苷酸单体而掺入到正在合成的 DNA 或 RNA 链中。 当掺入到新合成的 DNA 链中后，5-Aza 胞嘧啶类似物也可以被 DNMT 误识别为正常的胞嘧啶，并试图在其碱基的 5 位氮原子上加上甲基。 然而加上甲基后，由于不能发生随后的 β 消除反应，DNMT 的活性中心的半胱氨酸的巯基无法从 6 位的碳原子上解离，从而被共价绑定在 5-Aza 胞嘧啶环上。 这样的共价绑定不仅限制了 DNMT 酶对其他位点的催化，还启动了细胞内的蛋白降解程序，使得 5-Aza 处理后的细胞内 DNMT 酶水平大大下降，从而导致整体的 DNA 甲基化水平的下降。 大量实验证实，5-Aza 处理后的癌细胞中，很多异常沉没的抑癌基因的表达水平会得到恢复，并伴随着肿瘤细胞的死亡。 特别需要注意的是，高浓度的 5-Aza 可造成非特异性的细胞毒性，并直接阻碍细胞周期。 因此，在高浓度药物处理下，DNA 合成受阻，反而影响了 5-Aza 药物掺入到 DNA 新链中的效率。 也因此，早期的临床试验效果并不十分理想。 近年来，临床上为了更有效地达到抑制 DNA 甲基化的效果，一般都是在低浓度时使用阿扎胞苷（5-azacitidine）药物。

在 2004 年和 2006 年，FAD 分别批准了对 MDS 和 AML 及 CMML 患者使用阿扎胞苷。 与其他药物（特别是 HDAC 抑制物）的联合使用目前还处于临床实验阶段，特别是在非小细胞肺癌中的初步探索中还获得了很有前景的结果。 此外，在黑素瘤、卵巢癌及前列腺癌中使用 5-Aza 也已经进入临床 2 期了。 尽管 5-Aza 对肿瘤细胞有很强的杀伤性，但是这些类似物的口服有效性差、不稳定性及细胞毒性都限制了它们更广泛的使用。 也正因为这些原因，更稳定的第 2 代 5-Aza 类似物（CP-4200 和 SGI-110）也应运而生。 现在 SGI-110 在 MDS 和 AML 治疗中的应用也已经入临床 2 期实验。

特别要指出的是，5-Aza 类似物的药效是通过掺入到新合成的 DNA 和 RNA 链，诱导 DNMT 共价绑定并被降解来达到的，所以它们并不是真正意义上的 DNMT 抑制物，而且常伴随有很强的非异特性副作用。 为了解决这个问题，多种非核苷酸类抑制物也正处于研发阶段。 但由于研究还处于早期，还未进入临床实验阶段。

2. HDAC 抑制物在肿瘤治疗中的应用 HDAC 通常分为两大类：Zn^{2+} 依赖性酶和 NAD^+ 依赖性酶。 前者又细分为 3 种亚型（Ⅰ、Ⅱ和Ⅳ型），包括 HDAC 1 ~ HDAC 11；

后者（Ⅲ型）则由 SIRT 1 ~ SIRT 7 组成。

实验证明，细胞内的组蛋白乙酰化的水平受到 HAT 和 HDAC 的高度动态调控。因此，HDAC 抑制物可有效地快速提高全局组蛋白乙酰化水平。组蛋白赖氨酸乙酰化可中和赖氨酸残基所携带的正电荷，从而改变局部组蛋白与 DNA 分子结合的强度。因此，HDAC 抑制物处理会形成较为疏松的染色质，并打开一些沉默基因的转录。近年来的研究还发现，细胞内有大量非组蛋白蛋白可发生乙酰化修饰，如转录因子和大量代谢酶，而这些非组蛋白乙酰化也受到 HDAC 抑制物调控。但是 HDAC 抑制物对于不同靶蛋白的活性调控却是不同的。例如，p53 和 GATA-1 的活性会随乙酰化的提高而提高，而 T 细胞因子和其辅助活化因子活化蛋白受体（ACTR）的活性则相反，会被抑制。研究发现，HDAC 抑制物可有选择性地恢复部分抑癌基因的表达或是改变靶蛋白的活性，从而产生对肿瘤细胞的特异性杀伤效果。基于临床试验的结果，FDA 已经通过在表皮 T 细胞淋巴瘤（CTCL）的治疗中使用两类 HDAC 抑制物［2006 年的抗肿瘤药伏林司他（vorinostat）和 2009 年的抗肿瘤药罗米地新（romidepsin）］。在 2015 年，SFDA 也在中国批准了在胰腺癌的治疗中使用西达本胺（chidamide）。由于 HDAC 抑制物对多种肿瘤细胞均有杀伤力，现在还有大量 HDAC 抑制物处于临床 1 期和 2 期试验阶段。需要提及的是，这些已通过的和正在临床试验过程中的 HDAC 抑制物主要都是针对 Zn^{2+} 离子依赖性的 HDAC 所设计的，而 NAD^+ 依赖性的 SIRT 靶向性药物还很少见。

类似于 DNA 甲基化抑制物，HDAC 抑制物也会影响全局水平的组蛋白乙酰化。由于在不同组织中影响的下游基不同，不同肿瘤对 HDAC 抑制物的响应也不同，因此不能预测合适的患者群体也是 HDAC 抑制物难以广泛使用的主要原因之一。此外，现有的 HDAC 抑制物主要是通过螯合活性中心的 Zn^{2+} 离子来达到抑制 HDAC 的效果。虽然 Zn^{2+} 依赖性的人类 HDAC 1 ~ HDAC 11 分为 3 类亚家族，但由于它们的活性区结构类似，现有的 HDAC 抑制物对不同 HDAC 的选择性较差（特别是Ⅰ型和Ⅱ型 HDAC），常常同时抑制多个 HDAC 蛋白，不可避免产生不良反应。所以，HDAC 抑制物的另一个特点是在杀伤肿瘤细胞的同时也会杀伤正常细胞，有很强的不良反应。

（二）第 2 代肿瘤表观遗传靶向性药物

如上文所述，第 1 代表观遗传药物 DNA 甲基化抑制物和 HDAC 抑制物，在整体水平上改变 DNA 甲基化和组蛋白（也包括非组蛋白）乙酰化水平，虽然可杀伤肿瘤细胞，但也有很强的细胞毒性。为了寻找更加特异性的表观遗传药物，自 2007 年以来，人们更多地将目标转向组蛋白甲基调控酶及表观遗传识别子。与 DNA 甲基化酶和 HDAC 家族相比，组蛋白甲基化酶和去甲基化酶家族的组成成员更多，调控体系更为复杂和精细。据估计，人类基因组编码的组蛋白甲基化酶的数目大约有 50 种，去甲基化酶的数目有 20 多种，而表观遗传识别子的数目则更多，仅以乙酰化识别子 BROMO 结构域为例，就有 70 多种并至少可分为 8 个亚家族。最近 5 年来的多篇报道证实了这些表观遗传因子都有很好的成药性，而且由于其调控体系更为精细，因此推测以它们为靶点设计的药物可能会达到比第 1

代表观遗传药物更好的特异性。 下面将简要讨论近年来在该方向的一些最新进展，包括两类刚进入临床 1 期的表观遗传靶向性药物，EZH2 抑制物和 BET 抑制物。

1. 第 2 代表观遗传学靶点的成药性 在该领域中，学术界及各制药公司已经对甲基化酶、去甲基化酶、识别子的成药性有所研究。 根据已公布的信息，各大类靶点的成药性均已经得到较好的解决，尤其是甲基化酶和 BROMO 识别子家族靶点，包括已进入临床 1 期试验的甲基化酶 EZH2、DOT1L 和 BROMO 识别子中的 BET 家族的小分子药物。 而在去甲基化酶方面，LSD1、KDM4 及 KDM6 家族的抑制物也分别有文章报道。 这些先期结果均证实这几类药物靶点有着很好的成药性。

2. 甲基化酶 DOT1L 和 EZH2 与肿瘤的相关性 甲基化酶 DOT1L 和 EZH2 在 AML 和 DLBCL 有着很强的疾病相关性。 DOT1L 是细胞内唯一的组蛋白 H3K79 位的甲基化酶，也是白血病中常见的致癌融合蛋白 MLL-AF4、AF9 和 AF10 的结合蛋白。 研究发现，DOT1L 会被这些致癌融合蛋白带到 HOXA 基因簇区域，而它的 H3K79me3 甲基化酶活性会导致 HOXA 基因编码区获得过高的 H3K79me3 修饰，并引发 HOXA9 等基因的异常过量表达，最终导致病变。 令人兴奋的是，通过基因剔除和小分子抑制物抑制 DOT1L 的功能可有效阻止肿瘤生长。 目前有一类 DOT1L 药物正在进行临床 1 期试验，并发现有少量患者的肿瘤生长得到抑制，然而它的疗效还需要更多患者的数据以确认。

EZH2 是体内最主要的 H3K27me3 甲基化酶，也广泛参与生物体发育分化的调控。EZH2 活性过高常见于多种肿瘤，包括脑胶质瘤、乳腺癌、前列腺癌及多种血液肿瘤。2010 年，高通量疾病基因组测序研究在 12％的弥漫大 B 细胞淋巴瘤（DLBCL）患者中发现了 EZH2 氨基酸 Y641 位点和 A667 位点的获得性突变。 这些突变改变了 EZH2 的底物选择性。 研究发现，突变体 EZH2 可更高效地将 H3K27me2 转化成为 H3K27me3，并导致肿瘤组织中 H3K27me3 的水平大大提高；而 EZH2 的小分子抑制物可有效抑制细胞内的 H3K27me3 的水平，并对部分肿瘤细胞产生特异性杀伤。 在部分细胞株试验中发现，抑癌基因 P16INK4A 的表达水平在 EZH2 药物处理后明显提高，从而导致细胞周期阻滞。 但需要提及的是，并不是每一种对 EZH2 药物敏感的细胞中的 P16INK4A 都会在药物处理后上调。 因此，EZH2 药物真正的抑癌机制还不十分明确。 重要的是，2014 年的临床 1 期结果已发现 EZH2 抑制物不仅可被患者在安全剂量内耐受，并在多个患者中已经表现出抑制肿瘤生长的效用，但其药效和 EZH2 基因的突变状态的关联还需通过更多临床样本来证实。

3. 去甲基化酶及赖氨酸特异性脱甲基酶（LSD1）与肿瘤的相关性 去甲基化酶是一类较晚才发现的表观遗传学调控因子。 由于组蛋白甲基化是一种很稳定的修饰，在很长一段时间内，学术界一直质疑去甲基化酶的存在。 直到 2004 年，哈佛大学施扬实验室中发现了第一个去甲基化酶 LSD1/KDM1A。 随后的 2006～2010 年 4 年间，近 20 种去甲基化酶陆续被发现。 现在所知的去甲基化酶大约有 20 种，分为 7 个蛋白家族。 虽然发现较晚，但是去甲基化酶的重要生物学功能，特别是与疾病的相关性，也已经逐渐被学术界所认识。

LSD1 是第一种被发现的去甲基化酶，针对其的研究也是在去甲基化酶中最为全面的。它是细胞内的一种极为重要的转录调节因子，参与多种生物学过程，如雌激素受体和雄激素受体介导的转录活化、DNA 损伤修复及神经组织相关基因在非神经组织中的转录抑制。更为重要的是，2012 年，研究者发现 LSD1 会参与部分白血病细胞的去分化过程中，而使用 RNAi 干扰和小分子抑制物在细胞内抑制 LSD1 活性可以大大刺激全反式维 A 酸（ATRA）处理后的细胞分化。这项发现提示，那些对 ATRA 治疗不敏感的患者（主要是 non-APL AML，占 AML 的 80%～90%）可以使用 LSD1 抑制剂作为辅助治疗。现在已有多种 LSD1 抑制物被公布，有可逆性的，也有不可逆性的抑制物。公布的 LSD1 抑制物的细胞活性均不够理想，但是已经显示较好的抑制肿瘤的活性。

另外，还有多种去甲基化酶，如 KDM2B 和 KDM5A。近年来发现其与多类肿瘤的发生或是耐药性的形成高度相关。因此，去甲基化酶的重要性也在制药界逐渐被认可，以去甲基化酶为靶点的靶向性药物在未来几年内很可能会进入临床试验阶段。

4. 识别子和 BET 家族蛋白与肿瘤的相关性　表观遗传修饰的识别子主要分为识别酰基化和甲基化修饰两大类。酰基化修饰的识别主要由 BROMO 结构域所介导，而甲基化修饰主要由 PHD、WDR40、CHROMO 和 TUDOR 所介导完成。虽然这些识别子不直接参与染色质修饰的化学发生过程，但是它们在解读染色质修饰所传递的生物学意义的过程中发挥很大的作用。多年来，由于制药界更加青睐有催化酶活性的药物靶点，如 HDAC 和 HMT 类，很多识别子的药用价值一直被忽略。直至 2010 年的两篇关于 BROMO 结构域的 BET 家族小分子抑制物的文章发表，人们才开始逐渐认识到它们的药用价值。

目前已知 BET 家族蛋白（BRD4，BRD2 和 BRD3）是转录活化时的关键因子，通过结合乙酰化的组蛋白而作用在基因的启动子区及附近的增强子区。最近的研究发现，由于原癌基因 *MYC* 的转录水平极大地依赖于其增强子的活性，而 BET 家族蛋白对于 *MYC* 基因的增强子的活化起到关键作用。当 BET 家族的活性被小分子药物抑制的时候，MYC 转录活性大大下调，其蛋白水平也随之显著降低，从而导致依赖于 MYC 蛋白的血液肿瘤细胞的特异性死亡。已有多家公司开发 BET 家族的小分子抑制物，最早的 BET 家族药物已在 2014 年进入临床 1 期实验（针对 MM）。2015 年公布的一期数据也非常振奋人心，数据表明患者对该药物有很好的耐受力，且部分患者的肿瘤在服用药物后有明显缩小。

与传统的激酶靶向性药物相比，表观遗传药物是通过改变肿瘤细胞的表观遗传谱，进而改变染色质结构和下游基因转录水平来达到抑癌作用的。第 1 代表观遗传药物的设计主要是针对 DNA 甲基化和 HDAC。由于体内的 DNA 甲基化酶只有 3 种，而现有的去乙酰化酶抑制物选择性较差，因此第 1 代表观遗传药物有明显的细胞毒性，对各种细胞有广谱的杀伤力，它们抑癌效应更接近于化疗药物。但是针对甲基化调控酶及识别子所设计第 2

代表观遗传药物，作用靶标更为明确，对下游分子的作用机制更为特异，因此很可能表现出更好的靶向性，也被靶向性治疗界寄予厚望。此外，有研究发现，表观遗传药物和其他类别的药物联合使用可能会提高肿瘤细胞对药物的敏感性，降低抗药性。近10年来，越来越多的表观遗传药物进入临床试验，有些已经获批成药。相信随着肿瘤表观遗传机制的进一步明确，会有更多的表观遗传药物被开发并投入应用。

第三节　神经发育失调疾病与表观遗传

一、神经发生与表观遗传

哺乳动物胚胎的神经发育开始于神经板和神经管，由神经上皮细胞（neuroepithelial cell，NE cell）形成连续的、具有顶部和基底的极性细胞。神经上皮细胞是最早的神经干细胞，具有形成神经元细胞和神经胶质细胞的潜能。当神经细胞生成开始时，神经上皮细胞首先通过复制增加细胞数量，继而部分神经上皮细胞从复制转向生成神经元细胞。神经上皮细胞还可以转化为另一种神经干细胞——放射状神经胶质细胞（radial glial cell，RG）。放射状神经胶质细胞也可以生成神经元和神经胶质细胞。新生成的神经元细胞和神经胶质细胞经过迁移和继续发育，形成成熟的神经组织。少数位于侧脑室下区的放射状神经胶质细胞保持沉寂状态，它们和位于海马齿状回颗粒区的放射状星形细胞一起成为成体神经干细胞的主要来源，负责成体的神经发生。

在神经发生的过程中，神经元细胞要经历维持自我更新和定向分化的一系列过程，控制基因表达的表观遗传调控在这个过程中扮演了重要角色。细胞记忆以表观修饰的方式，在不改变DNA序列的情况下，维持特定的染色体状态，保持神经干细胞的自我更新状态。在随后的神经细胞定向分化过程中，一些与干性维持相关的基因逐渐关闭，而分化特异性基因开始表达，表观修饰也在其中发挥重要作用。在神经干细胞的干性维持过程中，转录因子 TLX 起到了重要作用。它通过招募 HDAC 到其下游靶基因上，从而抑制包括 *p21*、*PTEN* 在内的多个基因的表达，影响细胞周期。另外一种影响神经发生的转录抑制复合物神经元限制性沉默因子（neuro-restrictive silencer factor，NRSF）也可以招募 HDAC，抑制基因的表达，从而影响神经干细胞的干性维持。此外，由组蛋白修饰 H3K27me3 和 H3K4me3 共同构成的"二价结构域"（bivalent domain）常常发生在控制神经发生的一些关键基因上。二价结构域的存在使基因的表达处于一种受抑制但很容易被激活表达的平衡状态。这些基因的沉默和表达调控对神经的定向分化起到至关重要的作用。DNA 甲基化在神经发生过程中也有重要作用。例如在神经发生的开始阶段，激酶信号转导和转录活化蛋白（JAK-STAT）信号通路中的星形细胞特异基因的启动子区域高甲基化，导致胎神经干细胞无法转化为大胶质细胞、星形细胞和少突细胞。但随着发育的进行，这些特异基因的启动子区域变为低甲基化，从而使神经干细胞可以转化为大胶质细胞。在分子层面，

DNA 的甲基化可以被甲基化结合蛋白（MBD）所识别。这些甲基化结合蛋白往往导致转录抑制。因此，甲基化水平的改变会改变局部染色质结构及基因表达。例如，甲基化结合蛋白 MeCP2 的一些突变会导致神经发育疾病 Rett 综合征的发生，这与 MeCP2 在神经发育过程中的表观调控丢失有关。

二、神经发育失调中表观遗传紊乱的特征

尽管基因表达的表观调控在细胞和生物体中广泛存在，但是由于表观遗传调控蛋白的突变所导致的神经系统疾病却并不是很多。为什么只有少数的神经发育疾病与表观突变相关？一个可能的原因是，表观修饰广泛分布在整个基因组上，调控众多基因，广泛地调节生殖细胞生成和胚胎生成。表观修饰蛋白一旦出现丧失功能的突变，就会严重地影响细胞功能和组织发育，从而导致个体死亡。所以可能只有某些影响少数基因表达，或者限定于特定发育周期，以及影响一小部分细胞的表观突变才能保证个体存活，继而在后天生长发育中出现病症。与神经发育疾病相关的表观突变都表现为部分丧失功能的突变。很多与表观遗传突变相关的神经系统疾病是常染色质显性遗传，而且其中 X 连锁占有很大比例。可能原因是表观调控蛋白突变的纯合子是致死的，但对 X 连锁的基因而言，Y 染色体上同源基因的存在可以使雄性的个体得以存活。这种遗传模式也表明表观遗传调控的合适的平衡对个体的发育至关重要。此外，很多神经系统疾病与 X 染色体相关的另一个重要原因是，X 染色体上富集了与大脑发育和行使功能相关的基因。

与表观遗传相关的神经发育失调疾病可以分为两类：一类是表观遗传调控因子缺陷所导致的神经发育疾病；另一类是表观遗传修饰模式缺陷导致的神经发育疾病。

三、表观遗传调控因子缺陷导致的神经发育疾病

（一）DNA 甲基化表达水平和神经发育

小鼠的条件突变实验表明，DNA 甲基化酶 DNMT1 和 DNMT3A 在小鼠大脑的不同区域行使同样的功能。DNMT3A 在小鼠体内负责从头合成 DNA 甲基化，而 DNMT1 则负责 DNA 甲基化的维持。缺失 DNMT1 并不影响有丝分裂后神经元的 DNA 甲基化水平和细胞的存活，但却会造成有丝分裂前神经元细胞的死亡。值得注意的是，DNMT1 和 DNMT3A 的同时缺失会导致产生较小个体的有丝分裂海马神经元细胞。这些神经元细胞中存在着低甲基化现象，并可导致参与长期突触可塑性的基因失调，从而影响学习和记忆。由此可以看出，DNA 甲基化影响哺乳动物神经系统的发育和功能。

（二）精神分裂症和躁郁症

有证据表明，DNA 甲基化参与神经元功能和神经病行为的产生。精神分裂症和躁郁症患者的前额皮质 I ~ IV 层的 γ 氨基丁酸（GABA）能神经元中的 DNMT1 表达水平上升。在这些细胞中，GAD_{67} 和 $RELN$ 基因的启动子区域高甲基化，同时伴随着这两种基因的低表达，表明 DNMT1 的表达水平上升与这些基因的下调有关系。降低的 GAD_{67} 水平

意味着皮质神经元减少产生抑制性神经递质 GABA 和营养蛋白 REELIN，这导致锥体神经元降减少突状突起和神经趋向发育不全。　树突状突触的可塑性降低与精神病患者的认知障碍有很大关系。　有研究表明，在 BA10 皮质 I 和 II 层的终脑 GABA 能的神经元细胞中，DNMT1 和 DNMT3A 的表达水平上升，这有助于理解这些神经元细胞中 GAD_{67} 和 RELN 基因的高甲基化水平。　以上研究表明，DNA 甲基化水平的异常与精神病患者的反常的神经元形态和功能有关。

（三）HSAN1 综合征

以痴呆和听力丧失为特征的 HSAN1 综合征（遗传性感觉神经病）是一种神经发育综合征。　HSAN1 综合征是由 DNMT1 基因突变引起的，突变位置位于 DNMT1 蛋白将 DNMT1 靶向到核内复制原点的区域内。　DNMT1 基因突变导致突变蛋白的降解，酶活性减少，在细胞周期的 G2 期与异染色质的结合减少，最终导致在基因组水平的低甲基化和局部的高甲基化。　HSAN1 综合征的一个显著特征是常染色质显性遗传。　野生型蛋白可能在细胞中依然存在，但只要有突变蛋白存在，细胞就不能维持甲基化水平。　即在人和小鼠中，杂合体的 DNMT1 突变可产生突变的表型，其原因可能是单倍剂量不足或者显性负效应（dominant-negative effect）。　由于 DNMT1 在细胞中以二聚体形式发挥作用，而 HSAN1 的 DNMT1 突变发生在二聚化的结构域中，因而推测突变蛋白和野生型蛋白结合，形成异源二聚体，通过显性失活效应破坏了异源二聚体和异染色质的结合，从而影响了甲基化水平的维持。

（四）ICF 综合征

ICF 综合征（免疫缺陷-着丝粒不稳定-面部反常综合征）与 DNMT3B 突变有关。　ICF 综合征的临床表现包括：面部畸形、智力缺陷、重复发生的长期的呼吸系统感染、皮肤和消化系统感染及长期免疫球蛋白下降导致的免疫缺陷。　ICF 综合征患者的细胞遗传的反常包括：影响 1 号、9 号及 16 号染色体的异染色质区域的染色质改变。　比如，染色体螺旋解体、染色单体和染色体断裂、体细胞配对、同源和非同源染色体的交换等。　这些染色体的外周着丝粒异染色质变得松散并融合成多线状的结构。　在分子水平上，ICF 综合征患者在 1 号、9 号及 16 号染色体和 Y 染色体长臂末端的外周着丝粒的卫星 DNA 区域显示出低甲基化。　对 ICF 综合征的细胞研究表明，存在广泛的 DNA 低甲基化、复制时间延长、核酸酶的超敏感性及 X 和 Y 染色体沉默基因的泄漏表达。　有显著表达变化的基因涉及免疫功能、信号转导、mRNA 转录、发育和神经形成。　反常的表观修饰包括 LHX2 等基因的启动子区域的 DNA 甲基化丢失、组蛋白 H3K27 三甲基化（抑制性标志）的减少、H3K9 乙酰化和 H3K4 三甲基化（激活性标记）的获得。　受影响的基因包括与免疫系统和大脑发育密切关联的同源异形盒基因。　以上研究表明，DNMT3B 突变的影响是多向性的，影响许多与神经系统发育相关的基因。

（五）Rett 综合征

Rett 综合征是 X 连锁的神经发育疾病，是由起重要作用的表观调控蛋白 MeCP2 的遗传缺陷所引起。 MeCP2 是甲基化 DNA 结合蛋白,它通过结合甲基化 DNA 在表观遗传调控中发挥重要作用。 Rett 综合征的发生概率为 1/1.5 万~1/万。 Rett 综合征患儿最初发育正常,在 6～18 个月开始发病,出现认知、运动和社会行为障碍。 在这个时期,患儿表现出典型的神经系统疾病症状,比如歇斯底里和拍手的刻板动作、无意识的运动等。 疾病是进行性的,进一步的临床症状表现为严重的智力缺陷和运动障碍。 Rett 综合征在女性患者中表现出 X 连锁的嵌合现象,即功能正常的细胞(带有 MeCP2 突变的 X 染色体处于失活状态)和缺陷细胞(带有野生型 MeCP2 的 X 染色体失活)相互混杂。 每一个细胞正常与否取决于它所携带的 MeCP2 蛋白的活性。 男性患者的病情更加严重。 因为他们只有 1 条 X 染色体,如果携带 MeCP2 突变蛋白,就会导致病情更加严重。 X 染色体的失活模式与疾病的严重程度正相关,而 X 染色体失活存在偏态分布。 最新的一些研究发现,在一些 Rett 综合征的家族中,没有 MeCP2 的突变发生。 基于这个发现,Villard 提出假说,认为家族性的 Rett 综合征是由两个原因导致的:一是 X 连锁的基因座反常地逃避 X 染色体失活;二是在女性携带者中存在 X 染色体失活的高偏态分布。

尽管 MeCP2 很早就被认为是一种甲基胞嘧啶结合蛋白,但是 MeCP2 作用的分子机制目前仍存在争议。 导致 Rett 综合征的 MeCP2 突变都存在于高度保守的区域,而几乎所有的这些突变都会导致蛋白完全或部分丧失功能。 值得注意的是,带有 MeCP2 基因复制的男性也显现出神经发育迟缓、智力低下等类似 Rett 综合征的症状,说明 MeCP2 合适的表达剂量对神经细胞的发育和功能非常重要,MeCP2 缺少或获得都会导致类似的神经系统缺陷。

MeCP2 基因敲除小鼠和脑特异的基因敲除小鼠研究证明,剂量依赖的 MeCP2 缺失主要影响中枢神经系统。 研究发现,MeCP2 在神经元细胞核中含量很高,它的缺失导致神经元染色质结构的全局性改变,而 Rett 综合征正与此相关。 基于这些观察 Skene 等提出假说,认为 MeCP2 在神经元中不是基因特异的转录抑制子,而可能是一种基因组水平的 DNA 甲基化依赖的转录抑制蛋白。 这个假说可以更好地解释 MeCP2 在功能上的冲突,即 MeCP2 一方面存在于与 Sin3a 和 HDAC 蛋白一起的转录抑制复合物,另一方面存在于与 CREB1 在一起的转录激活复合物中。 MeCP2 不仅在神经元细胞中影响 Rett 综合征,最近有报道 MeCP2 在星形细胞和小胶质细胞中也影响 Rett 综合征的行为表型。 Rett 综合征是 MeCP2 缺陷在神经元和非神经元细胞中共同作用导致的结果。

对小鼠的研究表明,将 MeCP2 重新放回 MeCP2 敲除的小鼠可以逆转 Rett 综合征的神经生理症状,而将正常成年小鼠的 MeCP2 表达关闭则可以导致 Rett 综合征典型行为的出现。 这说明 MeCP2 在小鼠大脑的各个时间段都是必需的,因为它与 DNA 甲基化模式的维持有着重要关系;也说明 Rett 综合征是可以逆转的,在发育早期时段 MeCP2 的缺失并没有造成不可逆的细胞损伤。 这项研究的发现也预示着未来的基因治疗在解决 Rett 综合征中有很大的应用前景。

（六）ATR-X 综合征

ATR-X 综合征（α 地中海贫血/智力低下综合征）是一种罕见的 X 连锁疾病，与地中海贫血/智力低下综合征 X 连锁同源蛋白（ATRX）的突变有关。该综合征只限发生于男性，女性携带者通常智力正常，也没有其他生理性病变。ATR-X 综合征表现出严重的智力低下，伴随着其他生理病变如泌尿细胞病变、α 地中海贫血等。生理性病变也不仅局限于神经系统，非神经系统的反常还包括颜面畸形及骨骼、肺、肾和消化系统的病变等。ATR-X 基因属于蔗糖非发酵 2 家族的染色体重构蛋白，它可以和 MeCP2 蛋白相互作用。对 ATR-X 综合征携带者的研究发现，多种组织中出现反常的 X 染色体失活模式。ATRX 蛋白主要定位在细胞核中，结合在外周异染色质上。ATR-X 患者中，由于 ATRX 基因的突变导致 ARTX 蛋白大量减少，甚至完全消失。ATRX 活性蛋白的减少为何会导致 ATR-X 综合征目前尚不清楚。ATRX 蛋白通过和 MeCP2 的相互作用影响基因的表达，ATRX 突变导致 DNA 甲基化模式在一些重复序列的反常，这些重复序列包括核糖体 DNA 重复序列、亚端粒重复、Y 染色体特别的卫星重复序列等。此外，ARTX 蛋白还调控包括 α 球蛋白等一些基因的表达。MeCP2 也有非 Rett 综合征的突变。有报道 MeCP2 蛋白的 A140V 突变刚好位于 MeCP2 和 ATRX 相互作用的作用位点上，该突变破坏了两者的结合。带有 A140V 突变的患者在神经发育的临床症状上没有 Rett 综合征患者严重。

（七）Cornelia de lange 综合征

MeCP2 在体内和粘连蛋白复合物的结构成分相互作用，MeCP2、ATRX 和粘连蛋白（cohesin）在小鼠前脑的细胞中共定位于基因组的基因印记控制区域。因为它们之间存在相互作用，编码粘连蛋白结构和调控蛋白出现突变而导致神经发育出现异常。Cornelia de lange 综合征（CdLS）是一种遗传性疾病，它的特征包括：典型的面部形状、上肢畸形、胃肠道失能、生长延迟、认知障碍等。CdLS 的智力低下从中等到严重情况不一。大多数的 CdLS 是由于粘连蛋白调控亚基 NIPBL（nipped B-like）蛋白或结构亚基 SMC1A 和 SMC3 的突变造成。与 CdLS 相关的粘连蛋白及其协同蛋白的剂量变化并没有引起染色单体粘连的明显缺陷。因此，CdLS 的病因更可能是胚胎发育过程中粘连蛋白介导的基因表达的失调。对于粘连蛋白对基因表达调控的机制，一种假说认为是粘连蛋白发挥隔离子的作用，阻碍了增强子和启动子的相互作用。ATRX、粘连蛋白和 MeCP2 在体内存在相互作用，并且它们在小鼠前脑共定位于印记控制区域。实验表明，缺失 ATRX 会降低粘连蛋白、CTCF 和 MeCP2 在基因 glt2 和其他印记区域的占有率。ATRX 对粘连蛋白和 CTCF 的招募潜在地意味着 ATRX 调控更高层次的染色体构象，它与 MeCP2 及粘连蛋白的相互作用对脑中与发育相关的印记基因的沉默调控至关重要。从机制上讲，MeCP2 和粘连蛋白可以调控染色质环化，而 ATRX 的作用可能是在染色质环化过程中在靶点基因区域介导远程的相互作用。

（八）Rubenstein-Taybi 综合征

Rubenstein-Taybi 综合征是一种遗传性多系统疾病，它的基本特征是智力低下，但是该综合征不局限于神经系统，其临床特征在多种器官都有所体现，常表现为面部异常、阔拇指、巨趾及发育障碍和对癌症的易感性等。 Rubenstein-Taybi 综合征主要是由于 CREB 结合蛋白（CBP）的突变造成的。 CBP 是一种组蛋白乙酰化转移酶，是转录激活辅助蛋白。 CBP 可以和 300 多种转录因子相互作用，广泛地调控基因的转录。CBP 参与干细胞的分化和发育，对小鼠的实验显示 CBP 的单倍剂量不足可以导致认知障碍。 在神经系统的发育方面，敲低 CBP 蛋白导致从皮质前体细胞向神经生成和神经胶质生成的效率下降。 有证据表明，CBP 能够结合参与神经发育的多种基因的启动子区域，并调节它们的组蛋白乙酰化，以此来调节这些决定细胞向神经方向分化的关键基因的表达。

（九）Coffin-Lowry 综合征

Coffin-Lowry 综合征是 X 连锁的神经发育疾病，主要限于男性。 其病症包括生长和精神运动推迟、一般的张力减退和骨骼异常、智力低下等。 Coffin-lowry 综合征是由于少数染色体重构和染色体结构维持异常所引起的疾病。 在分子水平上，Coffin-Lowry 综合征是由编码丝氨酸/苏氨酸激酶的 *RSK2* 基因的功能突变所造成的。 RSK2 影响染色质结构有两种机制：一是它直接磷酸化组蛋白；二是它可以和组蛋白乙酰转移酶 CBP 相互作用。但是目前尚不清楚 Coffin-Lowry 综合征的认知障碍是否是由表观遗传机制影响的基因表达失调所引起。

（十）组蛋白甲基化修饰在神经发育疾病中的作用

对组蛋白甲基化的研究表明，组蛋白甲基化与神经系统疾病有着重要关联。 哈佛大学的施扬实验室发现 KDM5C/SMCX 是组蛋白 H3K4me3 特异的去甲基化酶，它和 X 连锁的智力低下（XLMR）有重要关系。 在很多 XLMR 患者中发现有 SMCX 的错义突变，这些突变导致酶活性降低，表明 SMCX 的去甲基化酶活性与 XLMR 有关系。 与 XLMR 有关的另一个组蛋白去甲基化酶是 PHF8（plant homeo domain 8）。 PHF8 是组蛋白 H4K20me1 和 H3K9me1、H3K9me2 的去甲基化酶。 PHF8 的去甲基化酶活性又与它的 PHD 结构域对 H3K4me3 的结合有关。 这仅仅是一个不同组蛋白修饰存在交互调控的例子，而组蛋白修饰的交互调控是广泛存在的，构成复杂的基因表达调控网络。 PHF8 在斑马鱼中的研究表明，敲除 *PHF8* 影响斑马鱼大脑的细胞生存和下颚的发育，而这种影响与 PHF8 对转录因子 MSX1/MSXB 表达的直接调控有关。 以上研究说明，组蛋白甲基化的动态调控的平衡对维持正常神经系统功能有关键作用。

另一方面，众多组蛋白修饰识别蛋白参与神经发育疾病的发生发展。 脆性 X 染色体智力迟钝蛋白（fragile X mental retardation protein，FMRP）的突变是造成脆性 X 染色体失调患者智力低下的重要原因。 FMRP 最早被发现是 RNA 结合蛋白，通过调节蛋白翻译参与疾病的发生。 最新的研究发现，FMRP 可以进入细胞核中，通过氨基端的 Agenet 结构域结合甲基化的组蛋白（H3K79 甲基化），从而使 *FMRP* 定位到染色质上，调节 DNA 修复过程。 *FMRP* 突变的小鼠在减数分裂过程中染色体联会复合体的形成受到影响，从而影响精子的生成。 目前，FMRP 影响 DNA 修复过程和脆性 X 综合征的关系尚有待进一步研究。 组蛋白甲基化识别与神经疾病相关的另一个例子是 PHF21A 蛋白。 PHF21A 蛋白是导致智力低下、额面部反常的一个重要的疾病蛋白。 PHF21A 的植物同源异型域（PHD）结构域结合未修饰的组蛋白 H3 氨基端（H3K4me0）。 PHF21A 是 LSD1-HDAC 转录抑制复合物成分，并含有组蛋白去甲基化和去乙酰化酶活性。 在分子层面上，PHF21A 可招募 LSD1 到神经发育相关基因 *SCN3A* 的启动子区域并抑制其表达。 而当 *PHF21A* 有单拷贝缺失时，单倍剂量不足会引起该区域的异常转录，进而引起 SCN3A 表达水平的提高。 这两个例子，在一定程度上揭示了组蛋白甲基化的识别异常可导致神经发育疾病病变，这与前面提到的 *MeCP2* 在 Rett 综合征中的突变十分相似，也揭示了表观遗传调控对神经系统功能的重要性。

四、 表观遗传修饰分布异常导致的神经发育疾病

（一） 脆性 X 染色体系列疾病

脆性 X 染色体系列疾病（fragile X spectrum disorders）包括 3 种不同的疾病：脆性 X 综合征（fragile X syndrome，FXS）、脆性 X 连锁的震颤/失调综合征（fragile X-associated tremor/ataxia syndrome）和脆性 X 连锁的初级卵巢分泌不足（fragile X-associated primary ovarian insufficiency，FXPOI）。 FXS 是遗传性认知缺陷的首要原因，受其影响的男性可出现中等到严重的认知障碍、巨大睾丸和结缔组织发育异常。 脆性 X 染色体失调与 X 染色体上的 *FMR1* 基因密切相关。 *FMR1* 基因编码 FMRP 蛋白，前文已提到它可以通过对甲基化组蛋白的识别影响 DNA 修复和细胞周期中联会复合体的形成。 除此以外，*FMR1* 基因本身还受到复杂调控。 *FMR1* 基因的 5′ 非翻译区域存在 CGG 三核苷酸重复序列。 在正常人群中三核苷酸可能有 6～55 次重复，但是传代过程重复并不稳定，有可能发生延伸拓展，当延伸达到 55～200 次重复时，就产生前突变的 *FMR1* 等位基因；当延伸超过 200 次时，女性携带者就会产生完全突变的 *FMR1* 等位基因的后代。 而此时过长的三重复延伸就会起始一系列的分子变化，最终导致 *FMR1* 基因转录沉默。 相关的分子变化按以下顺序依次发生：组蛋白的去乙酰化、组蛋白 H3K9 甲基化、DNA 甲基化和 H3K4 去甲基化。 重复序列结合蛋白可以招募 HDAC、HMT 和异染色质蛋白 1（HP1）。 *FMR* 基因的沉默导致 FMR1 蛋白的缺失，这正是 FXS 综合征的起因。 而对于 FXTAS 患者来说，*FMR1* 前突变等位基因包含 CGG 序列的高表达可以引起一系列的事件，导致中枢神经系统退化性病变。 女性 *FMR1* 前突变等位基因的携带者有发生 FXPOI 的风险。

FMR1 的基因转录调控非常复杂，存在着正义链和反义链两个方向的转录，并且分别有多个转录起始位点。 两个方向的转录对表型都有所影响。 因此，Kumari 和 Usdin 提出

了基于 RNA 的异染色质形成模型。 在这个模型中，由 Dicer 剪切生成双链 RNA，并形成 RNA 诱导的转录失活复合体。 该复合体定位到受调控的基因上，从而协助组蛋白 H3 和 H4 的去乙酰化，以及 H3K9 的甲基化和 DNA 甲基化。 在这些参与的表观遗传机制中，组蛋白的修饰（包括 H3/H4 乙酰化和 H3K9 甲基化）不足以导致 *FMR1* 基因的完全失活。 只有在启动子区域的重复延伸序列建立稳定的 DNA 甲基化后，*FMR1* 基因才可以完全沉默。

（二）基因印记疾病

基因组印记是对来源于父方和母方的等位基因进行不同的表观修饰的结果。 基因组印记主要影响哺乳动物二倍体细胞的印记基因的等位基因，导致其中一个有表达，另一个转录沉默（单等位基因表达）。 目前已知大约有 100 多个印记基因。 这 100 多个印记基因可以分成 16 个独特的簇，分布在大约一半的常染色质上。 这些基因印记可以发生自发或实验诱导的丢失。 Angelman 综合征和 Prader-Willi 综合征是两个典型的基因组印记疾病（imprinting disorder），它们的发生是由于 15 号染色体印记基因区域的突变。 Angelman 综合征是一种神经发育疾病，特征包括患者智力发育延迟、惊厥、经常性的大笑等。 它是由于位于母系中枢神经系统等位基因的印记区域的 Ube3A 基因的突变造成的。 该基因编码一个 E6AP 的泛素连接酶。 Prader-Willi 综合征也是神经发育疾病，特点是患者智力低下、认知障碍及因摄食过量而导致的肥胖。

对于 Angelman 综合征和 Prader-Willi 综合征的研究发现，它们与 15 号染色体印记区域的缺失有重要关联。 两种综合征缺失的区域并不完全一致，但有重叠区域，该区域被称为 SRO 区域（shared region of overlap）。 该区域是一个不同甲基化的区域（DMD 区域）。 在 Prader-Willi 综合征中，DMD 区域出现突变或表观遗传模式的改变。 对于每一个 DMD 区域而言，它们来自父方和母方的等位基因的表观遗传修饰是不同的，可以一方是甲基化的，另一方是非甲基化的。 这种甲基化的状态在受精过程中得以维持。 一旦该甲基化模式出现紊乱，就会导致疾病的发生。

五、药物及营养因素与神经系统疾病

环境因素，包括营养和药物，对表观遗传修饰有着重要影响。 最新发现一种抗抑郁药丙米嗪（imipramine）可以通过改变表观遗传修饰来缓解抑郁症状。 其机制是丙米嗪能够增加脑衍生神经营养因子（brain-derived neurotrophic factor，BDNF）P3 和 P4 基因启动子区域的 H3 和 H4 乙酰化及 BDNF P3 基因启动子区域的 H3K4 二甲基化，从而上调海马区域的 BDNF 的表达量。 其他精神疾病治疗药物也有恢复表观修饰的效应，它们包括丙戊酸（valproic acid）、氯氮平（clozapine）、舒必利（sulpiride）和锂（lithium）。 缩宫素（oxytocin）是一种与社会行为相关的激素，目前已被用来尝试治疗自闭症。 在自闭症儿童大脑缩宫素受体基因的启动子区域存在反常的高甲基化现象。 缩宫素和其他治疗自闭症的药物可能具有恢复表观修饰的功能。 基于这些发现，用于改变表观修饰的化合物成为发

展治疗神经和精神疾病的候选物。

不仅药物对表观遗传修饰有影响，营养因素也可以改变表观修饰状态。 典型的例子是叶酸。 叶酸作为甲基化供体，适量摄取叶酸对维持甲基化状态是必要的。 怀孕期的女性如果叶酸摄取不足就会导致婴儿的神经管发育不全。 研究发现，对怀孕期大鼠给予过多营养会导致糖尿病，但是如果对这样的大鼠限制营养，同时补给叶酸就可以减缓反常症状。 实验中发现，叶酸增加了 $PPAR\text{-}\alpha$ 基因和 $glucocorticoid$ 受体基因启动子区域的甲基化程度，从而抑制了这些基因的表达。 另外研究还发现，怀孕期营养的缺失会导致胎儿肝组织中 MeCP2 表达的下降。 尽管同样的情况下 MeCP2 在脑中是否表达下降尚未被研究，但这可能是叶酸不足影响神经管发育的一个机制。

自 20 世纪 80 年代以来，叶酸就被经验性地用于治疗自闭症患者，但这只对一部分患者有效果。 而且目前尚不得知，叶酸对自闭症的治疗是否是基于它的表观修饰效应，因此有必要确认叶酸治疗是否引起基因组的 DNA 甲基化发生改变。 目前的表观遗传学技术的发展能帮助我们找出叶酸治疗引起的 DNA 甲基化改变的叶酸受体基因，这将成为新的治疗靶点。 叶酸作为一种营养物质，它的治疗量是相对安全的。 但是它作用于全局性，而非针对某一具体变异位点，因此还需要更为特异的表观遗传治疗方式，比如特异地结合到吡咯-咪唑-聚酰胺的针对 DNA 甲基化和组蛋白去乙酰化酶的抑制剂，以及能够识别并结合 DNA 小沟的小分子化合物。 这些物质可以识别特定的 DNA 序列并调节它们的表达。

还有一个影响表观修饰的营养物质是蜂王浆。 它可以将遗传背景完全一致的雌性蜜蜂转变为可孕的蜂王，这主要是通过表观修饰效应来达到的。 最近的研究发现蜂王浆有消除全局性 DNA 甲基化的效应。 沉默 DNA 甲基化酶 DNMT3A 的表达也会对蜜蜂幼虫的发育有类似的效应。 但是蜂王浆对神经系统发育的影响尚有待研究。

六、 记忆和成瘾形成过程中的表观遗传

记忆和成瘾的分子机制目前尚不很清楚。 目前认为，大脑学习和记忆的一个基础是神经元活动能够增强或减弱神经突触的相互联系，从而使神经元之间的交流得以发生。 这被称为突触的可塑性（synaptic plasticity）。 对于突触可塑性的一个测量方式是长期增强作用（long-term potentiation）。 表观遗传在学习和记忆的形成和维持过程中都发挥了重要作用。

首先组蛋白乙酰化参与了学习和记忆过程。 Swank 等发现微管关联蛋白（MAP）激酶可以调节小鼠的味觉憎恶记忆，进一步发现它通过调节小鼠岛叶皮质的组蛋白乙酰化修饰影响情感加工和憎恶记忆。 而使用组蛋白去乙酰化酶的抑制剂可以恢复神经突触的缺陷和缺少组蛋白乙酰化转移酶 CBP 小鼠的恐惧记忆。 进一步研究发现，组蛋白去乙酰化酶抑制剂 NaBut 可以显著提高动物的学习能力。

DNA 的甲基化对突触可塑性也有重要影响。 抑制 DNA 甲基化酶 DNMT 的功能能够

破坏成年海马细胞的长期增强作用。 研究发现，DNMT 的抑制剂改变了影响成年海马细胞突触可塑性的重要基因 *Reelin* 和 *BDNF* 的启动子区域的甲基化水平。 采用恐惧条件的研究模型发现，抑制海马区域的 DNMT 酶可以破坏恐惧刺激记忆的形成，但并不影响恐惧记忆的维持，说明海马区域虽然是记忆形成的一个重要单位，但不是唯一的单位。 进一步的研究表明，破坏小鼠背中间线前额皮质的 DNA 甲基化严重地削弱小鼠的长期记忆，但不影响小鼠的短期记忆。 这些研究表明，记忆的形成由大脑的多个区域来行使，而且与 DNA 甲基化模式有重要关联。

DNA 去甲基化对学习和记忆的影响的研究刚刚开始。 金属-四环素/H^+ 反向转运蛋白（TET）蛋白家族的研究初步阐明了 DNA 去甲基化的生化机制。 TET 蛋白可以将甲基化胞嘧啶氧化成为羟甲基化嘧啶，并进一步氧化，最终实现去甲基化。 *TET1* 敲除小鼠的空间学习能力和短期记忆受到严重影响。 但还有研究表明 *TET1* 的敲除导致小鼠海马区域的长期抑制，但并不影响空间记忆和恐惧记忆。 上述研究虽然是互相冲突的，但均表明 TET1 蛋白是记忆的一个关键调控蛋白。 TET 蛋白家族对学习和记忆的影响仍有待深入研究。

药物成瘾是一种复杂的破坏性疾病。 成瘾是基因、生理和环境因素所共同导致的不可控制的药物摄取。 药物成瘾可以看作是一种反常的学习失调，它和记忆有着共同的形成和维持机制。 迄今，对学习和记忆的表观机制研究已有 10 多年时间，但是对成瘾的表观机制研究却刚刚开始。 初步研究表明，可卡因的摄入可以改变伏核（nucleus accumbens，NAc）的组蛋白 H3 和 H4 乙酰化水平，而且长期摄入可卡因和短期摄入可能改变不同基因的组蛋白乙酰化。 但是乙酰化的改变和药物成瘾的关系研究还很有限。 长期摄入可卡因或鸦片还可以抑制组蛋白甲基化酶 G9A 的活性，从而降低 H3K9me2 的水平。 在伏核区域敲除 G9A 可以增加神经的枝状分叉，说明 G9A 在药物依赖的突触可塑性方面发挥一定作用。 G9A 还在药物成瘾的一个关键转录因子 δ-FosB 的负反馈调节中发挥关键作用。 DNA 甲基化在药物成瘾方面的研究更少，目前有少量研究显示 DNA 甲基转移酶 3（DNMT3）和 MeCP2 与药物成瘾有关，但其作用机制有待进一步研究。

综上所述，表观遗传学通过 DNA 甲基化、组蛋白修饰、染色体重排等方式参与生命活动的各个方面，对神经系统的生成、发育和神经发育疾病的发生、发展有着重要的作用。 表观遗传紊乱所导致的神经发育疾病主要体现在表观遗传调控蛋白缺陷所导致的神经发育疾病和表观遗传学修饰模式缺陷导致的神经发育疾病两个方面（表 15-5，图 15-4）。 但由于对神经发育疾病的表观遗传学机制研究的时间尚短，对神经发育疾病仍有待继续深入研究。 表观遗传修饰是一种可逆的修饰，这为表观治疗提供了一种可能性，对 Rett 综合征的小鼠重新加入 *MeCP2* 可以部分逆转 Rett 综合征的症状是一个很好的例子。 对神经发育疾病开展表观治疗研究将为这些复杂性疾病的治疗开创新的途径和方向。

表 15-5　与神经发育疾病相关的表观遗传蛋白

表观遗传蛋白	蛋白功能	神经发育疾病	OMIM	临床表现
DNMT1	DNA 甲基化酶	精神分裂症、躁郁症	614116	精神障碍、智力障碍、自杀率高
DNMT1	DNA 甲基化酶	HSAN1 综合征	614116	痴呆、听力丧失
DNMT3B	DNA 甲基化酶	特发性慢性疲劳（ICF）综合征	242860	面部畸形、智力缺陷、免疫缺陷
MeCP2	DNA 甲基化结合蛋白	Rett 综合征	312750	认知障碍、智力缺陷、运动障碍
ATRX	染色体重构蛋白	ATRX 综合征	301040	智力低下及其他生理病变，如泌尿细胞病变、α-地中海贫血等
ARTX/MeCP2	染色体重构蛋白/DNA 甲基化识别蛋白	CDL 综合征	301040/312750	典型的面部形状、上肢畸形、胃肠道失能、生长延迟、认知障碍
CBP	组蛋白乙酰化转移酶	Rubinstein-Taybi-综合征	600140	智力低下，幼儿生长迟缓而青少年时期的体重增加过多，反常的颅面部特征
EP300	组蛋白乙酰化转移酶	Rubinstein-Taybi-综合征	613684	智力低下，幼儿生长迟缓而青少年时期的体重增加过多，反常的颅面部特征
RSK2/CBP	组蛋白磷酸化激酶/组蛋白乙酰化转移酶	Coffin-Lowry 综合征	303600	生长和精神运动推迟、一般的张力减退和骨骼异常
SMCX	组蛋白去甲基化酶	X 连锁精神发育迟缓	300534	认知障碍、巨大睾丸和结缔组织发育异常
PHF8	组蛋白去甲基化酶	同上	300263	认知障碍，颅面部反常，肌肉、造血系统发育缺陷
FMRP	组蛋白识别蛋白	脆性 X（染色体）综合征	309550	认知障碍、巨大睾丸（男性）、卵巢遗传（女性）
EHMT1	组蛋白甲基化转移酶	Kleefstra	610253	认知障碍、张力减退、颅面部反常
PHF21A	组蛋白识别蛋白	Potocki-Shaffer 综合征	608325	智力低下、颅面部反常
CHD7	染色体重构蛋白	CHARGE 综合征	214800	嗅球不发育/发育不全和性腺功能减退，生长发育迟缓，耳畸形
CHD8	染色体重构蛋白	ASD(自闭症)	610528	认知障碍、社交互动障碍，局限、重复的行为

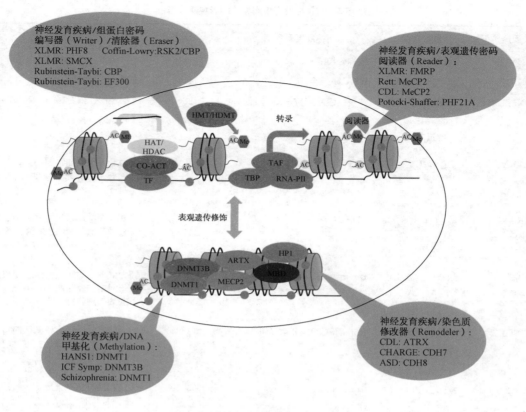

神经发育疾病/组蛋白密码
编写器（Writer）/清除器（Eraser）
XLMR: PHF8　　　Coffin-Lowry:RSK2/CBP
XLMR: SMCX
Rubinstein-Taybi: CBP
Rubinstein-Taybi: EF300

神经发育疾病/表观遗传密码
阅读器（Reader）：
XLMR: FMRP
Rett: MeCP2
CDL: MeCP2
Potocki-Shaffer: PHF21A

神经发育疾病/DNA
甲基化（Methylation）：
HANS1: DNMT1
ICF Symp: DNMT3B
Schizophrenia: DNMT1

神经发育疾病/染色质
修改器（Remodeler）：
CDL: ATRX
CHARGE: CDH7
ASD: CDH8

图 15-4　表观遗传蛋白和神经发育疾病

第四节　糖尿病和肥胖中的表观遗传

一、糖尿病、肥胖、代谢综合征

糖尿病因其高发病率，已经逐渐在全球范围内影响人们的健康，预计到 2030 年将成为第 7 位导致死亡的疾病。世界卫生组织（WHO）数据显示：2010 年全球约有 3.47 亿人患糖尿病，并预测这个数字可能在 2030～2040 年翻倍（http://www.who.int/mediacentre/factsheets/fs312/en/）。糖尿病是慢性非传染性疾病，主要发病机制是缺少胰岛素的合成和（或）在靶器官中缺少对胰岛素的响应，其特点是机体高血糖含量。研究表明，糖尿病患者患其他疾病的风险大大增加，包括心血管疾病、高血压、肾衰竭和癌症等；糖尿病患者的死亡风险是健康人群的 2 倍。

糖尿病主要分为两种类型：1 型糖尿病和 2 型糖尿病。1 型糖尿病是由于胰岛 β 细胞未能产生足量的胰岛素来维持正常血糖水平所致。1 型糖尿病的发病年龄较低，90％在儿童时期诊断出来。2 型糖尿病发病年龄较晚，是在出现胰岛素抵抗的情况下产生的，90％

的糖尿病属于 2 型糖尿病。 胰岛素抵抗是指胰岛素的靶器官（骨骼肌、肝脏、脂肪组织等）对胰岛素的敏感性降低，即胰岛素不能有效促进机体对葡萄糖的摄取。 在 2 型糖尿病的早、中期，为了维持正常的血糖水平，胰岛 β 细胞代偿性分泌过多胰岛素，长期的胰岛素过量分泌造成胰岛 β 细胞的衰竭，引起血液中葡萄糖浓度逐渐升高，进而导致糖尿病。

2 型糖尿病与遗传及表观遗传如生活方式等因素密切相关。 肥胖是导致胰岛素抵抗和 2 型糖尿病的最初危险因子，胰岛素抵抗是 2 型糖尿病的触发器。 造成胰岛素抵抗的主要原因是脂肪代谢异常，即脂肪异常分布、过度堆积。 肥胖引起的胰岛素抵抗与脂肪细胞来源的激素/细胞因子等增多，如游离脂肪酸（FFA）、肿瘤坏死因子-α（TNF-α）的增多，及脂联素的不足有关。 目前 2 型糖尿病的流行病学研究表明，糖尿病是由致糖尿病相关基因异常表达、过度的热量摄入和缺乏锻炼的综合结果。 同时肥胖与冠状动脉疾病、高血压及某些癌症的发病率呈正相关，是一种复杂的多基因性状，是基因和环境共同作用的结果。

代谢综合征是指人体的蛋白质、脂肪、碳水化合物等物质发生代谢紊乱的病理状态，患者表现为肥胖、2 型糖尿病、血脂异常及高血压等各种症状，发病原因是多方面的、复杂的，发病机制有待阐明。

表观遗传领域的发展主要集中在最近的 20 年左右，虽然起步较晚，但是能够很好地解释环境因素和基因组的相互作用。 糖尿病、肥胖、代谢综合征与遗传因素及环境、营养等表观遗传学因素密切相关。 近年来，其发病的表观遗传机制研究取得较多进展，本节将概述表观遗传学理论在糖尿病和肥胖研究中的应用。

二、表观遗传与胰岛素分泌和糖尿病

（一）DNA 甲基化与胰岛素基因的表达

新生儿短暂性糖尿病与 DNA CpG 甲基化异常有关。 全基因组甲基化分析结果显示，两种类型的糖尿病患者均存在 DNA 甲基化异常，并且都伴随 DNA 甲基转移酶水平的上调。

胰岛素是一种重要的调节新陈代谢的激素。 胰岛素由胰岛 β 细胞释放：当血糖水平升高时，葡萄糖被运输至胰岛 β 细胞，使 ATP/ADP 水平升高，进而触发胰岛素的胞外分泌。 胰岛素的分泌量由胰岛 β 细胞的数量和每个细胞的分泌能力决定。 胰岛素分泌不足不能维持正常血糖水平，进而引起 2 型糖尿病的发生。 DNA 甲基化和组蛋白修饰的异常在调节胰岛素释放过程中扮演着重要角色。 胰岛素基因周围 DNA 区域是被高度甲基化的，编码胰岛素的基因可能受 DNA 甲基化的调控。 另有研究表明，与不分泌胰岛素的细胞相比，在胰岛 β 细胞中胰岛素基因启动子区是去甲基化的。 此外，位于胰岛素基因启动子上游 182bp 处的 CpG 位点的甲基化影响该基因的表达，有报道认为基因重组出高甲基化的状态能导致胰岛素基因表达量的下降。

Mutskov 等证明，胰岛素基因是一个大而开放的染色质区域，它呈现出高组蛋白修饰水平，是活性基因的典型代表。 胰岛素基因的表观遗传调控在 2 型糖尿病患者中起重要作用：与非糖尿病个体相比，2 型糖尿病患者胰岛中的 α 和 β 细胞中 4 个 CpG 位点的 DNA 甲基化水平显著升高，分别位于转录起始位点上游 234bp、180bp 和 102bp 处及下游 63bp 处；而且葡萄糖刺激后，患有 2 型糖尿病患者的胰岛中，胰岛素基因的表达、胰岛的分泌功能及胰岛素含量均有所降低。 另有研究表明，与 β 细胞相比，α 细胞中胰岛素启动子区的甲基化水平是显著增加的，这暗示着在特定胰岛细胞中 DNA 甲基化水平在调节胰岛素基因表达过程中有重要作用。 与上述实验结果一致的是：功能荧光素酶实验证明，人类胰岛素 DNA 甲基化和胰岛素表达间具有负相关性。

2 型糖尿病患者常伴随糖化血红蛋白（HbA1c）水平升高的症状。 研究表明，胰岛素 DNA 甲基化水平和 HbA1c 水平密切相关，胰岛素基因启动子区 DNA 甲基化水平与 HbA1c 的水平呈正相关，这预示着持续的高血糖会促进胰岛素基因的甲基化。 目前，该猜想已经在 β 克隆细胞株中被证实：在高葡萄糖水平的培养基中培养细胞 48 小时，胰岛素基因启动子区 DNA 甲基化水平显著提高。

（二）胰岛素分泌过程中转录因子和组蛋白修饰的作用

现已有证据表明，多类组蛋白修饰酶的异常与糖尿病的发生有关，特别是去乙酰化酶的异常表达。 人的 HDAC 主要分为 4 类：第 1 个被鉴定的人 HDAC 与酵母 RPD3 的结构相近，被归为第 1 类去乙酰化酶，主要包括 HDAC1～HDAC3 和 HDAC8。 第 2 类 HDAC 的催化区域与酵母的 HDAC1 蛋白同源，包括 HDAC4～HDAC7、HDAC9 和 HDAC10。 最近发现酵母的 SIRT2 也是一种 HDAC。 人类中 SIRT2 同源物已经被鉴定出来，归为第 3 类去乙酰化酶，在人类中分别为 SIRT1～SIRT7。 去乙酰化酶是 HDAC11 单独成为第 IV 类。 GWAS 鉴定出染色质区域 6q21 的单核苷酸多态性（SNP）与两种类型糖尿病都有关，而 HDAC2 也定位在该区域。 进一步研究发现，HDAC2 水平的异常升高与糖尿病患者的肾损伤有关。

胰岛素基因 H3K4 二甲基化和组蛋白修饰水平的提升，伴随着 2 种胰岛素邻近基因（酪氨酸羟化酶和胰岛素样生长因子）的特异性协同表达。 进一步研究表明，在胰岛 β 细胞中，这 2 个邻近基因的组蛋白乙酰化水平对胰岛素基因的表达调控有重要作用，而且与促炎细胞因子白细胞介素-1β（IL-1β）、组蛋白乙酰化和胰岛素基因的表达之间有相关性。 IL-1β 是胰岛 β 细胞损伤中的重要调节因子，它能够阻止胰岛 β 细胞的损伤，并提高胰岛素基因的表达。 在糖尿病患者中，表观遗传靶向药物沃雷诺斯通过阻止 IL-1β 的表达，进而遏制胰岛 β 细胞的损伤。

人胰岛中组蛋白修饰的全基因组分析已经完成。 Bhandare 等对人胰岛中 2 种与基因激活（H3K4me1 和 H3K4me2）相关的组蛋白标记和 1 种与基因抑制（H3K27me3）相关的组蛋白标记进行分析，确定了这些组蛋白修饰与基因表达之间的关系。 他们发现位于 H3K4me1 GLITR 区域 500bp 中有 18 个 SNP 位点，这些 SNP 位点此前被证实与 2 型糖尿病相关，因为 H3K4me1 经常与增强子区域相关，这提示着这些 SNP 位点可能会影响基因表达。 此外，Stitzel 等也对人胰岛中 2 种与基因激活（H3K4me1 和 H3K4me3）相关的组蛋白标记和 1 种与基因抑制（H3K79me2）相关的组蛋白标记进行分析，并建议使用他们的数据作为人胰岛表观基因组的参照。 甲醛辅助的调控元件分离（formaldehyde-assisted isolation of regulatory elements，FAIRE）是一种分析染色质结构的方法，主要是通过甲醛交联进而分离调控元件，利用这个方法，已经分析出人胰岛中大约 8 万个开放的染色质位点。 有意思的是，在这些开放的染色质区域中发现了一种与 2 型糖尿病相关的、靠近 TCF7L2 基因的多态性。

（三）环境参与的表观遗传改变对糖尿病的影响

在营养刺激的情况下，胰岛素分泌提高，胰岛 β 细胞中 ATP/ADP 含量也升高，该过程需要快速持续的线粒体代谢和氧化磷酸化代谢，因此胰岛素分泌受损和 2 型糖尿病常伴随线粒体功能障碍。 而胰岛素邻近基因的常见遗传变异所影响的氧化磷酸化是与受损的胰岛素分泌有关的，有人也证实了表观遗传的变异可能会降低人胰岛中与氧化磷酸化相关的基因（OXPHOS 基因）的表达。 转录共激活子 PGC-1α（由 PPARGC1A 基因编码）可以调节线粒体中多个具有关键功能的基因的表达，而且这种激活子也可能因此影响了胰岛 β 细胞中 ATP 的产生和胰岛素的分泌。 虽然 PGC-1α 的表达与胰岛素的分泌呈正相关，但是在 2 型糖尿病患者的胰岛中，PGC-1α 表达是下降的。 进一步研究发现，糖尿病患者胰岛中 PPARGC1A 基因的 DNA 甲基化水平是升高的，提示表观遗传学修饰可能影响基因表达和后续的胰岛素分泌。 在另一项研究中，糖尿病患者胰岛中 OXPHOS 基因表达是下调的。 表达量减少的 OXPHOS 基因中，分析了其启动子区域 DNA 甲基化程度，但是没有发现因糖尿病情况的出现而导致的甲基化水平的差异。 然而在一个 OXPHOS 基因亚 II 基因（COX11）中，其基因表达水平和 DNA 甲基化呈负相关。 在未来的研究中，需要进一步分析 2 型糖尿病患者中 DNA 甲基化对基因表达调控和对胰岛素分泌的影响。

最近也发现除了成年后的生活方式导致糖尿病发生外，胎儿在子宫内的环境和早期出生后环境也对肥胖、胰岛素抵抗和糖尿病有显著影响。

一般情况下，不利的子宫环境也能增加胎儿出生后糖尿病和代谢性疾病的罹患风险（图 15-5）。 不充足的营养可能导致长期的机体维持新陈代谢、激素水平和重要器官细胞数量的能力改变。 胎儿宫内发育迟缓可能是因为母体遗传因素、胎盘因素或者其他基因因素所致，生命早期的这种干扰环境被认为能够在生理水平和细胞水平上影响对关键器官的适应性应答。 暴露在不利子宫环境中的啮齿类动物也显现出胰岛素分泌的损伤，并在成年期发展为糖尿病，这是因为在胚胎发育时期表观遗传修饰发生了改变。 胰腺十二指肠同源框（PDX-1）是包含同源域的转录因子，在胰腺的发育和功能方面扮演着重要的角色，有某些 PDX-1 突变的患者会发展为一种单基因形式的糖尿病。 同样，在 β 细胞中缺少 PDX-1 表达的基因敲除小鼠因为损伤了胰岛素分泌而发展为糖尿病。 而且，啮齿类动物宫内发育迟缓造成了 PDX-1 表达下降及子代糖尿病的发生。 PDX-1 表达的下降也与表观遗传修饰的逐渐改变相关，即在 PDX-1 基因座上组蛋白修饰和 DNA 甲基化。 有研究表

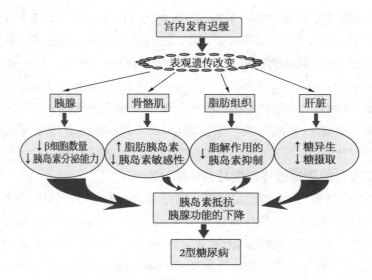

图 15-5　不利的子宫环境增加胎儿出生后罹患糖尿病的风险

明，当这些动物在幼龄期用醋酸艾塞那肽（一种长效的胰高血糖素样多肽）处理时，由于 PDX-1 表达量的增加和表观遗传的改变，导致糖尿病的发病率大大降低。 对暴露在子宫生长受阻环境下啮齿类动物的 DNA 甲基化全基因组进行分析表明，确实找到明显的调控 β 细胞增殖、胰岛素分泌和血管生成的相关基因的表观遗传改变。

　　人类在早期发育过程中（包括胎儿、婴儿、儿童时期）经历不利因素（营养不良、营养过剩、激素暴露、子宫胎盘功能不良等），组织器官在结构和功能上会发生永久性或程序性改变，将会影响成年期糖尿病、代谢综合征、心血管疾病、精神行为异常、哮喘、肿瘤、骨质疏松、神经疾病等慢性非传染性疾病的发生发展。 该理论为都哈理论（健康和疾病的发育起源理论）。 例如，一些观察发现，低出生体重（子宫内一样不良、生长迟缓）预示着较高的成年胰岛素抵抗、高胆固醇水平、高血压和因为心血管疾病导致的死亡风险。 该理论最为有趣的两点是：①早期发育过程中长期环境暴露的效应部分地被表观遗传机制所调控；②后天获得的与环境相关的表型能够遗传给后代，不是通过基因传递的机制，而可能是通过表观遗传修饰的方式来遗传。

　　总的来说，这些研究都证明在胰岛和 β 细胞中的表观遗传学改变能够影响 2 型糖尿病和与之相关的胰岛素分泌以及并发症的候选基因的表达。

三、 肥胖的表观遗传研究

　　随着经济的发展和生活条件的改善，肥胖发生率在很多国家正在攀升。 肥胖严重影响健康，肥胖增加 2 型糖尿病的罹患风险，并与冠状动脉疾病、高血压及某些癌症的发病率呈正相关。 肥胖是一种复杂的多基因性状，是基因和环境共同作用的结果。

　　肥胖与基因因素有着密切的关系：环境和营养对肥胖的影响是无处不在的，但它不会影响所有的人，肥胖发生率在不同人群之间存在相当大的差异。 近几年来，高通量 SNP

芯片的出现促进了全基因组关联研究（GWAS），从而使在人群之间揭示遗传变异与肥胖之间的关系取得重大进展，目前已经证明 32 个 SNP 位点与身体体质指数（BMI）密切相关。此外，也有单基因突变引发的肥胖，其中最常见的是 MC4R 基因突变引起的孟德尔儿童发病极端肥胖综合征，但其相对于整体来说比较罕见，仅占儿童极端肥胖的 6%。

由于研究手段的限制，目前主要集中在 DNA 修饰上。例如，基因组印记异常导致的肥胖与特异饮食，影响 DNA 甲基化，从而导致肥胖。

（一）基因组印迹异常在肥胖中的作用

基因组印记又称遗传印记，即只允许等位基因中的 1 个基因表达，取决于它是父方起源的还是母方起源的。基因印记可以是共价标记（DNA 甲基化）的，也可以是非共价标记（DNA-蛋白质和 DNA-RNA 互作）。印记基因约占人类基因组的 5%，它但在胎儿的生长和行为发育中起着至关重要的作用。基因组印记所导致的疾病主要表现为过度生长或生长迟缓、智力障碍、行为异常。肥胖是常见的印迹异常的表型之一，其中 Prader-Willi 综合征（PWS）是非孟德尔遗传现象基因组印记的典型例证。

Prader-Willi 综合征（PWS）是一种印迹相关综合征，其病因为 15q11-q13 上有 1 个 5~6Mb区域的缺失，其中约 70% 的 PWS 病因为父方 15q11-q13 缺失，约 25% 是由于 15q11-q13 的母本单亲源二倍体，其表型特征为婴儿期肌肉张力减退、发育迟缓，因饮食不佳而造成营养不良及呆滞，随后则出现饮食过量、重度肥胖等。目前对这种疾病的发病机制解释如下：患者的行为和认知障碍导致一种极端的、不受控制的食欲，无法感知进食后经历正常的饱腹感，食欲促进 NPY/AGRP 神经元和反对厌食 POMC/CART 神经元功能失调。

（二）糖尿病/肥胖的非基因遗传

很多表型能够被很好地遗传，但是在研究的过程中，个体后天获得的特征也能够连续不断地被遗传继承。按照之前的理论，有关环境方面原因而获得的后天表型不应该被遗传。这种非基因机制构成了一个复杂的信息通道排列组合，它不仅包括表观遗传，而且包括文化和行为方式。比如，一个家庭喂养孩童的习惯能够长久地维持孩童患肥胖和糖尿病的风险，而不需要任何遗传和（或）表观遗传机制。因此，在剖析糖尿病和肥胖风险中表观遗传的成分是极具挑战性的。糖尿病和肥胖风险的遗传中表观遗传的角色：首先，表观遗传的标记主要聚集在胎儿期和早期新生儿时期，这和都哈理论所提及的时间段很接近；其次，环境原因导致表观遗传修饰被调制，这些环境原因包括营养摄入等，它提供了一个在基因组水平上环境信号导致基因表达改变的机制；最后，因为表观遗传标记已经建立，它们能够保持持久稳态，那么如果存在于生殖细胞中，它就能够作为分子生物学上的依据，解释表型在不同世代间的遗传。

这里涉及因环境方面原因获得的后天表型，从亲代到子代的传递中的隔代遗传效应。这一过程中，环境因素扮演了关键的角色。因此，解释以下 3 个问题，将有利于探讨支持糖尿病和肥胖的隔代表观遗传和新陈代谢改变的证据：①当考虑隔代遗传效应时，将考虑一个更为宽广的情况，即从 F_0 代开始就出现的新陈代谢功能失调的风险，通过环境因素传递至后代；②区分糖尿病的隔代遗传发生是通过父代还是母代；③明确表观遗传是否参与这一过程，即要有一个清晰的系谱图。 最重要的就是要确定是否环境条件在 F_0 代个体到 F_1、F_2 代的传递中影响了糖尿病风险的上升。 系谱中 F_0 代个体的环境条件引起的后代 F_1 的特殊表型，在生殖细胞中通过非基因机制，该表型又能够被传递给下一代（F_2 代）。 在 F_0 代高频次的给予非正常环境暴露不会引起糖尿病和代谢紊乱，但是这个诱因会在接下来的几代中发展成糖尿病。 激素干扰和环境毒性是造成这一现象的典型信号。 在 F_0 代，当一个环境因子能够引起代谢的改变时，上述在后代发生的情况才会出现。 随后，后面几代也会同样引起代谢综合征。 然而，大体上对于 F_0 代的表现不是绝对一致的，或者说表型的外显率在不同世代间是有差异的。 可能的解释是，环境暴露的个体导致细胞状态的改变，从而增加了糖尿病风险。 环境造成改变的数量和类型很明显是因组织器官的不同而不同。 这也证实了在生殖细胞中的现象：生殖细胞表观遗传修饰的数量和类型也是不尽相同的。

尽管在表观遗传学中人类对糖尿病和肥胖的研究领域有实质性进展，但是仍需要额外的全基因组和功能的研究来全面剖析理解表观遗传修饰对疾病发病机制的影响。 未来的研究需要在多个器官不同环境下进行，因为有多个 2 型糖尿病的环境风险因子的靶点是不同的器官。 通过这些研究可能会获得用于 2 型糖尿病的预测和预防的信息。 而且在未来，针对 2 型糖尿病患者的以表观遗传因子为靶点的药物将开发出来。 对于肥胖、胰岛素抵抗和相关代谢综合征的表观遗传研究，将更多地考虑环境因素所引起稳定改变的表观遗传修饰，这也会为表观遗传靶向药物设计和临床治疗提供理论依据。

第五节　表观遗传与衰老及干细胞治疗

衰老（aging）是指生物体随着年龄增长逐渐丧失正常功能并最终走向死亡的过程。年龄是几乎所有慢性疾病的第一危险因素。 延缓衰老不仅可以降低疾病发病率，减轻社会负担，还能够使有经验的个体更长期地为社会创造财富。 可喜的是，在过去的 100 余年时间，通过改善环境及医疗水平，人类的平均寿命已经大大延长了（1915 年只有约 55 岁）。当然随着寿命延长，社会年龄结构趋向老年化，衰老相关疾病也越来越常见。 因此，衰老以及年龄相关疾病的生物医学研究显得越发重要。

需要指出的是，虽然有关联性，但是延长寿命并不能简单地与延缓衰老划等号。 本节的讨论集中在"如何在分子层面上通过表观遗传原理来理解衰老"。 换句话说，一个年轻的细胞和一个衰老的细胞所含有的基因组是一样的，但是表现出来的表型却是不同的，那么在表观遗传层面上两者究竟有什么不同？ 准确探究其中的规律对我们理解并延缓衰老十分关键。

一、衰老

（一）关于衰老的多种假说

关于衰老的原因存在多种假说。 例如， 氧化损伤假说、衰老基因假说、干细胞假说及表观遗传假说等。

1. 氧化损伤假说　在生物体内的生物大分子（蛋白质、脂质、DNA 与 RNA）均会发生不同程度的氧化损伤，特别是 DNA 损伤，被认为是引起衰老的主要原因。 随着 DNA 损伤积累到不可逆的程度，细胞将进入衰老。 由于 DNA 损伤导致多细胞生物个体各器官与组织中细胞（特别是干细胞）损坏，将导致个体的衰老。 在氧化损伤假说中线粒体处于重要的位置，线粒体是细胞内生成活性氧（ROS）的主要细胞器，线粒体的损伤或功能低下将导致活性氧增加，从而导致氧化损伤发生。

2. 衰老基因假说　该假说认为，生物体基因组中存在控制衰老的关键基因，这些基因驱动了衰老过程的发生。 然而，到目前为止还没有发现真正意义的衰老基因。 需要特别指出的是，遗传学家已经鉴定出一些早衰症状的遗传性疾病。 例如，Hutchinson-Gilford 早老综合征（HGPS）的致病基因及其突变。 这些致病基因通常是 DNA 修复或核骨架相关基因。 此外，染色体端粒对于稳定基因组十分关键，其长度也被认为与衰老相关。 人类正常细胞每分裂一代端粒就减短一些，一般分裂 50～60 代后，就由于端粒过短而不可避免地进入衰老和凋亡期。

3. 干细胞假说　高等生物个体稳态维持与再生修复依赖于其体内的各种成体干细胞。随着年龄增长，生物体内干细胞储备逐渐减少并伴随着机体再生修复能力的逐渐降低。 因此，干细胞衰老或数量的衰竭被认为是高等生物衰老在细胞层面的核心原因。

4. 表观遗传假说　表观遗传调控是外界环境与内在遗传信息交互的重要桥梁，在衰老及与年龄相关疾病中起重要作用。 随着表观遗传学的发展，人们对于衰老的表观遗传机制也有了更多的认识，并逐步形成了衰老的表观遗传假说。

表观遗传调控在衰老过程中发挥重要作用的证据主要包括以下几个方面：①衰老伴随着广泛的表观遗传修饰变化（例如，DNA 甲基化与组蛋白共价修饰，编码与非编码 RNA）；②一些影响衰老进程的外界因素［例如，紫外线（UV）对于皮肤衰老］影响表观遗传修饰；③最为重要的一点是，在一些低等生物（例如，酵母、线虫及果蝇）中改变表观遗传修饰已被证明可以影响衰老进程与寿命。 衰老表观遗传假说从分子调控层面解释了其他假说如何具体发挥作用。 因此，在衰老研究中具有非常重要的意义和广阔的应用前景。

表观遗传修饰与调控主要包括 DNA 甲基化、组蛋白修饰、染色质重塑及非编码 RNA。 多种表观遗传修饰与调控相互协同作用共同构成了复杂的表观遗传调控网络。 早期胚胎发育过程中表观遗传修饰发生了剧烈的变化，逐步建立起相对稳定的表观基因组，而生物体衰老过程也伴随着各组织细胞缓慢的表观遗传变化。 这里总结了几种主要表观遗传修饰与调控在生物体衰老过程中的变化。

（1）DNA甲基化：DNA甲基化一般发生在CpG上，是目前研究最为深入的一种表观遗传修饰。 基因组DNA中CpG并非随机分布，在一些CpG密集的区域（通常是CpG岛），这些位置往往不发生DNA甲基化。 CpG岛具有募集转录起始复合物的功能，成为基因启动子，一旦这些区域发生甲基化通常导致该基因启动子染色质结构致密并且转录沉默。 在基因组DNA中还存在大量非基因编码的重复序列（其中包含大量的病毒同源序列）。 这些区域的CpG通常发生DNA甲基化，从而促进这些区域形成致密的异染色质结构，有利于维持基因组的稳定性。 在衰老过程中的一个普遍现象是：总的基因组DNA甲基化水平降低，但有些基因位点的DNA甲基化增加。 基因组的低甲基化主要发生在重复序列处，如 *Alu* 序列。 而高甲基化主要发生在一些基因的CpG岛。 例如，一些肿瘤生长相关基因［如 *ER*、*IGF* 和 *E* 钙黏着蛋白（cadherin）］和发育相关基因。 此外，在血液细胞里，研究发现二价结构域（bivalent domain）调控的基因在衰老的过程中也更倾向于发生DNA甲基化。 这些发现说明，衰老的过程伴随着这些早期发育和生长相关基因的转录沉默，衰老的细胞也因此逐渐丧失生命的活力。 但是为什么这些基因会有选择性地被沉默？ 是否能够通过调控DNA甲基化而延缓衰老？ 与此假想相关的研究发现，通过药物（5-Aza）或是RNA干扰DNMT抑制DNA甲基化有助于打开已关闭的多能性基因，并促进细胞重编程。 另外，在DNA去甲基化酶方面，研究发现小鼠造血干细胞随着年龄增加Tet1和Tet3的表达水平减少，相应的DNA羟甲基化水平也降低。

特别需要提到的是，由于DNA甲基化和年龄相关，近年来多家实验室尝试利用基因组DNA甲基化预测年龄取得令人满意的结果。 2013年，Horvath分析了51种健康人类组织和细胞类型的CpG岛DNA甲基化水平，发现DNA甲基化和细胞代数有着高相关性，建立了使用353个特异性CpG位点甲基化精确预测个体年龄的模型。 2014年，Weidner基于Harvath的发现，找到102个更为特异的位点，通过检测血液样品的甲基化水平能将预测精度缩到5年以内，其精度高于基于端粒长度的预测方法。

尽管DNA甲基化是衰老表观遗传学中研究最为广泛和深入的修饰，然而DNA甲基化的变化究竟是衰老的原因还是结果目前还不清楚。 此外，DNA甲基化水平随着衰老发生变化的具体分子机制也还在研究之中。

（2）组蛋白共价修饰：染色质核小体中的组蛋白同样存在共价修饰。 例如，甲基化、乙酰化、磷酸化、泛素化等。 组蛋白的这些共价修饰（又被称为"组蛋白密码"）也对染色质结构与基因转录起着非常重要的调节作用，是表观遗传调控的重要组成部分。 在衰老过程中多种组蛋白共价修饰的水平也被检测到发生了明显变化。 例如，H4K20me3、H3S10磷酸化、H3K9与H4K16乙酰化增加，H3K9me3、H3K27me3减少。

NAD^+ 依赖的Sirtuin家族蛋白具有去乙酰化酶与ADP核糖转移酶活性，可以催化组蛋白去乙酰化（也可以催化非组蛋白的去乙酰化）与ADP核糖基化。 在细胞的衰老过程中该家族蛋白的表达或酶活性降低，同时伴随着H4K16乙酰化水平的增加。 在酵母中激活 Sir2 活性或抑制乙酰转移酶 Sas 活性均可延长细胞寿命。 白藜芦醇（resveratrol，一种在红酒中发现的抗衰老分子）的抗衰老作用也被认为部分通过激活 Sirt1 介导，其延长衰老的作用不仅在酵母中还在一些多细胞生物中得到验证。

在组蛋白甲基化方面，研究发现转录激活标记 H3K4me3 和转录抑制标记 H3K27me3 水平也影响成体干细胞的静息、自我更新和分化而改变。 Liu 等分离了青年小鼠和老年小鼠的骨骼肌干细胞，检测全基因组组蛋白修饰甲基化的水平，发现相比青年小鼠，老年小鼠的 H3K4me3 水平下降而 H3K27me3 上升，染色质区域沉默，基因表达抑制。 该项研究提示，伴随着衰老过程的功能退化可能是由于染色质修饰的累积造成的。 与此相关的是，在重编程的研究中发现 EZH2 的甲基转移酶激活有助于重编程过程，也说明通过调控 H3K27me3 水平和分布有助于抹去细胞已有的"旧的记忆"，并恢复到干细胞状态。 也有研究认为，EZH2 在此过程中的功能至少部分依赖于抑制 p16INK4A 的转录，从而激活细胞周期，帮助表观遗传信息的重编程。

（3）染色体重塑复合物与非编码 RNA：除了 DNA 与组蛋白上的表观遗传修饰外，细胞核内还存在 ATP 依赖的染色质重塑复合物，对染色质结构起着重要的调控作用。 SWI2/SNF2 染色质重塑复合物的组分之一科凯恩综合征互补组蛋白 B（Cockayne syndrome complementation group B，CSB）突变导致的 Cockayne 综合征具有早衰的表型。 2014 年，Shelley Berger 实验室在酵母中发现抑制 ISW2 复合物可以延长细胞寿命，同样的在线虫中干扰 ISWI 复合物也具有延长寿命的效果。

真核细胞基因组除了转录编码蛋白的 mRNA，还转录大量的非编码 RNA。 近年来，非编码 RNA 也被发现在表观遗传调控中发挥重要作用。 例如，一些调控胰岛素/胰岛素样长因子-1（Insulin/IGF-1）通路关键基因的 miRNA 被认为可能参与了衰老相关的表型的调节。 此外，长链非编码 RNA 在衰老过程中的变化与作用也正在成为衰老表观遗传学研究领域的热点之一。

（二）抗衰老的策略

目前，对于抗衰老与延长寿命的方法中最为著名的是饮食限制（dietary restriction）。 这个方法不仅在多种低等生物（酵母、线虫及果蝇）中证明有效，在高等生物小鼠与猴中也被证明有效。 饮食限制引起生物体细胞的变化较为复杂，其中有一种可能性是通过激活上文提及的 Sir2 蛋白（或是其同源物 SIRT1）来改变表观遗传组，从而达到延缓衰老过程的作用。 其具体作用机制也是当前衰老研究领域的热点。

近年来，一些小分子化合物也被发现具有抗衰老作用。 例如，白藜芦醇（resveratrol）和西罗莫司（rapamycin），在低等生物及高等生物中均被证明可以延缓衰老和延长寿命。

最近，抗衰老领域最令人惊叹的进展是，多个实验研究发现，当把年轻与年老小鼠血液循环相连一段时间后，老年小鼠多个器官的衰老表型被逆转。 Conboy 等发现，连接年轻小鼠血液循环的年老小鼠，其肌肉细胞的修复能力恢复到年轻小鼠水平。 其后，Villeda

也利用相同模型证明了成年小鼠神经系统的再生和认知的衰老是可逆的，暗示着年轻小鼠的血液中可能具有某些活性物质与抗衰老相关。 2014 年，Rubin 和 Wagers 找到了生长和分化因子（GDF11），这一活性蛋白可以解释上述现象，即向老年小鼠注射 GDF11 能够促进脑血管新生和神经系统发生，故而推断 GDF11 这样的血液因子在抗衰老领域具有极大的临床价值。 可以预见的是，系统性地研究 GDF11 对各器官表观遗传组的影响是必须的。其结果将帮助我们了解在这种"逆衰老"过程中，表观遗传层面究竟发生了一些什么，并为未来的实际应用建立理论基础。

二、 干细胞治疗

干细胞（stem cell）具有自我更新能力和分化潜能，是生物体发育、稳态维持与再生修复的源泉。 干细胞不仅是研究胚胎发育与细胞分化的重要模型，更被认为是治疗多种疾病的重要手段之一。 人体各器官与组织通常随着年龄增长，成体干细胞的储备数量逐渐降低，并最终耗竭，这可能是导致衰老与死亡的直接原因。 很显然，随着人们对各种组织干细胞研究的深入，在不远的将来可以实现干细胞治疗来延缓人体的衰老。 在过去的几十年里人们已经在广泛的探索从胚胎干细胞或各种成体干细胞定向分化成相应的功能性细胞或前体细胞，从而应用于各种疾病的细胞替代治疗，包括目前临床上应用于造血系统恶性肿瘤治疗的骨髓移植，其中起关键作用的即为造血干细胞（HSC）。

2006 年日本科学家 Yamanaka 等发明的诱导多潜能性干细胞（induced pluripotent stem cell，iPSC）技术是干细胞与再生医学领域的重大突破。 他们首次发现过表达 4 个转录因子（OSKM）可以把已经分化的小鼠成纤维细胞重编程到具有多潜能性（pluripotency）的胚胎干细胞样细胞。 2007 年，世界上多个实验室相继报道 iPSC 技术同样可以应用于人类细胞。 iPSC 技术的发明使得干细胞研究绕开了卵细胞与胚胎的伦理问题，同时还让异体免疫排斥问题几乎得到了完美的解决。 传统的 iPSC 技术借助病毒或者转座子等载体导入外源基因，可能影响细胞原有基因组，存在潜在的安全性问题。 2013 年，我国科学家邓洪魁等发现使用 6 种小分子化合物也能够重编程小鼠成纤维细胞为 iPSC，是解决 iPSC 携带外源基因隐患问题的里程碑性质的进展。

世界上许多实验室已经在尝试把 iPSC 定向分化为功能性细胞，应用于治疗多种疾病。目前，在视网膜黄斑病变、1 型糖尿病等疾病取得了可喜的进展，多项临床实验的结果也相当鼓舞人心。 除了将分化的细胞重编程为胚胎干细胞样全能干细胞，最近几年里将体细胞重编程为特定组织干细胞也取得了重要的进展。 目前，人们通过过表达一些特定的转录因子及辅助一些特定的细胞因子与小分子化合物成功地将成纤维细胞重编程为神经干细胞、神经元、胶质细胞、肝细胞、胰岛细胞、心肌细胞等。 可以预见，在不久的将来，各种人体重要器官与组织的重编程干细胞将会给生物医学领域带来革命性的影响。

各种干细胞或重编程获得的细胞除了应用于细胞移植治疗外，还可体外模拟疾病发生过程，用于研究分子机制及进行药物筛选。 例如，阿尔海默病等神经退行性病变患者的皮肤成纤维细胞也被重编程为 iPSC，开始用于体外研究发病机制与药物筛选。 此外，最近有多家实验室将罕见的早衰遗传患者的皮肤成纤维细胞重编程为 iPSC 并用于药物筛选，给这些罕见的早衰遗传患者带来了曙光。

特别值得一提的是，细胞重编程的过程本身被认为是细胞核表观遗传基因组重新设定的一个过程，表观遗传修饰酶如 DNMT、TET、HDAC、HMT 与 HDM 等均被证明参与了重编程过程。 利用该模型，研究者发现 DNA 甲基化抑制剂或是调低 DNMT1、DNMT3A 及识别子 MeCP2 都可以帮助体细胞向 iPSC 重编程。 同样，抑制 HDAC 也能够加速重编程的过程。 相反，羟甲基化酶 TET2 对于重编程序过程非常重要，敲除降低 TET2 会影响 iPSC 克隆形成，TET2 不仅能去除体细胞中的高甲基化，hmC 更是重编程过程中的重要标记。 此外，PRC1 和 PRC2 复合体组分是重编程所必需的，而抑制 Suv39H1 和 Dot1L 可促进重编程过程。 细胞重编程是细胞水平逆转衰老的一个成功模型，表观遗传因子在这一模型中的诸多功能，提示我们研究表观遗传因子和表观遗传标记有可能为抗衰老分子机制研究提供新的线索。

尽管干细胞治疗前途一片光明，但其广泛的临床应用还存在诸多问题与挑战。 例如，iPSC 及其他重编程细胞存在发生肿瘤的风险，人类细胞在体外培养过程中动物来源成分掺入的潜在危害，体外培养的细胞不能很好模拟真实器官的 3D 结构，以及还未完全消除的免疫排斥问题等。

（刁建波　吴飞珍　郭　睿　熊莉君　谭　理　蓝　斐）

第十六章　遗传病的诊断与治疗

正确的诊断对于遗传病的治疗和预防至关重要。除了需符合一般疾病的诊断原则外，遗传病的诊断有一定的特殊性。相应地，遗传病的治疗除了有一般疾病的治疗原则外，也有其基于基因变异而形成遗传病治疗的特殊性。遗传病的诊断和治疗是临床遗传学或遗传医学的重要内容。

第一节　遗传病的诊断

人类遗传病的正确诊断是建立遗传咨询、开展防治工作的前提。与非遗传性疾病的诊断一样，遗传病的诊断也是首先通过患者的病史、症状、体征、实验室检查及其他特殊诊断措施而建立初步诊断的；但它不同于一般疾病的是往往还需要进行系谱分析、生化遗传学、细胞遗传学、分子遗传学等遗传分析，从而进一步确定该病可能的遗传方式。目前，临床上遗传病的常规诊断往往包括以下几种情况：①临症诊断；②症状前诊断；③产前诊断；④植入前诊断。

一、临症诊断和症状前诊断

临症诊断（symptomatic diagnosis）是根据患者的各种临床表现进行检查、确诊和判断遗传方式，是遗传病诊断的主要内容。症状前诊断（presymptomatic diagnosis）则是对有遗传异常的个体采用各种措施，使他（她）们在出现症状前从遗传上予以确认，从而既有助于"患者"在其组织器官尚未出现器质性病变前的有效治疗，也有助于遗传咨询，即对那些尚未表现出症状的严重遗传异常者进行劝阻结婚或绝育后再结婚。

（一）病史、症状和体征

1. 病史　病史采集主要是通过采集对象的主观描述和相关个体的病案查询来完成，同时还要收集家族史、婚姻生育史和患者发病时间等相关信息。遗传病大多有家族聚集倾向和特定的遗传规律，因而病史采集的真实性和完整性对后续的分析和研究至关重要。另外，还要根据不同的遗传病进行特定的调查。著名医学家 Childs 曾明确提出："未能采集完整的家族史是令人遗憾的医学（to fail to take a good family history is bad medicine）。"

2. 症状与体征　遗传病具有与其他疾病相同或相似的体征，可能还有其特异性，这些都为初步诊断提供线索。大多数遗传病在婴儿或儿童期就有相应的体征和症状。因此，除观察体貌特征外，还要注意患者的身体生长发育、智力发育、性器官和副性征的发育是否存在异常。

（二）家系分析

根据对患者及家族成员发病情况的调查结果绘制系谱，极有助于区分单基因病和多基因病，以及遗传方式。　系谱分析时应注意完整性和准确性。　在单基因遗传分析中要特别注意外显不全、延迟显性、显性及隐性的相对性、新的突变产生、遗传印记、动态突变、线粒体病的进行性，以及遗传异质性等问题，避免误判和发病风险的错误估计。

（三）细胞遗传学检查

细胞遗传学检查，即染色体检查与核型分析，是应用较早的遗传病诊断手段。　随着显带技术，特别是高分辨染色体显带技术的出现和改进，能够更准确地判定和发现更多的染色体畸变，确诊新的微小畸变综合征。　利用染色体显带技术，还可以对某些疾病在染色体水平发现一些原发性改变，如肿瘤、发育缺陷、心血管疾病等，把疾病相关基因确定在一个较小的范围内，便于进一步研究。

用于染色体检查的标本主要有外周血、绒毛、羊水中胎儿脱落细胞、胎儿的脐带血，以及骨髓、胸腔积液、腹水、手术切除的病理组织等。　染色体检查适应证包括：①明显智力发育不全者；②生长迟缓或伴有其他先天畸形者；③夫妇之一有染色体异常，如平衡异位、嵌合体等；④已生育有染色体异常或先天畸形患儿的夫妇；⑤多发性流产妇女及其丈夫；⑥原发性闭经和女性不孕症者；⑦无精子症和男性不育症者；⑧两性畸形者；⑨疑为先天愚型的患儿及其父母；⑩智力低下并伴有大耳、大睾丸和多动症者；⑪30 岁以上的高龄孕妇等。

染色体原位杂交是应用标记的 DNA 片段（探针），与玻片标本上的细胞、染色体，以及间期的 DNA 或 RNA 杂交，对特定核酸片段位置和定量分析的技术。　通常采用生物素、地高辛等标记探针，原位杂交后，用荧光染料标记的生物素亲和蛋白、抗亲和蛋白的抗体进行免疫检测和杂交信号放大，使探针杂交的区域发出荧光，这种方法称荧光原位杂交（FISH），具有灵敏度高、特异性强特点，可以检测染色体微小结构异常，也可应用在基因定位和基因制图等领域。　另外，双色 FISH、多色 FISH、染色体涂染和比较基因组杂交（CGH）等先进技术的应用，都已大大提高了染色体畸变的检出率和准确性。

（四）生化检查

生化检查是遗传病诊断中的重要辅助手段，包括临床生化检验和针对遗传病的特殊检查，主要是对由于基因突变所引起的酶和蛋白质定量和定性分析，对单基因病和先天性代谢病进行诊断。

目前已知的多种遗传性代谢病中，一般由于基因突变、基因缺失、基因表达失调或翻译后加工修饰缺陷所致。　临床主要对酶活性和代谢产物进行检测，以血液和尿液为主要检材，可采用滤纸片法和显色反应进行检测。　随着对遗传病发病机制认识的不断深入和检测方法的改进，生化检测将更加简便、快捷。

（五）基因诊断

基因诊断是指利用分子生物学技术，检测 DNA、RNA 结构或基因表达水平变化，从而对疾病做出诊断的方法。

二、产前诊断和植入前诊断

产前诊断（prenatal diagnosis）是以羊膜穿刺术和绒毛取样等技术，对羊水、羊水细胞和绒毛进行遗传学和生化检查分析，对胎儿的染色体和基因进行分析诊断，是预防遗传病患儿出生的有效手段。

（一）产前诊断的对象

根据遗传病的危害程度和发病率，可将产前诊断的对象排列如下：①夫妇之一有染色体畸变，特别是平衡易位携带者，或生育过染色体病患儿的夫妇；②35 岁以上的孕妇；③夫妇之一有开放性神经管畸形，或生育过这种畸形患儿的孕妇；④夫妇之一有先天性代谢缺陷，或生育过这种患儿的孕妇；⑤X 连锁遗传病致病基因携带者孕妇；⑥有习惯性流产史的孕妇；⑦羊水过多的孕妇；⑧夫妇之一有致畸因素接触史的孕妇；⑨有遗传病家族史，又系近亲结婚的孕妇。

应当注意，已出现先兆流产、妊娠时间过长及有出血倾向的孕妇不宜做产前诊断。

（二）产前诊断的方法

产前诊断的常规方法包括无创（伤）性和有创（伤）性两类。无创性方法有 B 超检查，孕妇血液与尿液检测，CT、X 线和磁共振成像检查等；有创性方法有羊膜穿刺、绒毛取样和胎儿镜等。

1. B 超检查 B 超是一种相对安全无创的检测方法，是首选的诊断方法，能够详细检查胎儿的外部形态和内部结构，可对多种遗传性疾病进行早期诊断。这些疾病包括：神经管缺陷、脑积水、无脑畸形；唇、腭裂，颈部淋巴管瘤；先天性心脏病；支气管及肺部发育异常、胸腔积液；肢体缺陷；先天性单侧肾缺如、多囊肾；先天性幽门狭窄、先天性巨结肠等。

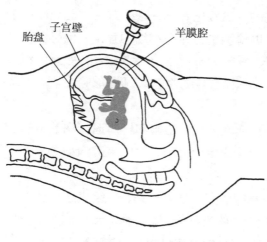

图 16-1 羊膜穿刺示意图

2. 羊膜穿刺法 羊膜穿刺技术是产前诊断的基本方法之一，即在 B 超的监护与引导下，无菌抽取胎儿羊水（图 16-1），对羊水中的胎儿脱落细胞培养，进行染色体、基因和生化分析。例如，羊水中甲胎蛋白浓度过高时，提示胎儿可能有脊柱裂、脊髓脊膜膨出和脑积水等异常。羊膜穿刺操作一般在妊娠 15～17 周进行，此时操作发生感染、流产及其他妇科并发症的风险相对较小（约 1%）。

3. 绒毛取样法　绒毛取样法在妊娠早期诊断中最为常用，一般于妊娠 10 ~ 11 周进行。该技术也是在 B 超监护下，用特制的取样器，从孕妇阴道经宫颈进入子宫，沿子宫壁到达取样部位后，吸取绒毛枝（图 16-2）。绒毛取样的优点是检查时间早，根据检测结果认为有必要进行选择性流产时，给孕妇带来的损伤和痛苦相对较小。缺点是取样标本容易被污染，胎儿和母体易感染和操作不便等，引起流产的风险是羊膜穿刺法的 2 倍。

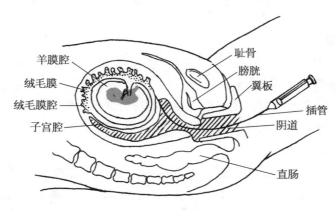

图 16-2　绒毛取样法示意图

绒毛样本可用于诊断染色体病、代谢病、胎儿性别鉴定、生化检测和 DNA 分析。

4. 脐穿刺　脐穿刺是指在 B 超的监护下，用细针经腹壁、子宫壁进入胎儿脐带，并抽取胎儿血液样本进行诊断。本方法适宜于妊娠 18 周进行，常作为因错过绒毛或羊膜穿刺取样最佳时机，或羊水检查失败的补救措施，还可检测胎儿血液系统疾病及先天性免疫缺陷等。

5. 胎儿镜检查　此检查又称羊膜腔镜或宫腔镜检查。宫腔镜进入羊膜腔后，可直接观察胎儿是否有畸形及胎儿性别和发育状况如何，可同时抽取羊水或胎儿血样进行检查，还可进行宫内治疗。因此，从理论上来说，这是一种最为理想的方法，但由于操作困难和易引起多种并发症，目前还不能被广泛接受。胎儿镜检查的最佳时间是妊娠 18 ~ 20 周。

6. 分析孕妇外周血中的胎儿细胞及游离的胎儿 DNA 或 RNA　目前用于产前诊断材料的获得，对于胎儿和母体都存在不同程度的创伤性和风险，为克服这一难题，从 20 世纪 90 年代末，人们开始探索一种无创伤性的产前诊断方法，即利用妊娠期少量胎儿细胞可以通过胎盘进入母体血液中这一现象，采用流式细胞仪分离、磁激活细胞分选、免疫磁珠法、显微操作分选法及分子细胞遗传学技术等，分离和分析胎儿有核细胞及血清中游离的胎儿 DNA 或 RNA，从而进行无创性基因诊断。显然，这一方法是产前诊断的未来发展方向。但是，能够富集的胎儿细胞及血清中游离的胎儿 DNA 或 RNA 含量相对较少，成为本技术的最大发展障碍。

（三）植入前诊断

随着人工授精、试管婴儿和胚胎移植的开展，以及单个细胞基因诊断技术的应用，胚胎植入前遗传学诊断（pre-implantation genetic diagnosis，PGD）日趋成熟。PGD 技术是指在体外受精的胚胎，发育到 4～8 细胞期，通过显微操作技术取出单个卵裂球细胞，应用 PCR、FISH 等技术进行快速的遗传学分析，包括染色体检查、特定基因检测、性别鉴定，正常的胚胎再植入母体子宫。 PGD 技术能将产前诊断时限提早到胚胎植入之前，从源头上阻断了遗传病的传递，避免了产前诊断可能引起出血、流产和感染及伦理问题，从而将避免人类遗传缺陷的发生掌控在最早阶段，故是遗传病产前诊断的重大突破。

三、 基因诊断

利用分子生物学技术，检测 DNA、RNA 结构或基因表达水平变化，从而对疾病做出诊断的方法，称为基因诊断（gene diagnosis）。 1978 年，华裔美国学者简悦威（Yuet-Wai Kan）首次采用 DNA 重组技术对血红蛋白病进行产前诊断，开创了"基因诊断"的先河。 目前，基因诊断早已进入欧美各国的临床应用，不仅针对遗传性疾病，而且用于对一些感染性疾病和肿瘤的诊断。

基因诊断具有以下特点：以特定基因为目标，检测基因的突变和表达信息，特异性强；采用分子杂交技术和 PCR 技术所具有信号放大作用，微量样品即可进行诊断，灵敏度高；可用于尚未出现临床表现前，胎儿的出生前诊断、群体筛查等，应用广泛；检测样品获得便利，不受个体发育阶段性和基因表达组织特异性的限制。

需要说明的是，由于基因突变的类型多种多样，除了缺失、倒位、点突变、动态突变可以进行基因的检测外，大多数基因突变的分析复杂而繁琐，有一定的难度。

（一）基因诊断的主要方法

基因诊断主要采用核酸分子杂交、PCR 和 DNA 测序等技术。

1. 核酸分子杂交 核酸分子杂交技术是检测样品中是否存在相应的基因及相应基因的表达状态等。 其中，Southern 印迹法主要用于基因组 DNA 的分析，Northern 印迹法用于检测样品中 RNA 的种类和含量。

（1）斑点印迹杂交：把待检测的核酸样品点在尼龙膜上，变性后与标记的探针进行结合反应，经过显色和显影后检测杂交信号的强度，与对照比较后确定所测核酸量的高低。 根据尼龙膜上所点核酸样品的种类不同，分为 DNA 斑点印迹杂交和 RNA 斑点印迹杂交。

（2）原位杂交：把组织或细胞样品经过适当处理，用探针与核酸进行杂交。 这种方法不需要提取核酸，可以确定被检核酸在组织或细胞及中期染色体上的定位，具有重要的生物学和病理学意义。

（3）PCR-ASO：等位基因特异性寡核苷酸杂交法（allele-specific oligonucleotide, ASO）是核酸杂交的一种方法。 PCR-ASO 是将 PCR 与 ASO 方法结合的一种检测技术。根据已知基因突变位点的碱基序列，设计和制备与野生型或突变型基因序列互补的 2 种探针，分别与被检测者样品中的 DNA 分子进行杂交，根据样品与 2 种探针杂交信号的强弱，确定是否存在基因突变，判断被检者是突变基因的纯合体或杂合体（图 16-3）。

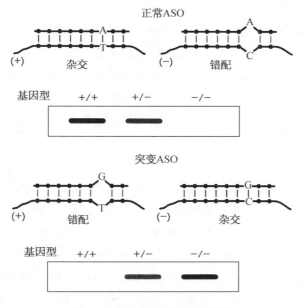

图 16-3　ASO 探针杂交原理示意图

（4）基因芯片（gene chip）技术：是近年来发展迅速的大规模、高通量分子检测技术。基本过程是将许多特定的寡核苷酸片段或基因片段作为探针，有规律地排列固定于支持物上，如玻片、硅片或尼龙膜等，形成矩阵点。样品 DNA/RNA 通过 PCR 扩增、体外转录等技术掺入荧光标记分子，然后与待测样本进行杂交反应，再通过激光共聚焦荧光显微镜对芯片进行扫描，经计算机系统分析处理所得资料，对上千种甚至更多基因的表达水平、突变和多态性进行快速、准确的检测。

基因芯片可以进行微量化、大规模、并行化、高度自动化地处理有价值的生物样品，精细地研究各种状态下分子结构变异，了解组织细胞基因表达情况。既可检测基因的多态性，又能检测基因突变，特别适用于多个基因、多个位点的同时检测。这一技术目前处于发展和优化阶段，已经有多种针对遗传性疾病、肿瘤检测的基因芯片用于临床诊断。

2. DNA 测序技术　此技术对人体基因组和转录组进行测序是了解人类疾病遗传基础和开展基因诊断最直接、最有效的方法。早期的 DNA 测序（DNA sequencing）技术由英国科学家 Frederick Sanger 和美国科学家 Walter Gilbert 发明。这种 DNA 测序技术可以对特定 DNA 片段进行精确分析。第 2 代 DNA 测序技术（the next-generation DNA sequencing）在人类基因组计划实施中诞生。这一技术可以在较短时间内完成大规模的核酸序列分析，使得全基因组、全外显子组和全转录组分析在临床诊断中的应用变为现实。近年来，单分子等第 3 代测序技术也开始兴起，使得测序技术向着碱基序列更长、精度更高、通量更大、时间更短、成本更低等方向发展。

（二）其他常用的技术

1. PCR-RFLP　此法是指将 PCR 与 RFLP 方法结合的一种检测技术。由于 DNA 序列的差异，造成了内切酶位点的变化，或是新酶切位点的产生，或是原酶切位点的消失等。通过酶切后电泳图谱的判断，确定检测结果。该方法包括：①PCR：利用1对或数对特异性引物，将目标DNA扩增；②酶切：利用某些限制性内切酶消化PCR产物，如PCR产物中含有相应的酶切位点序列，DNA链则被切开；③利用琼脂糖凝胶或聚丙烯酰胺凝胶分离酶切后的PCR产物，根据电泳图谱判断结果。

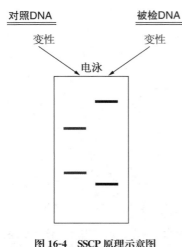

图16-4　SSCP原理示意图

如果某DNA序列已经全部确定，则可以通过计算机辅助设计特异性PCR引物；扩增DNA片段和进行酶切位点分析。该方法简便易行，精确度也很高。但是该方法也有一定的局限性，如果多态性位点的DNA序列没有相应的内切酶，则该方法不适用。

2. PCR-SSCP　该方法与PCR联合应用，故称PCR-SSCP，主要用于突变分子的初步筛查。单链构象多态性（single-strand conformation polymorphism, SSCP）是一种检测核酸序列中点突变的技术。当双链DNA变性为2条单链后，会在中性条件下形成各自特定的空间构象，因而在电泳时将在不同的位置上出现不同的电泳条带。如果DNA序列发生改变，甚至仅有1个碱基变化时，空间构象有可能发生改变，电泳时表现出不同的迁移率，被检DNA电泳条带与已知序列的对照DNA电泳条带不一致，出现新生条带时，表明有突变存在（图16-4）。

3. 反转录聚合酶链反应（RT-PCR）　此技术是指以mRNA为模板合成cDNA，再进行PCR，用于基因表达水平的检测和分析。

4. DHPLC　此技术即为变性高效液相色谱分析（denaturing high-performance liquid chromatography, DHPLC）几乎为每一个基因诊断室所必备。DHPLC用于DNA序列变异的检测，其本质上是用离子对反相HPLC进行DNA杂合双链片段分析。假定突变类型为单个碱基的替代突变，其检测原理如下：当野生型DNA片段（Wt Wt'，分别表示正义链和反义链）和突变型DNA片段（Mu Mu'，分别表示正义链和反义链）等量混合（若为杂合突变，PCR产物中既包含野生型，又包含突变型DNA片段），95℃加热使之完全变性后缓慢冷却、复性，形成4种DNA片段：Wt Wt'，Mu Mu'，Wt Mu'和Mu Wt'。前2种为纯合双链DNA片段，后2种为杂合双链DNA片段。这4种DNA片段在非变性温度下（如50℃）洗脱时仅表现出单峰。但是，当洗脱温度升高时，纯合双链和杂合双链DNA片段部分解链，由于杂合双链DNA片段在突变位点有不配对的碱基（错配碱基），它们的部分解链程度要大于纯合双链DNA片段，相应地与基质颗粒的结合作用小，在基质中的滞留时间短。这样，DHPLC就可以依据杂合双链和纯合双链DNA片段滞留时间的不同，将它们区分开。在理想状态下，DHPLC的洗脱图中可出现4个峰，先洗脱的2个峰各自代表2种杂合双链DNA片段中的1种，后洗脱的2个峰分别代表2种纯合双链

DNA 片段中的 1 种。 因此，仅从样本 DHPLC 洗脱峰型的变化，可以判断样本是否存在突变。

5. Western 印迹法 Western 印迹技术是检测特定蛋白质的方法，可用于某种与遗传病相关的蛋白质定性定量分析。 如假肥大型肌营养不良（DMD）患者基因缺陷使肌细胞的抗肌萎缩蛋白（dystrophin）合成异常，采用 Western 印迹法可对患者的抗肌萎缩蛋白进行检测。

（三）基因诊断技术的应用

1. 基因诊断在遗传病中的应用

（1）镰状细胞贫血的基因诊断：镰状细胞贫血症的基因突变发生在 β 珠蛋白基因内部，可以用限制性内切酶 Mst Ⅱ 进行检测。 基于编码 β 珠蛋白链的第 6 位密码子由 GAG 变为 GTG，改变了限制性内切酶 Mst Ⅱ 的酶切位点。 正常人 DNA 和患者 DNA 经 Mst Ⅱ 酶切后，用标记的 β 珠蛋白基因为探针做 Southern 杂交时，就会出现不同的 DNA 条带。 Mst Ⅱ 的切割序列是 CCTNAGG，切割正常人 DNA 产生 1.15 kb DNA 片段；切割患者 DNA 产生 1.35 kb DNA 片段，杂合子则形成 1.15 和 1.35 kb 两个片段。

（2）血友病 A 的基因诊断：血友病 A 呈 X 连锁隐性遗传，为因遗传性凝血障碍所致的出血性疾病，由于凝血因子Ⅷ（Factor Ⅷ，F Ⅷ）基因缺陷占 95 %，基因重排（如缺失、插入和重复）仅占 5%。 突变类型为碱基替换、缺失和插入，这些突变产物可能是不完整的、无活性的或不稳定的因子Ⅷ肽链，导致临床症状轻重不一。 采用基因诊断可以检出有部分基因缺失的患者和女性携带者，还可进行产前检查。 对该基因的产前诊断可以通过限制性（内切酶）片段长度多态性（RFLP）连锁分析进行，在基因的内侧及旁侧有多组 RFLP 位点供基因诊断。

（3）α 地中海贫血的基因诊断：α 地中海贫血是由于 α 珠蛋白基因缺失造成的。α 链是由 2 对基因控制的，如果 1 条 16 号染色体上的 2 个 α 基因都缺失，称为 α^0 地中海贫血；如果 1 条 16 号染色体上的 2 个基因缺失 1 个，称为 α^+ 地中海贫血。 这 2 种 α 地中海贫血基因可以组合引起不同的 α 地中海贫血综合征。 在目标基因的两端设计引物，扩增后进行琼脂糖电泳，可以检测缺失突变，确定受检者的基因型，对可疑的胎儿进行产前诊断。

2. 基因诊断在肿瘤中的应用 肿瘤发生和发展是一个多因素、多步骤过程，涉及多个癌基因的结构改变和表达异常，如抑癌基因的缺失和突变等。 基因诊断除了用于肿瘤的早期诊断外，还可以对肿瘤进行临床分类、预后判断，对肿瘤高危人群进行筛选，指导个体化治疗和预防。

（1）肺癌：近年来对肺癌的细胞遗传学研究表明，肺癌发生时常涉及 1，2，3，5，6，9，11，13，17 号染色体的缺失或易位，*ras*、*myc*、*erb* 和 *src* 癌基因的扩增、突变，以及抑癌基因 *Rb*、*TP53* 的突变或缺失，应用 PCR-ASO、PCR-SSCP 及 FISH，可以检测其基因突变或缺失。 肺癌患者常存在 *ras*、*myc*、*erb* 和 *src* 癌基因的过表达，因此可采用

Northern 印迹方法进行 RNA 检测与分析，在基因水平诊断肺癌。

（2）乳腺癌：乳腺癌是女性常见肿瘤之一。 *BRCA1* 基因是一种肿瘤抑制基因，编码一种核蛋白，具有维持基因组稳定性的功能。 它与其他肿瘤抑制因子和信号传感器等组成复合物，在基因转录、DNA 损伤修复及重组中扮演重要作用。 该基因的突变使个体患乳腺癌的风险大大增加，通过基因芯片技术可对该基因的突变进行检测。 此外，癌基因 *Nue* 与乳腺癌的发生和预后密切相关，表达产物为表皮生长因子（EGF）样受体，属于受体型酪氨酸蛋白激酶（TPK）家族成员。 有 *Nue* 基因扩增的患者复发和转移率高，可作为乳腺癌预后的一项重要指标。 采用 Southern 印迹法，可以检测 Nue 基因的拷贝数；Northern 印迹方法检测 *Nue* 基因表达水平，进行定量分析。

（3）大肠癌：在肠癌癌变的过程中存在抑癌基因家族性多发性腺瘤病（family adenomatous polyposis，*FAP*）、*DCC*、*TP53* 基因的丢失，*TP53* 基因的突变；癌基因 *K-ras*的点突变、*C-myc* 的过表达等现象。

ras 基因突变的检测可采用 PCR-ASO 方法进行，已知 *ras* 基因突变的热点在 12、13 及 61 密码子，可人工合成位于待测点两侧的引物，分别扩增含 12、13 及 61 位点的基因片段，将扩增产物结合在核衣壳（NC）膜上分别与相应的碱基突变特异性寡核苷酸探针杂交，检测突变类型。 还可以采用 PCR-DHPLC 方法，对 *ras* 基因突变进行初筛，再通过 DNA 测序检测点突变，此方法简便、准确。

TP53 基因的缺失、突变、失活是许多肿瘤发生的原因，这些肿瘤包括成骨肉瘤、肺癌、结（直）肠癌、神经纤维肉瘤、脑瘤、乳腺癌等。 该基因的突变可引起蛋白质功能的突变，导致细胞恶性转化。 PCR 法进行检测 *TP53* 突变热点外显子 5～8，先扩增外显子 5～8，再进行突变位点的详尽分析，采用 PCR-DHPLC 方法，然后测序，检测 TP53 基因的突变。

第二节　遗传病的治疗

随着基因工程技术的飞速发展，新技术、新方法在医学中广泛应用，人类遗传病的研究已经取得了许多重要成果。 遗传病的治疗有了突破性进展，已逐步从传统的手术治疗、饮食疗法和药物疗法等跨入了基因治疗的研究，对从根本上治疗遗传病将发挥重要作用。

一、遗传病治疗的原则
（一）遗传病治疗效果的评估

由于不同类型遗传病的发病基础和机制不同，故所采用的治疗方法也不一样。 对于单基因病（特别是先天性代谢病）的治疗按"禁其所忌，去其所余，补其所缺"的原则进行，即主要采用内科疗法；而多基因病往往是一些常见的多发病及某些先天畸形，环境因素在其发病中起主要作用，故利用药物治疗或外科手术治疗可以收到较好的效果。染色体病则是令人棘手的一类遗传病，目前不仅无法根治，改善症状也很困难。只有少数性染色体病，如 Klinefelter 综合征在发育早期使用睾酮进行治疗，可改善患者的第二特征；对于真两性畸形则可进行外科手术等。总体而言，已弄清遗传缺陷机制的遗传病治疗效果较好。遗憾的是，近80%遗传病的病因或发病机制尚不完全清楚，即使是苯丙酮尿症这种疾病，经过多年的研究，人们已经知道了它的遗传缺陷所在，也知道了苯丙酮酸在体内堆积对脑的发育和功能产生不良反应，但究竟是如何产生不良反应的，所知还是很少，故目前对苯丙酮尿症仍不能彻底治疗。

（二）遗传病治疗效果的长期评估

遗传病的治疗与一般疾病治疗的疗效不同，遗传病治疗的初期效果明显，但长期观察则达不到预期的效果。例如，前述的苯丙酮尿症可以在发病的早期（或症状前）通过饮食控制而进行预防性治疗，患者可以因此不会发生严重的智能落后，并具有正常或接近正常的智商，从近期疗效看，治疗是成功的；但随着年龄的增长，苯丙酮尿症患者还是会表现或轻或重的学习障碍及行为紊乱，故从远期疗效来看，这种治疗是谈不上成功的，至少不十分成功。再如，半乳糖血症女性患者在早期"成功"治疗后，到青春期则发现其卵巢功能早已丧失（半乳糖毒性作用）；胱氨酸病也是一样，由于胱氨酸从溶酶体排出缺陷，使胱氨酸在溶酶体内堆积，使肾衰竭。肾移植可以使胱氨酸病达到治疗的目的，但长期观察的结果是患者还是常因为脑组织中、甲状腺组织中溶酶体内胱氨酸堆积导致功能衰竭而死亡。再如，一些遗传病的短期治疗是有效的，长期治疗则会产生一些不良反应。地中海贫血患者经输血治疗后会使患者铁过量（iron overload）；用凝血因子治疗血友病时，患者会因此产生针对输入的凝血因子的抗体；青霉胺是一种重金属螯合剂，可用来治疗肝豆状变性这类铜中毒性遗传病，但长期用药，可能会对患者的生殖系统、神经系统均产生不良反应。总之，由于遗传病的特殊性，其治疗的效果需要有一个十分谨慎而长期的评价。

对于多基因遗传病来说，遗传因素和环境因素是发病的共同病因。因此，在多基因病的治疗中既要考虑遗传条件，也要考虑到环境条件；在目前状态下，环境条件的改善是多基因遗传病治疗中更为重要的一部分。如哮喘、过敏患者对过敏原的去除；高血压病、糖尿病患者对饮食的控制等等。

（三）杂合子和症状前患者的治疗

对尚未出现临床表现的杂合子、症状前患者是否应该实施预防性的治疗措施不能一概而论。不少遗传病的杂合子也会表现出临床症状，严重者可致死；症状前患者则在一定条件下会发病，对他们的治疗既取决于这类疾病的严重程度，治疗的近期、远期效果，药物不良反应大小，也取决于人们对这种问题的道德取向，不必一概而论，需要做认真细致的考虑再做决定。

（四）遗传病治疗的策略

从基因突变到临床表现的出现，这其间涉及许多过程，每一过程都可能成为遗传病治疗的着眼点。 遗传病治疗包括：①针对突变基因的体细胞基因的修饰与改善；②针对突变基因转录的基因表达调控；③蛋白质功能的改善；④在代谢水平上对代谢底物或产物的控制；⑤临床水平的内、外科治疗以及心理治疗等。

二、手术治疗

当遗传病发展到已出现各种临床症状尤其是器官组织已出现了损伤，应用外科手术的方法对病损器官进行切除、修补或替换，可有效地减轻或改善症状。 手术疗法主要包括手术矫正和器官移植两方面。

（一）手术矫正治疗

外科手术矫正是手术治疗中的主要手段。 对遗传病所造成的畸形可用手术进行矫正或修补，如修补和缝合唇裂、腭裂，矫正先天性心脏畸形及两性畸形等。 对某些先天性代谢病可以手术的方法调整体内某物质的生化水平。 例如，高脂蛋白血症Ⅱa型患者进行回肠-空肠旁路手术后，肠道中胆固醇吸收减少，使患者体内胆固醇水平下降。

（二）器官和组织移植

根据遗传病患者受累器官或组织的不同情况，结合免疫学研究与技术的不断深入，免疫排斥问题得到控制，有针对性地进行组织或器官的移植是治疗某些遗传病的有效方法。 例如，对家族性多囊肾、遗传性肾炎等进行肾移植，肾移植也是迄今最成功的器官移植；对重型 β 地中海贫血和某些遗传性免疫缺陷患者施行骨髓移植术；对胰岛素依赖性糖尿病进行胰岛细胞移植术；对遗传性角膜萎缩症患者施行角膜移植术及对黏多糖代谢障碍所致的黏多糖病患者实施白细胞或成纤维细胞移植等都可以收到一定的治疗效果。

对患者有某些遗传病的胎儿进行宫内手术治疗是遗传病治疗领域的一种有意义的实践。 例如，对常导致智力障碍的脑积水症胎儿实施子宫内脑室引流术，将过多的脑积液通过塑料导管引至羊膜腔，可防止胎儿的脑组织萎缩；对于先天性尿道狭窄或尿道梗阻的胎儿可将孕妇的子宫切开，取出胎儿进行尿道修复手术，然后再放回子宫继续发育，这样可防止胎儿出现肾功能不全，以及因胎尿不足、羊水量少、胎儿吞入的羊水不够所致的肺发育不全。 如果在胎儿出生后再进行这类手术则患儿肾、肺等脏器将出现严重的功能障碍。

三、药物治疗

对遗传病的药物治疗原则是"补其所缺""去其所余"等，实施过程可分为出生前治疗、症状前治疗和临症治疗。

（一）出生前治疗

药物治疗可以在胎儿出生前进行，这时可以大幅度地减轻胎儿出生后的遗传病症状。 例如，产前诊断如确诊羊水中甲基丙二酸含量增高，提示胎儿可能患甲基丙二酸尿症，该病会造成新生儿发育迟缓和酸中毒。 在出生前和出生后给母体和患儿注射大剂量的维生素 B_{12}，能使胎儿或婴儿正常发育。 此外，对确诊为维生素 B_{12} 依赖型癫痫的胎儿，给孕妇服

用维生素 B_{12}，胎儿出生后可不出现癫痫。

（二）症状前治疗

对于某些遗传病，采用症状前药物治疗也可以预防遗传病的病症发生而达到治疗的效果。 如发现新生儿甲状腺功能低下，可给予甲状腺素制剂终身服用，以防止其发生智能和体格发育障碍。 对于苯丙酮尿症、枫糖尿症、同型胱氨酸尿症或半乳糖血症等遗传病，如能通过筛查在症状出现前做出诊断，及时给予治疗，可获得最佳效果。

（三）临症治疗

若在出生后，当遗传病发展到各种症状已经出现，机体器官已经受到损害，这时治疗的作用就仅限于对症治疗。

1. 去其所余 对于一些因酶促反应障碍，导致体内贮积过多的代谢产物，可使用各种理化方法将过多的毒物排除或抑制其生成，使患者的症状得到明显的改善，称为"去余"。 例如，肝豆状核变性（Wilson 病）是一种铜代谢障碍性疾病，应用青霉胺与铜离子能形成螯合物的原理，给患者服用青霉胺，可除去患者体内细胞中堆积的铜离子。 地中海贫血患者因长期输血，易发生含铁血黄素沉积症，使用去铁胺 B 与铁蛋白形成螯合物可去除多余的铁。

2. 补其所缺 对于某些因 X 染色体畸变所引起的女性疾病，可以补充雌激素，使患者的第二性征得到发育，也可以改善患者的体格发育；垂体性侏儒症患者可给予生长激素治疗；先天性肾上腺皮质增生症患者，可用类固醇激素予以治疗；糖尿病患者注射胰岛素等均可使症状得到明显的改善。 但这种补充常需终身进行才能维持疗效。

3. 酶疗法 遗传性代谢病通常是由于基因突变造成酶的缺失或活性降低，可用酶诱导和酶补充的方法进行治疗。 例如，新生儿非溶血性高胆红素 I 型（Gilbert 综合征）是常染色体显性遗传病，患者因肝细胞内缺乏葡萄糖醛酸尿苷转移酶，胆红素在血中滞留而导致黄疸、消化不良等症状，苯巴比妥能诱导肝细胞滑面内质网合成该酶，故给予患者苯巴比妥治疗，即可使症状消失。 再如给脑苷脂病（Gaucher 病）患者注射 β-葡萄糖苷酶制剂，可使患者肝和血液中的脑苷脂含量降低，使症状缓解。

4. 维生素疗法 有些遗传代谢病是酶反应辅助因子（如维生素）合成不足，或者是缺乏的酶与维生素辅助因子的亲和力降低，因此通过给予相应的维生素可以纠正代谢异常。例如，补充叶酸可以用于治疗先天性叶酸吸收不良和同型胱氨酸尿症患者。

四、饮食疗法

饮食疗法治疗遗传病的原则是"禁其所忌"，即对因酶缺乏而造成的底物或中间产物堆积的患者，制定特殊的食谱或配以药物，以控制底物或中间产物的摄入，减少代谢产物的堆积，达到治疗的目的。

（一）产前治疗

现代医学遗传技术已经可根据系谱分析和产前诊断确诊多种遗传病胎儿，有些遗传病可以在其母亲怀孕期间就进行饮食治疗，使患儿症状得到改善。 例如，遗传病饮食治疗第1个获得成功的例子是对患有半乳糖血症风险的胎儿，在孕妇的饮食中限制乳糖和半乳糖的摄入量而代以其他的水解蛋白（如大豆水解蛋白），胎儿出生后再禁用人乳和牛乳喂养，患儿会得到正常发育。

（二）临症治疗

1953 年，Bickle 等首次用低苯丙氨酸饮食法治疗苯丙酮尿症患儿，治疗后患儿体内苯丙氨酸明显减少，症状得到缓解。 现在，经改良的、商品化的低苯丙氨酸奶粉早已上市，如果在患儿出生后，立即哺以这种奶粉，患儿就不会出现智力低下等症状。 随着患儿年龄的增大，饮食治疗的效果就越来越差，故要求早诊断、早治疗。 目前，针对不同的代谢病已设计出 100 多种有治疗效果的奶粉和食谱。

五、 基因治疗

基因治疗（gene therapy）是运用重组 DNA 技术，将具有正常基因及其表达所需的序列导入到病变细胞或体细胞中，以替代或补偿缺陷基因的功能，或抑制基因的过度表达，从而达到治疗遗传性或获得性疾病的目的。

（一）基因治疗的策略

根据患者病变的不同，基因治疗的策略也不同，概括起来主要有下列几种：

1. 基因修正 基因修正（gene correction）是指通过特定的方法如同源重组或靶向突变等对突变的 DNA 进行原位修复，将致病基因的突变碱基序列纠正，而正常部分予以保留。 以 CRISPR/Cas9 （clustered regularly interspaced short palindromic repeats/Cas9 nickase）系统为引领的基因编辑技术已在多种模式生物中广泛应用，为构建更高效的基因定点修饰技术提供了全新的平台，也为定点治疗基因缺陷引起的疾病指出了新方向。 原位修复的方法无疑是进行基因治疗最理想的途径和目的。

2. 基因替代 基因替代（gene replacement）是指去除整个变异基因，用有功能的正常基因取代之，使致病基因得到永久地更正。 传统上所谓基因治疗实际上就是指基因替代疗法，类似外科移植手术。

3. 基因增强 基因增强（gene augmentation）是指将目的基因导入病变细胞或其他细胞，目的基因的表达产物可以补偿缺陷细胞的功能或使原有的功能得到加强。 近 20 年来已经发展了许多有效的方法可将目的基因导入真核细胞并获得表达，因而是目前较为成熟的方法。 这一方案最适宜隐性单基因疾病的治疗。

4. 基因抑制和（或）基因失活 导入外源基因去干扰、抑制有害的基因表达。 例如，向肿瘤细胞内导入肿瘤抑制基因（如 *Rb* 或 *TP53*），以抑制癌基因的异常表达。 利用反义技术（antisense technology）封闭某些特定基因的表达，以达到抑制有害基因表达的目的。 反义技术是反义核酸（RNA 或 DNA）技术、核酶（ribozyme）技术及反义核酶的总称。 如反义RNA 被誉为"基因封条"，能封闭 mRNA，抑制基因的表达；再如，核酶实际上也是一种反义 RNA，与靶细胞的 mRNA 结合后，还能切割杂交分子，使之断裂，故可以封闭或抑制某一基因所编码的特定蛋白质。这一新技术已被广泛用于肿瘤的基因治疗研究中。

（二）基因治疗的种类

基因治疗根据靶细胞的类型可分为生殖细胞基因治疗和体细胞基因治疗。从理论上讲，将受精卵早期胚胎细胞作为目标进行生殖细胞的基因治疗是可行的。但由于受精卵或早期胚胎细胞的遗传改变势必影响后代，伦理学障碍和技术上的困难使生殖细胞治疗目前仍为禁区。体外受精的发展也许可以推动人类生殖细胞基因治疗的研究。体细胞基因治疗只涉及体细胞的遗传转变，不影响下一代，现已被广泛接受作为严重疾病的治疗方法之一，在现代伦理道德上是可行的，方法上易于施行，而且已取得了可喜的成果。

基因转移是基因治疗的关键和基础。基因转移的途径有两类：一类是直接活体转移（ *in vivo* ）；另一类为回体转移（ *ex vivo* ）。前者是指将含外源基因的重组病毒、脂质体或裸露的 DNA 直接导入体内。后者是指将外源基因克隆至一个合适的载体，首先导入体外培养的自体或异体（有特定条件）的细胞，经筛选后将能表达外源基因的受体细胞重新输回受试者体内。 *ex vivo* 法比较经典、安全，而且效果较易控制，但是步骤多、技术复杂难度大、不容易推广； *in vivo* 法操作简便、容易推广，但尚不成熟，存在疗效短、免疫排斥及安全性等问题，它是基因转移研究的方向。只有 *in vivo* 基因转移方法成熟了，基因治疗才能真正走向临床。

对于遗传病而言，理想的基因治疗是将遗传物质高效率转移到个体细胞中，并且能整合到细胞基因组中，在细胞中长期表达。但目前的基因转移方法很难满足理想基因转移方法的全部要求，故探索理想的基因转移方法是基因治疗的一项重要内容。基因转移方法可分为物理、化学和生物学等方法。

（三）基因治疗的方法

1. 目的基因的转移 把外源基因安全有效地转移到靶细胞中，是实现基因治疗的第一个关键步骤。目前基因转移技术有：①物理法（直接注射法、电穿孔法、微粒子轰击法）；②化学法；③膜融合法；④受体载体转移法；⑤病毒介导转移法等。

2. 靶细胞的选择 转基因治疗中的靶细胞选用应该是在体内能保持相当长的寿命或者具有分裂能力的细胞，这样才能使被转入的基因能有效地、长期地发挥"治疗"作用。故干细胞、前体细胞都是理想的转基因治疗靶细胞。

3. 反义寡核苷酸技术 一些遗传病和肿瘤往往是基因突变或过量表达而产生异常的蛋白质所致，如果应用 DNA 和 RNA 的碱基互补，可形成同源和异源双链的原理将这些突变基因转录的 mRNA（DNA）阻断在翻译（或转录）前，使症状得到改善。即人为地制成反义核酸，使其和 mRNA 互补结合，阻止其翻译成蛋白质，从达到治疗疾病的目的。目前常用的是将人工合成的反义寡核苷酸导入细胞，使它识别并结合到靶 mRNA 上，从而使之灭活。下列几种技术可达到治疗的目的：①反义 RNA 表达载体。例如，用脂质体载体将含有 β 珠蛋白基因反义核酸真核表达载体导入 β 地中海贫血细胞中，结果显示反义

RNA 能纠正患者培养红细胞 β 珠蛋白基因异常转录本剪接，增加 β 地中海贫血患者培养细胞正常 β 珠蛋白链的生物合成。 ②反义 RNA（或 DNA）的体外微注射，即人工合成或通过噬菌体 RNA 聚合酶产生靶基因的反义 RNA，通过微注射导入细胞达到抑制靶基因 mRNA 的目的。 ③用脂质体运送反义 RNA，脂质体是由双磷脂膜包围的水相封闭的水泡，反义 RNA 即溶于其中然后注入体内。 ④其他方法如利用氯化钙（$CaCl_2$）法或细胞打孔仪、反转录病毒载体等导入反义 RNA 或 DNA。

4. 三链形成寡核苷酸 三链形成寡核苷酸（triplex-forming oligonucleotides，TFO）是一段 DNA 或 RNA 寡核苷酸在 DNA 大沟中以 Hoogsteen 氢键与 DNA 高嘌呤区结合，形成三链结构。 TFO 可与启动子区或结构基因结合而抑制基因转录。 为达到靶向突变的目的，已发展了一种新型结构的双功能 TFO 并被应用于疾病的基因治疗研究中。 Culver 等已将 TFO 导入人的淋巴细胞，纠正腺苷酸脱氨酶缺乏症的基因缺陷，并推测此过程是在细胞内的碱基切除修复系统（NER）参与下完成的。 这项策略要求 DNA 靶位点附近的嘌呤含量丰富，因而限制了该项技术的广泛应用。

5. 核酶与核酶介导的反式剪接 核酶（ribozyme）是由 RNA 构成的具有催化功能的酶，可以作为基因表达和病毒复制的抑制剂，在肿瘤和 HIV 感染的基因治疗中广泛应用。反式剪接的 mRNA 是来自不同的 2 条 pre-mRNA。 反式剪接分两种类型：四膜虫 I 类核酶介导的反式剪接与剪接体介导的反式剪接。 这两种反式剪接在体内及体外都可用正常基因外显子替代突变的外显子，从而达到 RNA 水平修复缺陷基因的效果。

6. RNA 干扰 RNA 干扰（RNA interference，RNAi）现象于 1998 年发现。 在深入了解其机制的基础上可应用 RNAi 建立基因敲除动物，从理论上讲，RNAi 技术可望显著抑制致病基因的表达，较传统的基因敲除方法更简单、有效。 RNAi 技术已普遍应用于基因治疗的研究。

（四）适于基因治疗的遗传病

适于基因治疗的遗传病包括常被选择的并已经在临床上经过基因治疗获得疗效的少数几种疾病，如 ADA、血友病 B、家族性高胆固醇血症和囊性纤维变性等，以及一类作为基因治疗的候选疾病，如 PKU、半乳糖血症、Gaucher 病、α_1-抗胰蛋白酶缺乏症等。

成功的基因治疗必须具备的条件是：①选择合适的疾病；②掌握该病分子缺陷的本质；③矫正遗传病的治疗（或正常）基因得到克隆；④克隆基因的有效表达；⑤克隆基因的有效调节；⑥可利用的动物模型。

对于某一疾病进行基因治疗的价值需要进行几方面的估价：①人群中的发病率；②疾病对患者的危害性；③患者对家庭和社会的影响；④其他治疗方面的可用性。

总之，开展基因治疗有待克服的问题是：把足够的治疗（外源）性基因导入合适的靶组织或靶细胞，外源基因的表达调节和建立合适的动物模型。 人类基因组计划的成果和对一些疾病生化及分子生物学基础的阐明，必将大大推动基因治疗的开展。 基因治疗除用于上述遗传病外，对于癌症、心血管系统疾病、呼吸系统疾病、创伤愈合、神经系统疾病等疾病的治疗具有不可估量的应用前景。

（五）基因治疗的临床应用

迄今为止，只有 20 多种遗传病被列为基因治疗的主要对象，其中部分疾病研究已进入了临床试验阶段（表 16-1）。

表 16-1　目前临床试用的体细胞基因治疗的几种遗传性疾病

疾　病	传递的基因或产物	靶细胞或组织	载　体
α_1-抗胰蛋白酶缺乏症	α_1-抗胰蛋白酶	呼吸道	脂质体
慢性肉芽肿	P^{47PHoX}	骨髓细胞	反转录病毒
囊性纤维化	囊性纤维化跨膜调节蛋白	呼吸道上皮细胞	腺病毒、脂质体体腺伴随病毒
家族性高胆固醇血症	低密度脂蛋白受体	肝细胞	反转录病毒
Fanconi 综合征	互补组 C 基因	造血祖细胞	反转录病毒
Gaucher 病	葡萄糖脑苷脂酶	巨噬细胞	反转录病毒
Hunter 综合征	艾杜糖醛酸-2-硫酸	淋巴细胞	反转录病毒
腺苷脱氨酶缺乏引起的免疫缺陷病	腺苷脱氨酶	淋巴细胞、骨髓干细胞	反转录病毒

1. 遗传病

（1）腺苷脱氨酶（adenylate deaminase，ADA）缺乏症：ADA 呈常染色体隐性遗传（AR）。因 ADA 缺乏，致脱氨腺苷酸增多，改变了甲基化的能力，产生毒性反应，患者 T 细胞受损，引起反复感染等症状。

1990 年，美国学者 Anderson 等提出了一项关于 ADA 缺乏症的临床基因治疗方案，该方案得到了美国国家卫生研究院（NIH）重组 DNA 咨询委员会（RAC）的批准。具体是：先分离患者外周血 T 细胞并在体外培养；在培养时，用 IL-2 等促细胞生长因子刺激其生长，一旦 T 细胞分裂后就用含正常 ADA 基因的反转录病毒载体 LASN 导入这种细胞，然后回输给患者，以达到用正常的 ADA 基因替代有缺陷的 ADA 基因的目的，实现基因治疗。

该方案分别于 1990 年和 1991 年对 2 例 ADA 缺乏症女孩进行了临床基因治疗。第 1 个患者在 10.5 月内接受了 7 次基因治疗，第 2 个女孩接受了 11 次基因治疗；经 ADA 基因治疗的这 2 例患者，未见明显的不良反应，导入的正常 ADA 基因已表达，ADA 水平已由原来的相当于正常人的 1％上升至 25％。患儿由原来行动困难到能够上学。这一实例表明遗传病的基因治疗首次获得成功，足以说明基因治疗是可行的。

（2）血友病 B：本病为性连锁隐性（XR）遗传病，患者凝血因子IX缺乏，基因定位于 Xq26.3～q27.2。主要临床表现是易出血、凝血时间长、外伤后常出血不止。发病率为 1/30 000。

（3）α_1-抗胰蛋白酶缺乏症：为累及多器官的遗传病。因 α_1-抗胰蛋白酶缺乏症引起的肺病是目前应用基因治疗的焦点。应用腺病毒运载体把 α_1-抗胰蛋白酶基因转移到呼吸道上皮细胞，已可阻止慢性阻塞性肺疾病的发展。

（4）低密度脂蛋白（LDL）受体缺乏：纯合 LDL 受体缺乏可导致家族性高胆固醇血症（FH）和相关性动脉粥样硬化心血管疾病的早期发生。尽管 LDL 受体在大多数细胞中表达，但是正是这些受体的肝内表达，调节了体内胆固醇的稳定性。把 LDL 受体基因转移到肝细胞治疗 FH 是一种更实用的方法。对人类的临床研究已经实施，应用反转录病毒载体和体外方法已经把 *LDL* 受体基因转移到 FH 患者的肝细胞中。动物模型的研究表明，将人 LDL 受体基因输送到 WHHL 家兔的肝细胞，可致 20％的细胞感染；受试动物血清总胆固醇可降低 30％～50％，而且至少持续 4 个月。

2. 免疫缺陷　原发性免疫缺陷多有遗传背景，如淋巴细胞功能协同抗原（LFA-1）缺损是近年来发现的免疫分子缺损，LFA-1 缺损是一种白细胞黏附分子缺损（LAD）。LFA-1 存在于淋巴细胞、单核细胞及粒细胞表面，由 α、β 链以非共价键连接而成。LFA-1 缺损是 β 链基因突变所致。Hibbs 等采用两步法把含 β 链的 cDNA 输给 LAD 患者的 B 细胞，B 细胞可表达 LFA-1 分子。Northern 印迹证实细胞内含大量外源性 β 链 mRNA，功能试验证明 LFA-1 可与其配体分子相互作用，说明 LFA-1 缺损已得到纠正。

3. 肿瘤的基因治疗　对肿瘤的基因治疗分为对宿主细胞的修饰和对肿瘤细胞的修饰。对宿主细胞的修饰包括：①将一些对细胞毒药物有抗性的基因转移至造血前体细胞，以降低治疗药物对骨髓的毒性，这样就可以用高剂量的药物杀伤肿瘤细胞而不破坏骨髓细胞。例如向造血干细胞中导入二氢叶酸还原酶（*DHFR*）基因，可使细胞获得对氨甲蝶呤的抗性；②涉及免疫系统，如果抗肿瘤应答［如细胞毒性 T 细胞（CTL）、肿瘤浸润淋巴细胞（TIL）等］已经存在，导入细胞因子的基因有可能扩大抗肿瘤效应。

对肿瘤细胞的修饰需达到以下 3 个目标：①改正肿瘤细胞的基因突变，降低其生长率，诱导肿瘤消退。目前研究最多的是抑制基因。许多研究表明，如果细胞内抑癌基因丢失、失活或突变将会导致细胞恶变。野生型 *TP53* 基因（*wt TP53*）所编码的蛋白具有抗肿瘤活性，在 *TP53* 缺失或突变的许多肿瘤细胞系中，导入 *wt TP53* 基因后，其表达能明显抑制瘤细胞的增殖。将正常的 Rb 转移到视网膜母细胞瘤细胞或骨瘤细胞后，可逆转瘤细胞的恶性生长和形态特点。②导入酶药物前体（pro-drug），形成肿瘤特异的敏感性。其主要原理是让病毒基因编码合成的酶在细胞中的表达依赖于细胞中某些蛋白质的诱导，所表达的酶能使无毒的药物前体转变成有毒的药物，从而杀伤肿瘤，而不伤及正常细胞。此方法的优点是不需要所有肿瘤细胞都被转导，因为有旁观者效应（by-stander effect），但缺点是必须确认只有肿瘤细胞被转导，而正常细胞不被转导。③导入目的基因以增强肿瘤的免疫原性，从而被机体的免疫系统所识别。随着多种细胞因子（IL-1、IL-2、TNF-α、GM-CST、IFN）基因的克隆化，将这些基因以各种基因转移方法导入各种类型的靶细胞，并在细胞内进行表达，直接发挥杀伤肿瘤细胞的功能，或是诱导淋巴细胞成为淋巴因子激活杀伤细胞（LAK），或是诱导主要组织相容性复合物（MHC）抗原的表达，增加双识别抗肿瘤的免疫功能。也可将 MHC I 型和 II 型抗原的基因，导入到肿瘤细胞中，使 MHC 抗原表达较弱的肿瘤细胞膜上表达足够量的 MHC 抗原，刺激机体肿瘤抗原的 MHC 抗原双识别的免疫应答，提高机体抗肿瘤免疫的功能。 加强肿瘤细胞膜表面抗原性的另一重要手段，就是利用基因转移技术，将某些病毒的基因导入到肿瘤细胞中，细胞膜上出现病毒的某些抗原，增强肿瘤细胞的异质性。 对流感病毒、单纯疱疹病毒基因转移与表达及其与免疫抗肿瘤的作用和机制已进行了研究。

（六）基因治疗面临的问题

1. 提供更多可利用的基因 基因治疗是导入外源基因以达到治疗目的的新型医疗方法。 以恶性肿瘤为例，能抑制肿瘤生长的基因为数不多；遗传病中多基因疾病的基因尚不清楚，故难以达到治疗目的。

2. 导入基因的高效表达 迄今所有导入细胞的目的基因表达率都不高，如血友病 B 的基因治疗，凝血因子Ⅸ的表达量只有正常人的 5%，若能达到 10%，则治疗效果会大大提高。 这与基因转移方法、靶细胞的选择等有关。 已有一些实验室正在研究将高效启动子构建入反转录病毒载体，如人巨细胞病毒的启动子，但由于存在组织特异性的问题，并非一个启动子适于所有基因的高效表达，所以还要进一步的研究以解决临床上导入基因的高效表达。

3. 安全性问题 安全性问题是基因治疗临床试验前应该首先重视的问题。 虽然已有的临床试验还未出现野生型病毒感染现象，但反转录病毒基因转移系统的安全性问题仍然必须重视；另一方面，目前基因治疗研究尚未发展到重点整合、置换有缺陷或有害基因这一阶段，治疗基因在基因组中随机整合，有可能激活原癌基因或失活抑癌基因，从而引起细胞恶性转化。

虽然作为转基因治疗的载体大多经过严格的安全控制，但转染靶细胞后插入核 DNA 这一事件是随机的。 一般认为如果插入到癌基因或肿瘤抑制基因位点则可能导致肿瘤的形成，尽管这不可能是一种常见的现象，但这种危险性仍是存在的；另一种情况是被转基因插入到另一个基因的位置，这虽然会导致该细胞该基因的缺陷，但受影响的仅仅是这个细胞本身，不至于对机体产生严重危害。

（郭　锋）

中英文名词对照索引

参 考 文 献

1. 左伋. 医学遗传学 [M]. 第 6 版. 北京：人民卫生出版社，2013.

2. 陈竺. 医学遗传学 [M]. 第 3 版. 北京：人民卫生出版社，2015.

3. 蔡禄. 表观遗传学前沿 [M]. 北京：清华大学出版社，2012.

4. Almarza D，Bussadori G，Navarro M，et al. Risk assessment in skin gene therapy：viral-cellular fusion transcripts generated by proviral transcriptional read-through in keratinocytes transduced with self-inactivating lentiviral vectors [J]. Gene ther，2011，18(7)：674-681.

5. Baumann K. Technologies：reducing the load of mtDNA mutations [J]. Nat Rev Molecul Cell Biol，2013，14(9)：547-547.

6. Berliner J. Ethical dilemmas in genetics and genetic counseling：principles through case scenarios [M]. Oxford：Oxford University Press，2014.

7. Copp AJ，Stanier P，Greene NDE. Neural tube defects：recent advances，unsolved questions，and controversies [J]. Lancet Neurol，2013，12(8)：799-810.

8. DeBerardinis RJ，Thompson CB. Cellular metabolism and disease：what do metabolic outliers teach us？ [J]. Cell，2012，148(6)：1132-1144.

9. Fang P，Alford RL. Medical genetics and genomics curricula focused on the laboratory specialties [J]. Genet Med，2012，14(3)：349-349.

10. Hanahan D，Weinberg RA. Hallmarks of cancer：the next generation [J]. Cell，2011，144(5)：646-674.

11. Hane JK，Williams AH，Taranto AP，et al. Repeat-induced point mutation：a fungal-specific，endogenous mutagenesis process [M]. Genetic transformation systems in fungi. Volume 2. New York：Springer International Publishing，2015，55-68.

12. Katsimpardi L. Vascular and neurogenic rejuvenation of the aging mouse brain by young systemic factors [J]. Science，2014，344(6184)：630-634.

13. Lakhani SB. It's a small world：fusion of cultures in genetic counseling [J]. J Genet Couns，2012，21(2)：207-208.

14. Lan F，Collins RE，De Cegli R，et al. Recognition of unmethylated histone H3 lysine 4 links BHC80 to LSD1-mediated gene repression [J]. Nature，2007，448(7154)：718-722.

15. Manolio TA, Chisholm RL, Ozenberger B, et al. Implementing genomic medicine in the clinic: the future is here [J]. Gene Med, 2013, 15(4): 258-267.

16. Onder TT. Chromatin-modifying enzymes as modulators of reprogramming [J]. Nature, 2012, 483(7391): 598-602.

17. Ross JM, Stewart JB, Hagström E, et al. Germline mitochondrial DNA mutations aggravate ageing and can impair brain development [J]. Nature, 2013, 501(7467): 412-415.

18. Stenson PD, Mort M, Ball EV, et al. The Human Gene Mutation Database: building a comprehensive mutation repository for clinical and molecular genetics, diagnostic testing and personalized genomic medicine [J]. Human genet, 2014, 133(1): 1-9.

19. Taylor JS. Sickle cell anemia [M]. Pediatric Surgery. New York: Springer International Publishing, 2014, 305-310.

20. Van der Zwaag PA, Jongbloed JDH, van Tintelen JP, et al. Genetic diagnosis through whole-exome sequencing [J]. N Eng J Med, 2014, 370(11): 1067-1067.

21. Villeda SA. The ageing systemic milieu negatively regulates neurogenesis and cognitive function [J]. Nature, 2011, 477(7362): 90-94.

22. Wellesley D, Dolk H, Boyd PA, et al. Rare chromosome abnormalities, prevalence and prenatal diagnosis rates from population-based congenital anomaly registers in Europe [J]. Eur J Hum Genet, 2012, 20(5): 521-526.

23. Yang J, Weedon MN, Purcell S, et al. Genomic inflation factors under polygenic inheritance [J]. Eur J Hum Genet, 2011, 19(7): 807-812.

24. Yoder P, Woynaroski T, Fey M, et al. Effects of dose frequency of early communication intervention in young children with and without Down syndrome [J]. Am J Intellect Dev Disabil, 2014, 119(1): 17-32.

25. Zhang L, Poh CF, Williams M, et al. Loss of heterozygosity (LOH) profiles—validated risk predictors for progression to oral cancer [J]. Cancer Prev Res, 2012, 5(9): 1081-1089.

图书在版编目(CIP)数据

医学遗传学/左伋,蓝斐主编.—上海:复旦大学出版社,2015.9
(复旦博学)
基础医学本科核心课程系列教材
ISBN 978-7-309-11624-3

Ⅰ.医…　Ⅱ.①左…②蓝…　Ⅲ.医学遗传学-高等学校-教材　Ⅳ.R394

中国版本图书馆 CIP 数据核字(2015)第 159708 号

医学遗传学
左　伋　蓝　斐　主编
责任编辑/肖　芬

复旦大学出版社有限公司出版发行
上海市国权路 579 号　邮编:200433
网址:fupnet@ fudanpress.com　http://www.fudanpress.com
门市零售:86-21-65642857　　团体订购:86-21-65118853
外埠邮购:86-21-65109143
江苏省句容市排印厂

开本 787 × 1092　1/16　印张 17.75　字数 379 千
2015 年 9 月第 1 版第 1 次印刷

ISBN 978-7-309-11624-3/R · 1485
定价:65.00 元